TRAITÉ PRATIQUE

DES

MALADIES DES OVAIRES

ET DE LEUR TRAITEMENT

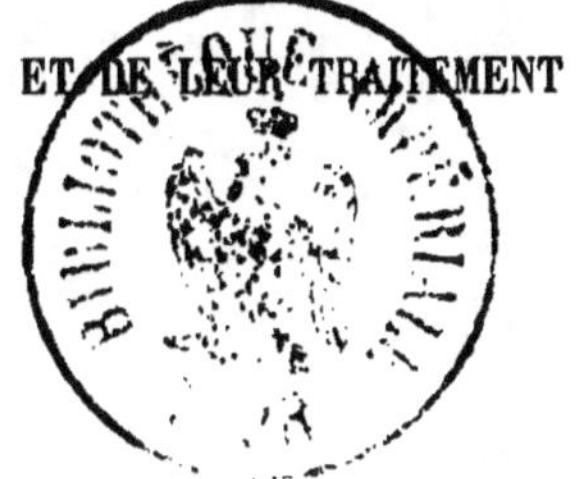

PARIS. — IMP. SIMON RAÇON ET COMP., RUE D'ERFURTH, 1.

TRAITÉ PRATIQUE

DES

MALADIES DES OVAIRES

ET DE LEUR TRAITEMENT

PRÉCÉDÉ D'UN

APERÇU ANATOMIQUE ET PHYSIOLOGIQUE DE CES ORGANES

OVARIOTOMIE

PAR

A.-A. BOINET

DOCTEUR EN MÉDECINE

Chevalier de la Légion d'honneur,
Quatre fois lauréat de l'Institut de France (Académie des sciences),
Deux fois lauréat de l'Académie de médecine (prix Barbier),
Lauréat de la Faculté de médecine et des hôpitaux,
Membre titulaire de la Société impériale de chirurgie de Paris,
Chirurgien consultant des Maisons impériales Napoléon,
Membre de la Société de médecine du département de la Seine ; de la Société
de médecine pratique, de la Société médico-pratique,
des Sociétés d'émulation, d'observation, anatomique de Paris,
Lauréat et membre correspondant de la Société impériale de médecine,
de chirurgie et de pharmacie de Toulouse,
des Sociétés de médecine d'Angers, Bordeaux, de la Loire-Inférieure,
Lyon, Marseille, Montpellier, Rouen,
et médico-chirurgicale de Bruxelles, etc., etc.

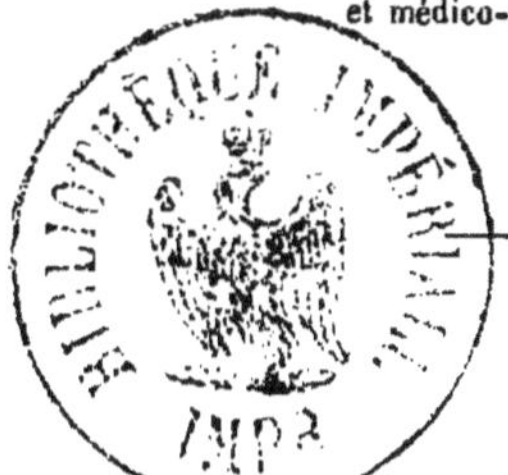

PARIS

VICTOR MASSON ET FILS

PLACE DE L'ÉCOLE-DE-MÉDECINE

—

M DCCC LXVII

Droits de traduction réservés.

AVANT-PROPOS

—

Ayant eu l'occasion d'observer un grand nombre de kystes de l'ovaire et d'étudier en même temps toutes les affections avec lesquelles ils peuvent être confondus, j'ai pensé à résumer mes observations et à esquisser l'histoire des maladies de l'ovaire, essayant d'indiquer les traitements les meilleurs, suivant la nature du mal. Ce travail, au moins que je sache, n'a pas encore été fait en France dans son ensemble, non que la science soit complétement dépourvue sur ce point, mais tout ce qui est relatif à l'histoire particulière des différentes affections de l'ovaire est disséminé soit dans les journaux de médecine, soit dans quelques ouvrages non spéciaux. Le but de ce livre est donc de résumer aussi exactement que possible l'état actuel de la science sur l'anatomie, la physiologie et les maladies des ovaires, d'exposer le diagnostic différentiel de ces maladies, d'étudier les indications et les contre-indications des traitements qui ont été proposés dans ces dernières années et qui leur sont appliqués, de discuter les inconvénients et les avantages de ces traitements suivant les cas particuliers, et enfin de faire connaître leurs résultats définitifs.

Si nous avons commencé cet ouvrage par un court aperçu de l'anatomie et de la physiologie de l'ovaire, c'est d'abord pour que notre travail fût plus complet, et ensuite parce qu'il nous a paru utile de mettre sous les yeux du lecteur l'anatomie normale de l'ovaire à côté de l'anatomie pathologique, afin qu'il pût mieux suivre les nombreuses transformations pathologiques qui peuvent se produire dans ces organes. Si, en publiant ce volume, j'ai pu faire quelque chose d'utile, j'aurai atteint le but que je me propose.

TRAITÉ PRATIQUE

DES

MALADIES DES OVAIRES

ET DE

LEUR TRAITEMENT

CHAPITRE PREMIER
OVAIRES ET TROMPES DE FALLOPE

Si nous décrivons dans le même article les ovaires et les trompes de Fallope, c'est que d'abord les trompes ne sont que les conduits excréteurs des ovaires, qu'ensuite les fonctions et les maladies de ces deux organes se touchent par tant de points et sont tellement liées ensemble, qu'il est souvent impossible de les distinguer les unes des autres, c'est enfin parce que leurs principales fonctions tendent au même but, à la menstruation et à la procréation.

OVAIRES.

Les ovaires et leurs conduits excréteurs, les trompes de Fallope (*ovaria, testes muliebres*) sont les organes les plus importants de la génération, et Meckel les appelle avec raison, les organes génitaux proprement dits ou formateurs (*organa generationis formantia*). Pendant longtemps et même par plusieurs anatomistes de ce siècle, ils ont été considérés comme des annexes de l'utérus, tandis qu'il est bien démontré aujourd'hui que l'utérus lui-même n'est qu'une annexe des ovaires, puisque dans le grand acte de la reproduction, l'utérus est sous la dépendance des ovaires, et qu'on doit considérer l'appareil génital interne de la femme comme composé de l'ovaire, de la trompe, de l'utérus et du vagin. Cette importance des ovaires, signalée déjà par Meckel, et avant lui par d'autres anatomistes, a surtout été mise en évidence dans ces dernières années par les travaux de MM. Négrier (*Recherches anatomiques et physiologiques sur les ovaires dans l'espèce humaine, considérés sous le rapport de leur influence dans la menstruation :* Paris, 1840), Coste, Courty, Pouchet, Bischoff, Montgommery, Robert Lee, Paterson, Rouget, Sappey, etc., etc. Sur la menstruation et la structure de l'appareil génital interne de la femme.

Les ovaires sont des glandes conglomérées vésiculeuses (Sappey), situées à la partie supérieure de l'excavation pelvienne, sur les côtés de l'utérus, auquel elles sont unies par le ligament de l'ovaire, portion du repli du péritoine, qui attache l'utérus au bassin, et qu'on désigne sous le nom de ligament rond. A peu près ovulaires légèrement aplatis d'avant en arrière, et longs de 4 à 5 centimètres, les ovaires vont en s'amincissant vers leurs extrémités externe et interne, mais principalement vers cette dernière. Leurs faces antérieure et postérieure sont convexes, leur bord supérieur convexe et libre, l'inférieur est libre et creusé d'une légère concavité, d'une véritable scissure vasculaire (*hilus*). C'est par ce dernier bord que les ovaires reposent sur la partie supérieure du ligament large. Leur superficie est ordinairement lisse chez les jeunes filles non encore réglées, mais presque toujours inégale, déchirée, chez les femmes qui ont été menstruées. Peu volumineux dans l'enfance, ils augmentent vers l'âge de la puberté, pour diminuer ensuite dans la vieillesse. Les ovaires sont couverts extérieurement par le péritoine, au-dessous duquel on trouve une membrane fibreuse, blanche, très-solide et très-résistante (*tunica albuginea*). Ces deux tuniques sont unies ensemble d'une manière si intime qu'on ne peut les séparer... L'interne est perforée, au bord inférieur de la glande, par les vaisseaux qui la traversent, pour se répandre dans le tissu de cette dernière.

Kölliker range les ovaires parmi les glandes folliculeuses, et, comme nous venons de le dire, M. Sappey les place, en raison de leur structure et de leurs fonctions, dans la classe des glandes conglomérées vésiculeuses, ayant un conduit excréteur non ramifié et détaché de la glande sur laquelle il s'applique par son extrémité libre, au moment où le produit qu'elle a sécrété, s'en échappe. Lorsqu'on fend les ovaires, on reconnaît qu'ils sont formés d'un tissu d'un brun rougeâtre, abondamment pourvu de vaisseaux, dans l'intérieur duquel sont plongées des vésicules. L'ovaire est donc, comme toutes les glandes, un organe à la fois sécréteur et excréteur... et les organes qui, dans l'ovaire, sont chargés de la sécrétion, sont des vésicules qui portent le nom d'œufs de Graaf (*vesiculæ, ovula Graafiana*), quoiqu'elles fussent déjà connues de Vesale (*De corporis humani fabrica,* lib. V, cap. xv, p. 459), et de Fallope (*Obs. anat.,* t. Ier,

p. 106 ; 1606)... Les vésicules sont de petites sphères imperforées, véritables follicules clos; le liquide qu'elles renferment dans l'état normal est clair et limpide; leur volume n'est pas le même dans toutes, et elles semblent se développer les unes après les autres ; elles sont plus abondantes à la circonférence de l'ovaire que dans son centre; chez les vierges, leur nombre varie de 8 à 20.

Le produit de la sécrétion est constitué par les ovules, le liquide et les granulations qui les entourent ; seulement les ovules étant contenus dans des cellules entièrement closes, ce produit de sécrétion ne peut arriver au dehors que par rupture des parois qui les sécrètent: il en résulte que l'ovaire n'entre en communication avec la surface du tégument interne, que d'une manière périodique et temporaire, et arrive dans la matrice par la trompe de Fallope ou oviducte, qui est le conduit excréteur. L'utérus n'est donc qu'un simple organe de réception, et ne doit être placé qu'au second rang dans l'appareil génital interne de la femme, l'ovaire tient le premier rang.

Suivant Meckel (*Abhandlungen aus der menschlichen und vergleichenden Anatomie*, 1806, t. II ; — *Beiträge zur vergleichenden Anatomie*, 1808, t. Ier, cahier 1, n° 5), dans l'embryon, jusqu'à la sixième semaine, il n'existe aucune trace des organes génitaux; au moment de leur apparition, ils sont construits absolument d'après le même type dans tous les embryons ; leur forme, leur volume, leur situation sont les mêmes, et il n'y a par conséquent aucune distinction de sexe; les parties génitales internes se composent : 1° de deux parties fort allongées, étroites, obliques de dehors en dedans et de haut en bas, qui sont situées très-haut et qui deviennent plus tard, soit des testicules, soit des ovaires ; 2° de deux conduits qui ne sont pas beaucoup plus étroits, mais qui ont plus de longueur et plus d'épaisseur, les dépassent en haut et descendent sur leur côté externe; ils produisent ou les trompes, ou les épididymes et les organes éducteurs du sperme, et se réunissent, hors du bassin, en un conduit commun médian, qui devient, soit matrice et vagin, soit glande prostate, vésicule séminale et partie postérieure de l'urèthre, etc.

Home (*Phil. trans.*, 1790), Autenrieth (*Infantis androgini historia*, Iéna, 1805, p. 53) et Ackermann (*Ueber die Verschiedenheit beider Geschlechter*; dans Reil, *Archiv für die Physiologie*, t. VII, p. 88) avaient déjà reconnu cette identité primitive des organes génitaux dans tous les individus. Tiedemann (*Beiträge zur vergl. Anat.*, t. II, p. 170. Leipzig, 1812) a confirmé ces observations en décrivant avec beaucoup d'exactitude plusieurs embryons très-rapprochés du moment de leur origine, et il a remarqué qu'il n'y a pas d'organes génitaux chez la plupart des animaux inférieurs, ou du moins que ceux qui existent correspondent aux parties génitales femelles de ceux chez lesquels il s'est établi deux sexes, de manière qu'ici encore c'est une même loi qui préside au développement de l'embryon et à celui de la série animale.

Cependant, à partir du troisième mois de la grossesse, les ovaires sont toujours plus petits que les testicules, et ils sont situés plus horizontalement; ils ont d'abord, proportion gardée, et surtout eu égard aux autres organes génitaux, un volume bien supérieur à celui qu'ils présentent dans le cours des périodes subséquentes (Rosenmüller, *de Ovariis embryonum et fœtuum*, Leipzig, 1802). Ils forment pendant longtemps la plus grande partie de la masse de ces organes, quoique, dès que la différence des sexes s'est prononcée d'une manière évidente, ils soient proportionnellement plus petits que les testicules, et que cette différence constitue, même déjà auparavant, un de leurs principaux caractères distinctifs. Dans les embryons du milieu du troisième mois, qui ont à peu près 6 centimètres de long, leur longueur s'élève à peine à 5 ou 6 millimètres, leur hauteur à moins de 5 millimètres, et leur épaisseur à 1 millimètre environ. Chez le fœtus à terme, ils pèsent de 25 à 50 centigrammes, et ils ont 2 centimètres environ de longueur, et un peu moins d'épaisseur; ils sont situés presque horizontalement à une grande distance au-dessus du petit bassin, mais leur situation horizontale fait que leurs extrémités supérieures ou externes, ne s'élèvent point aussi haut que les testicules dans les embryons mâles du même âge, de manière qu'ils sont fort éloignés de toucher aux reins. Leurs extrémités internes sont au contraire tellement rapprochées l'une de l'autre qu'il n'existe entre elles que le rectum, à cette époque très-étroit, et que cet intestin ne les sépare même pas complétement; leur forme est très-allongée, étroite, prismatique; c'est seulement à l'époque de la puberté qu'ils deviennent arrondis, et qu'ils acquièrent plus d'épaisseur en proportion de leur longueur. Leur capsule est très-mince, non-seulement chez le fœtus à terme, mais encore pendant tout le cours des premières années de la vie. — Leur tissu est plus simple jusqu'au milieu de la première année de la vie extra-utérine; on ne peut y découvrir aucune trace de vésicules de Graaf avant l'âge de six mois; c'est vers cette époque seulement que se forment ces vésicules, et elles ont tout d'abord des dimensions proportionnelles très-considérables (Meckel). Mais, à la naissance, ils con-

tiennent déjà ces granulations ou points milliaires signalés par Osiander, Haller et Cuvier, et qui bientôt forme-
ront les vésicules de Graaf.

Lorsque la femme a parcouru la moitié de sa carrière,
les ovaires commencent à devenir plus durs et à s'atro-
phier; ils perdent leur poli, et leur surface paraît plus
ou moins inégale, parce que les dépressions qu'on y remarquait se sont converties en enfoncements considérables. Cet effet tient principalement à la disposition du
parenchyme; mais les vésicules subissent en même temps
une dégénérescence; elles se rapetissent, leurs membranes
deviennent plus épaisses, enfin leur cavité s'efface tout à
fait, et elles se convertissent en des corps jaunâtres, noi-
râtres, souvent fibro-cartilagineux ou osseux. Les ovaires
s'atrophient tellement chez les femmes avancées en âge,
qu'on n'en retrouve quelquefois plus aucun vestige, et que
les vaisseaux seuls indiquent la place qu'ils occupaient :
souvent alors il leur arrive de peser à peine 1 gramme.

Suivant plusieurs écrivains, tels, par exemple, que
Malpighi (*Diss. ep. var. largum;* dans *Opp. omn.*, Leyde,
1687, t. II, p. 223), Vallisneri (*von der Erzeugung der
Menschen und der Thiere,* p. 11; c. III, p. 262, 319), Santorini (*Obs. anat.*, c. XI, p. 223), Bertrandi (*de Glandula*
ovarii; dans *Misc. Taur.*, t. Ier, p. 104), Brugnone (*de*
Ovariis, eorumque corporibus luteis; dans *Mém. de Turin*,
1790, p. 393), et Buffon (*Hist. nat.*, t. II, p. 203), la
formation des corps jaunes (*corpora lutea*) appartient
aussi à l'histoire du développement des ovaires, parce
qu'ils les ont observés tant chez les filles vierges que
chez de très-jeunes femelles d'animaux, et Meckel pense
que leur formation est précédée par une exaltation de
l'activité des organes génitaux, due à une cause quel-

conque ; nous allons voir à quelle cause il faut, suivant
Négrier, attribuer la formation de ces corps jaunes. Les
anciens pensaient que, au moment de la conception,
il se développait dans l'ovaire un corps particulier qu'on
appelle corps jaune ou glanduleux (*corpus luteum ; glandu-
losum*) (Malpighi, *de Cornuum vegetatione, utero, vivipa-
rum ovis ;* dans *Opp. omn.*, Leyde, 1687, t. Ier, p. 211. —
Bertrandi, *Observations sur les corps glanduleux, sur l'ovaire
et sur la matrice dans l'état de grossesse ;* dans *Miscell. Taur.*,
t. Ier, 1758. — Brugnone, *de Ovariis eorum que cor-
pore luteo observationes anatomiæ ;* dans *Mém. de Turin*,
1790. — Roose, *Ueber die gelben Körper und Eierstöcke*,
Brunswick, 1800). C'est un tissu arrondi, mou, très-vasculaire, composé de plusieurs lobes qui fait saillie au-
dessus de la surface de l'ovaire, atteint à peu près le volume d'une cerise, et renferme une cavité qui s'ouvre à
l'extérieur. Suivant les auteurs anciens, le nombre des
corps jaunes correspondrait à celui des organismes nouveaux qui ont été produits ; mais, suivant Négrier, il
correspondrait au nombre des vésicules rompues à chaque
époque menstruelle. On savait bien, d'après des expériences faites sur les animaux, que ces corps devaient
naissance à la métamorphose d'une vésicule de Graaf, qui
de simple membrane séreuse qu'elle était, se convertis-
sait en un organe glanduleux, c'est-à-dire prenait une
organisation plus compliquée et acquérait ainsi la faculté
de produire un liquide différent de la sérosité des vésicules, et que c'était sous l'influence du sperme masculin
que cette métamorphose s'opérait ; ils admettaient cependant, que le corps jaune pouvait encore se former sous
l'empire d'autres stimulations, peut-être de l'imagination ou de jouissances contraires à l'ordre établi par la

nature ; quelques observateurs opposaient à la théorie
que la formation des corps jaunes est due à la fécondation, un argument tiré de ce que le nombre des corps
jaunes ne correspond pas à celui des petits ; alors on
leur répondait qu'un seul corps jaune pouvait tout aussi
bien qu'un seul testicule, suffire à la production de plusieurs organismes nouveaux ; que, d'ailleurs, il se pourrait bien qu'un ou plusieurs de ces corps eussent disparu, ou que plusieurs se fussent confondus ensemble ;
et on se contentait de ces explications incertaines, parce
qu'on ne connaissait pas la vérité sur ce point, qui a été
éclairé d'une lumière si vive par les travaux de plusieurs
physiologistes distingués de nos jours.

Haller (*Elem. Phys.*, t. VII, p. 38) et plusieurs autres
ont attribué la découverte des corps jaunes à Volcher Coïter (*Obs. anat.*, 1573, p. 124 : « Vesiculæ quædam conti-
nebant aquam limpidem, quædam luteum humorem ») ;
mais elle appartient réellement à Fallope (*Obs. anat.*, Venise, 1561 : « Vidi quidem in iisdem (ovariis) quasdam
veluti vesicas aquæ, vel humore aquæ, alias luteo, alias
vero limpido turgentes ; » dans *Opp. omn.*, Venise, 1606,
p. 106), qui a parlé de ces corps douze ans avant Coïter,
et à peu près dans les mêmes termes.

Suivant Négrier, dans les années qui suivent la naissance, les ovaires augmentent de volume, les follicules de
Graaf y deviennent de plus en plus nombreux, de plus en
plus apparents ; ils sont placés irrégulièrement dans l'o-
vaire, plus rapprochés du centre que de la périphérie,
mais à la puberté, quinze ou vingt vésicules plus avancées
que les autres, se rapprochent de la surface extérieure de
l'ovaire, puis une ou deux plus avancées prennent de
l'accroissement ; une matière grise pulpeuse s'épanche

entre les deux membranes qui constituent les parois du follicule ; ces membranes perdent leur transparence, les vésicules augmentent de volume plus rapidement que ne s'agrandissent les loges qui les contiennent, elles se froncent et forment de petites bourses (bourses grises de Négrier). Ces vésicules grises sont des organes normaux et non des productions morbides, ce sont des organes ascensionnels et transitoires. Peu à peu la pulpe grise de ces vésicules passe à la couleur jaune ; ce sont alors les vésicules jaunes ascendantes de Vallisnieri, de Home et de Négrier, différant essentiellement des corps jaunes en ce qu'elles contiennent l'ovule arrivé presque à maturité, et ne présentent pas de cicatrice à leur surface ; à peine ces changements se sont-ils opérés dans l'ovaire, qu'apparaissent chez la jeune fille les premiers signes de la puberté. (Négrier, Meleux.)

Alors, si on examine l'ovaire, on remarque qu'il n'y a ordinairement qu'une vésicule qui présente la coloration jaune. Un seul ovaire, celui qui contient la vésicule ascendante, présente un tissu plus injecté que celui de son congénère. La vésicule, gonflée de plus en plus par l'afflux du liquide, vient toucher et soulever ses enveloppes ; elle les distend, non sans réagir sur tout l'organe, car ses tuniques fibreuses doivent résister longtemps avant de se déchirer ; puis quelques coliques, quelquefois assez vives se font sentir ; la première hémorrhagie utérine apparaît et en même temps les douleurs lombaires s'apaisent, la tension hypogastrique cesse, et la jeune fille voit son état de souffrance se dissiper, les tuniques de l'ovaire cèdent, la vésicule de Graaf se déchire, laisse échapper l'ovule qui est saisi par la trompe, dont le pavillon est venu embrasser l'ovaire ; à cette déchirure sont venus

succéder une cicatrice et la formation d'un corps jaune.
(Négrier.)

Béclard avait dit, dans ses leçons orales, « la menstruation peut naître d'une excitation sympathique générale des organes génitaux, dont les ovaires seraient le
centre. Ce fut cette remarquable prévision qui poussa Négrier à faire des recherches sur les ovaires, et lui fit découvrir que l'ovulation est le phénomène principal et la
cause de la menstruation, et, dès 1827, il annonça, dans
ses cours, qu'une vésicule ovarienne se brisait chaque
mois chez la femme nubile ; il exposa son système dans
un mémoire lu à la Société de médecine d'Angers en 1851,
et ce fut en 1859 qu'il publia son premier travail sur ce
sujet.

Simon, Pott, Pearson, avaient remarqué que la menstruation ne s'établit jamais chez les sujets manquant con-
génitalement d'ovaires, et que cette fonction cesse aussitôt
après la destruction de ces organes ; Négrier rappelle ces
faits, et, d'après ses nombreuses observations, il put ensuite
établir que jamais les ovaires des femmes menstruées, de
quelque âge qu'elles soient, ne manquent de cicatrices vésiculaires, ou de corps jaunes, que l'hémorrhagie utérine
est tellement dépendante des fonctions de l'ovaire, que si
ces dernières viennent à tarder, les règles tardent aussi,
et que si l'autopsie permet de constater l'avortement de
quelques vésicules, on peut être certain que les retours
menstruels ont offert des interruptions qui correspondent
à ces avortements. Il observe encore que les ovaires
sont peu développés, petits, ou peu vésiculeux, renferment beaucoup ou peu de cicatrices, suivant que les
femmes sont précoces et perdent beaucoup de sang aux
époques menstruelles, ou qu'elles se trouvent dans des

conditions opposées ; et il en conclut que l'évolution des vésicules de Graaf est la cause de la menstruation, qu'il n'y a pas d'hémorrhagie fonctionnelle sans une rupture vésiculaire dans l'ovaire, tandis qu'il n'est pas vrai que toute rupture d'une vésicule ovarique soit nécessairement accompagnée d'une hémorrhagie utérine, car il avait rencontré des cicatrices sur les ovaires de filles qui n'avaient pas encore été menstruées. Il remarqua aussi que pendant la grossesse l'évolution vésiculaire est très-lente.

M. le docteur Rouget, qui avait établi que tout organe érectile n'est qu'un organe musculaire, dans lequel le sang apporté par les artères peut être temporairement retenu dans les capillaires ou dans les veines transformées en sinus caverneux, en plexus rétiformes par la contraction des faisceaux musculaires, qui sont l'élément premier ou la base de tout tissu érectile, a décrit un bulbe de l'ovaire et a donné la preuve expérimentale des organes érectiles de l'ovaire et de l'utérus et fait voir qu'il se passe dans ces organes des phénomènes semblables à ceux que l'on connaît dans les organes de la copulation. M. Rouget a découvert qu'un appareil musculaire plus ou moins complexe, mais présentant partout la même disposition générale, présidait à l'expulsion de l'œuf hors de l'ovaire et à sa transmission dans l'oviducte ou la trompe ; il établit que le phénomène de la ponte spontanée s'accomplit d'après les mêmes lois, par les mêmes agents, chez les vertébrés inférieurs, chez les mammifères et dans l'espèce humaine, que dans ce dernier cas seulement, la présence de formations vasculaires érectiles dans le corps de l'utérus détermine, comme conséquence secondaire de l'évolution, l'hémorrhagie menstruelle.

Si les fonctions des ovaires sont très-énergiques à cer-

taines époques de la vie, surtout lorsque l'utérus est
à l'état de vacuité, elles cessent presque complétement
une fois que la femme a conçu..., le corps jaune lui-même,
succédant à la rupture de la vésicule ovarienne, qui a
fourni l'ovule fécondé, parcourt lentement ses périodes,
puisqu'on en trouve des traces jusqu'après l'accouchement, tandis que lorsqu'il n'y a pas eu conception le
corps jaune disparaît au bout d'un mois, six semaines.
Pendant la gestation, la fonction ovarique est ordinairement suspendue, et on pense assez généralement que
les écoulements sanguins que quelques femmes présentent pendant la grossesse ne sont pas de véritables menstrues.

L'importance des ovaires est si grande, qu'en médecine
légale, ce n'est pas l'utérus qui sert à caractériser le
sexe chez les femmes, mais bien l'ovaire. L'extirpation des
ovaires fait perdre à la femme les caractères physiques qui
sont propres à son sexe, non-seulement la menstruation
disparaît sans retour, mais la femme maigrit et prend une
apparence masculine.

TROMPES DE FALLOPE.

Les trompes de Fallope (*Tubæ Fallopianæ,— Meatus Se-
minarii.*— Bartholin, *de Tubis uteris*, Leyde, 1684) sont les
conduits excréteurs des ovaires. Situées au devant et
au-dessous de ces organes, elles se portent de dehors
en dedans, vers les angles supérieurs de la matrice, en
traversant la partie supérieure du ligament large (*ala
Vespertilionum*) à laquelle elles s'attachent ; elles sont
flexueuses, longues de quatorze à quinze centimètres, et

vont en diminuant de largeur, de l'ovaire vers la matrice, dans laquelle elles s'ouvrent dans l'angle qui résulte de la réunion de son bord supérieur avec ses bords latéraux. Cet orifice interne, dans lequel on n'aperçoit aucune trace de valvule ou de saillie, est si étroit qu'il peut à peine admettre une soie de cochon, tandis que l'orifice supérieur va en s'élargissant s'ouvrir dans l'abdomen par un évasement entouré d'un rebord découpé, déchiré et qu'on appelle *morceau frangé* ou *pavillon de la trompe*... Cette ouverture, qui est en rapport avec l'extrémité externe de l'ovaire, fait communiquer celui-ci avec la trompe, et établit une communication entre la cavité abdominale et celle de la matrice, et même à l'extérieur par la matrice et le vagin.

Les trompes sont formées par le péritoine qui forme leur tunique externe, et qui se continue avec la membrane interne sur les bords de l'orifice abdominal; d'une membrane interne qui se continue avec celle de la matrice, et qui forme dans l'intérieur un grand nombre de plis longitudinaux. Au-dessous du péritoine, il existe une membrane moyenne, que quelques anatomistes, entre autres Santorini (*loco citato*), ont dit être composée de deux couches musculeuses, produites, l'externe par des fibres longitudinales et l'interne par des fibres circulaires; de plus, suivant Desault et Gavard, il entrerait dans la structure des trompes un tissu spongieux qui se gonflerait dans l'orgasme vénérien, et produirait dans les trompes une espèce d'érection, pendant laquelle leur pavillon s'applique étroitement contre l'ovaire pour en recevoir ce que la femme doit fournir à la génération.

Dans ses dernières années, M. le docteur Rouget, en cherchant à expliquer le mécanisme de la menstruation

(*Recherches sur les organes érectiles de la femme et sur l'appareil musculaire tubo-utérin, dans leur rapport avec l'ovulation et la menstruation*), a démontré dans le système génital interne de la femme, indépendamment du plexus veineux que l'on connaissait, l'existence de véritables formations érectiles bien distinctes de ce plexus; pour lui, il n'y aurait pas de tissu érectile dans les trompes, et il n'admet pas par conséquent qu'elles puissent entrer en érection. Dans les injections les plus parfaites, M. Rouget n'a jamais vu la trompe changer de forme ni de volume, ni exécuter aucun mouvement, comme il l'a vu pour des organes véritablement érectiles; il n'admet l'existence des organes érectiles que pour l'ovaire et l'utérus, et il a démontré la nature musculaire du ligament rond pubien, du ligament de l'ovaire, du ligament séreux qui unit une des franges du pavillon à l'ovaire, des ligaments utéro-sacrés; il a découvert des fibres musculaires lisses dans les replis du ligament large, surtout le long des vaisseaux ovariques, et c'est à ces fibres qu'il a donné le nom de *ligament ovario-lombaire;* il a fait voir qu'il existe à travers l'ovaire une double irradiation du ligament utéro-ovarien et du ligament ovario-lombaire dans la membrane qui relie la trompe à l'ovaire; ce serait la contraction de ces faisceaux musculaires qui attirerait la trompe et le pavillon au contact de l'ovaire. C'est là, dit M. Rouget, le mécanisme réel, le seul possible, de cet acte physiologique, si important que, s'il est troublé ou empêché, la grande fonction de la reproduction de l'espèce est frappée d'impuissance... la direction des deux ordres de faisceaux musculaires qui, prenant leurs points fixes à la région lombaire et à l'utérus, embrassent toute la longueur de la trompe et du pavillon, explique parfaitement les mouvements exécutés par ces organes pour se porter en arrière et en dedans, la possibilité de l'inflexion de la trompe sur elle-même et l'application du pavillon à la surface de l'ovaire. Tout se réduit, en somme, au mécanisme par lequel se ferme l'ouverture d'une bourse dont les bords se froncent, se rapprochent, lorsqu'on exerce des tractions sur les liens, dont les attaches s'étendent dans toute la longueur de ces bords ; ces deux bords sont constitués, l'un par le bord de la membrane ovario-tubaire (aileron de la trompe), l'autre par le bord de la membrane ou ligament de l'ovaire ; les bords libres de ces deux membranes enferment, l'un l'ovaire, l'autre le pavillon, regardent l'un vers l'autre et circonscrivent l'orifice d'une large cavité ou poche péritonéale de l'o-vaire, analogue à la tunique vaginale du testicule ; les vaisseaux du bulbe de l'ovaire et du plexus pampini-forme sont partout entrelacés, enveloppés par les fais-ceaux émanés du ligament de l'ovaire et du ligament lombaire, qui, sous l'influence d'une cause excito-motrice, ayant sa source dans l'ovaire et dépendant de l'ovulation, les faisceaux musculaires décrits par M. Rouget se con-tractant, le pavillon de la trompe viendra s'appliquer sur l'ovaire, et l'hémorrhagie menstruelle aura lieu.

Mais quelle est la cause de cette contraction spasmo-dique des faisceaux musculaires de l'appareil tubo-ova-rien qui produit l'érection et la menstruation? Négrier, qui ne connaissait pas l'appareil musculaire décrit par M. Rouget, avait considéré, comme la source de la con-gestion des organes génitaux, la distension violente et souvent douloureuse des membranes et du parenchyme de l'ovaire.

Les trompes de Fallope, la matrice et le vagin, ne for=

ment, dans l'origine, qu'un seul canal, fendu à sa partie supérieure, qui offre partout la même largeur, et qui s'étend sans interruption depuis l'extrémité abdominale des trompes jusqu'à l'orifice externe du vagin. Les trompes sont d'abord, proportion gardée, beaucoup plus épaisses et plus longues qu'aux époques suivantes ; elles descendent d'abord très-obliquement de dehors en dedans, en dehors des ovaires, auxquels elles sont collées d'une manière immédiate, et dont elles dépassent de beaucoup l'extrémité supérieure. Jusqu'au troisième mois, elles se réunissent à angle aigu, par leurs extrémités inférieures et internes, en une petite masse médiane, perpendiculaire, qui n'a d'abord aucune largeur, qui en acquiert ensuite un peu et qui représente la matrice ; à cinq mois seulement, on commence à y apercevoir des flexuosités, qui, d'abord peu prononcées, deviennent un peu plus grandes, de manière qu'à huit mois, et au moment de la naissance, elles sont plus flexueuses que chez l'adulte, disposition qu'elles conservent encore pendant le cours des premières années de la vie. Elles paraissent d'abord se terminer en cul-de-sac et par un renflement ; leur extrémité abdominale semble s'ouvrir au quatrième mois, mais les franges ne s'y développent que plus tard. Entre les trompes et les ovaires, dans le repli du péritoine, existent non-seulement chez l'embryon et le fœtus, mais durant les premières années qui suivent la naissance, des vaisseaux extrêmement remarquables.

Le seul changement que la copulation ou la menstruation apportent dans les trompes de Falloppe, consiste en ce que, bientôt après cet acte, au bout d'un temps plus ou moins long, elles s'appliquent sur les ovaires, de manière à embrasser une portion plus ou moins considérable avec leur pavillon, et à recevoir le fluide versé par le vésicule ou l'œuf qu'elles conduisent ensuite dans la matrice.

Parmi les vices primitifs de conformation des ovaires et de leurs conduits excréteurs, les trompes de Fallope, on remarque les suivants qui doivent naissance, pour la plupart, à un arrêt de développement :

1° L'absence d'un ovaire, ou plus rarement des deux, avec ou sans absence simultanée des trompes ; 2° la petitesse, l'absence des vésicules de Graaf dans les ovaires des femmes stériles ; 3° l'occlusion de l'extrémité abdominale des trompes. Ce dernier état peut se développer à la suite de l'inflammation, alors il constitue un vice de conformation consécutif ; une autre anomalie ordinairement congénitale, mais plus rare, que j'ai vue deux fois, consiste dans la hernie des ovaires et des trompes de Fallope, à travers l'anneau inguinal, cas dans lequel ils imitent les testicules.

BIBLIOGRAPHIE. — On peut consulter sur les maladies des ovaires et des trompes : KRUGER. *Pathologia ovariorum muliebrium.* Gœttingæ, 1782. — MOTZ. *De structura, usu et morbis ovariorum.* Giessen, 1789. — LEONHARDI. *Quædam de tubarum uterinarum morbis.* Wittemberg, 1808. — NORMAND. *Obs. sur la transformation d'un ovaire.* In *Journ. gén. de méd.*, t. LVI, p. 145. — VALENTIN. Ibid., t. LVIII, p. 218. — VAN DEN BOSCH, dans VOIGTEL. *Handbuch der pathologischen Anatomie,* t. III, p. 541. — FEBR. *De virgine hydrops ovarii laborante.* Strasbourg, 1762. — HUTH. *Casus virginis hydrope ovarii extinctæ.* Strasbourg, 1768. — MURRAY. *De hydrope ovarii.* Upsal, 1780. — ROSSUM. *De hydrope ovariorum.* Louvain, 1782. — FONTANELLA (Julia). *Analyse de quelques substances contenues dans les ovaires, dans certains états morbides.* In *Arch. gén. de méd.*, t. IV, p. 257. — MECKEL (J. F). *Mém. sur les poils et les dents qui se développent accidentellement dans le corps.* In *Journ. compl. du Dict. des sc. méd.*, t. II, p. 122 et 217. — COCHON-DUPUY. In *Mém. de Paris*, 1698, p. 339. — MONRO (A.). *Four Cases of the tumefied Ovariorum.* In *Med. essays of Edinb*, vol. VI, p. 298. — PLAZZONI (F.). *De partibus generationi inservientibus.* Libri III. Padoue, 1521. — ROLFINK (W.). *Ordo et methodus generationi dicatarum partium per anatomen cogno-*

scendi fabricam. Iena, 1664.— Du même. *De sexus utriusque partibus genitalibus specimen.* Lipsiæ, 1675. — Van Horne. *Prodomus observationum suarum circa partes genitales in utroque sexu.* Leyde, 1668. — Malpighi. *Diss. ep. var. largum.* In Opp. omn. Leyde, 1687, t. II, p. 223. — Vallisneri. *Von der Erzeugung des Menschen und der Thiere*, p. II, c. iii, p. 262, 519. —Bertrandi. *De glandulæ ovarii corporibus.* In Misc. Taur., t. I, p. 104. —Brugnone. *De ovarii eorumque corporibus luteis.* In Mém. de Turin, 1790. — Buffon. *Hist. nat.*, t. II, p. 203. — De Graaf (R.). *De mulierum organis generationi inservientibus.* Leyde, 1672. — Palfin (J.). *Description anatomique des parties de la femme qui servent à la génération.* Leyde, 1708. — Santorini (D.). *Obs. anat.*, cap. ix : *De mulierum partibus procreationi datis.* — Gunz (J. G.). *Observationes de utero et naturalibus feminarum.* Lipsiæ, 1753. — Bartholin (C.). *De ovariis mulierum et generationis historia.* Rome, 1677. — Du même. *De tubis uteri.* Leyde, 1684.—Fasch. *De ovario mulierum.* Iena, 1681.— Motz. *De structura. usu et morbis ovariorum.* Iéna, 1789.— Bartholin. *De feminarum ovariis.* Leyde, 1684. — Vesale. *De corporis humani fabrica*, lib. V, cap. xv, p. 459.—Fallope. *Obs. anat.* In Opp. omn Venise, 1606, t. I, p. 100 — Rosenmüller. *De ovariis embryonum et fœtuum.* Lipsiæ, 1802. — Meckel (J. F.). *Manuel d'anatomie générale, descriptive et pathologique*, t. III. — Négrier (d'Angers). *Recherches anatomiques et physiologiques sur les ovaires dans l'espèce humaine, considérés sous le rapport de leur menstruation.* Paris, 1840. — *Recueil de faits pour servir à l'histoire des ovaires et des affections hystériques de la femme.* Ouvrage couronné par l'Académie des sciences, 1858. — Rouget. *Recherches sur les organes érectiles de la femme et sur l'appareil musculaire tubo-utérin dans leur rapport avec l'ovulation et la menstruation.* In Journal de physiologie de M. Brown-Séquard. 1858. — Sappey. *Traité d'anatomie descriptive.* Paris. — Boinet. *Iodothérapie*, 2ᵉ édit. Paris, 1865, 1 vol. in-8°.

CHAPITRE II

MALADIES DES OVAIRES

Les maladies qui peuvent affecter les ovaires sont assez nombreuses ; elles appartiennent spécialement à ces organes, ou sont communes aux autres parties ; elles peuvent se manifester à tous les âges, mais c'est principalement à l'époque de la puberté, après l'accouchement, et le plus ordinairement au moment où les ovaires deviennent inutiles à la conception, qu'on les observe.

Comme tous les organes de l'économie, les ovaires sont exposés aux inflammations aiguës et chroniques et à toutes les terminaisons des inflammations ; de plus, la fonction de la génération qu'ils sont appelés à remplir, les rend susceptibles de diverses altérations qui leur appartiennent en propre, comme certaines congestions humorales ou pléthoriques, des dégénérescences diverses, le cancer, les kystes de toute espèce, les uns renfermant les produits d'une inflammation chronique, les autres contenant des produits de la conception, etc. ; ajoutons que leur position les rend sujets à différents modes de déplacements, à des hernies, qu'il est très-souvent difficile de

soupçonner et qu'il est cependant très-important de connaître. Je vais examiner successivement chacune de ces
lésions qui peuvent exister seules ou se compliquer entre
elles, et je terminerai par des considérations étendues sur
le traitement des kystes de l'ovaire, par les injections
iodées et par l'ovariotomie.

DÉPLACEMENTS DES OVAIRES.

Les déplacements que peuvent éprouver les ovaires sont
assez nombreux, ils dépendent de différentes causes, tantôt des altérations survenues dans leur tissu, tantôt des
altérations de l'utérus ou des déplacements de cet organe
lui-même ; c'est ainsi que l'inflammation, les dégénérescences diverses des ovaires modifient la forme et le volume
de ces organes, leur font contracter des rapports nouveaux et éloignés de ceux qu'ils affectent dans l'état normal ; tous ces déplacements seront étudiés dans cet article,
lorsque nous traiterons des rapports généraux des kystes
de l'ovaire, avec les parois abdominales, les intestins, la
vessie, l'utérus, etc. Quant aux déplacements qui suivent
ceux de l'utérus, ils sont aussi très-fréquents, soit que
l'utérus soit gravide, ou le siége de tumeurs fibreuses, ou
qu'il ait subi des changements de position. Dans la grossesse, ou lorsque des tumeurs fibreuses sont développées
dans l'utérus ou ses parois, les ovaires sont entraînés en
haut, et collés sur l'utérus, et les déplacements qu'ils
éprouvent, sont en rapport avec les changements de position et de volume qu'éprouve cet organe. Dans les chutes
et les abaissements de l'utérus, les ovaires sont attirés
en bas et entraînés vers le vagin. Tous ces déplacements

ne peuvent avoir lieu sans apporter une gêne plus ou moins grande, pour les fonctions des organes de l'excavation du bassin, et deviennent la cause de plusieurs dérangements organiques, qui peuvent donner lieu à toutes espèces de méprise sur leurs causes et leur nature, ainsi que nous l'indiquerons en parlant des hernies et des kystes des ovaires. Une fois qu'ils sont déplacés, il est bien rare qu'ils ne contractent pas des adhérences avec les organes voisins, et l'inflammation qui résulte de ces déplacements, est la cause de ces adhérences, qui entravent leurs fonctions et s'opposent à certaines opérations, comme nous le verrons en parlant du traitement des kystes ovariens. Déjà Walter, avait fait la remarque, que chez les filles publiques, les ovaires adhèrent souvent avec les organes voisins ; Vogel, qui avait constaté la fréquence des adhérences pathologiques des ovaires avec les trompes et la matrice, pensait que ces adhérences étaient une cause de stérilité (*Handbuch der pract. Arzeneiwissenschaft.* Stendal, 1795, p. IV, p. 434). Madame Boivin, de son côté, a constaté (*Recherches sur une des causes les plus fréquentes et la moins connue de l'avortement*) l'adhérence de l'ovaire avec les principales portions du tube digestif, telles que le cœcum, le côlon, l'S iliaque, mais surtout avec le rectum ; dans d'autres cas, les adhérences avaient lieu avec les parois de l'excavation du bassin, ou avec les organes qu'il contenait, et par ordre de fréquence, c'était avec la trompe et l'utérus, etc. ; tantôt l'ovaire avait conservé, à peu de chose près, la position normale, tantôt, au contraire, il avait subi des déplacements plus ou moins considérables ; M. Huguier, a même signalé la transposition complète d'ovaires envahis par des kystes, ou autres altérations ; Madame Boivin, tout en admettant que l'accou-

chement peut bien quelquefois être la cause de ces adhérences, pense qu'elles sont souvent antérieures à la grossesse et à l'accouchement, et qu'on les rencontre assez
fréquemment chez les jeunes filles faibles exposées, pendant leur enfance aux phlegmasies et aux engorgements
abdominaux, et chez les femmes qui, par des tentatives
criminelles d'avortement, ont fait naître des inflammations aiguës et chroniques de la matrice, des trompes et
des ovaires ; ces adhérences, selon leur étendue, leur disposition, leur solidité, deviennent un obstacle au développement de l'utérus par le produit de la conception, et produisent l'avortement. Quand, avec ces adhérences, il
n'existe pas de déplacement de l'utérus, il est bien difficile
de les constater ; cependant le toucher a permis quelquefois de soupçonner les lésions que nous venons de signaler, lorsque l'utérus est fixé dans le petit bassin et qu'il
est difficile ou impossible de lui faire éprouver des mouvements.

HERNIES DES OVAIRES.

Un autre genre de déplacement des ovaires, c'est leur
sortie par les ouvertures naturelles, par lesquelles s'é-
chappent les intestins et l'épiploon ; ces hernies de l'o-
vaire sont peu fréquentes et on ne les reconnaît souvent,
que lorsque l'ovaire, formant en totalité ou en partie
la tumeur herniaire, a été mis à découvert, soit à l'autopsie, soit dans des cas d'opération de hernie étranglée ;
il faut arriver jusqu'au dix-septième siècle, pour en rencontrer une observation détaillée, que l'on doit à Bessière,
chirurgien de Paris. Un accoucheur distingué de Paris,

Deneux, dans un travail qu'il a publié sur ce sujet (*Recherches sur la hernie de l'ovaire*), a réuni toutes les observations connues de hernies de l'ovaire, et a signalé presque toutes les particularités que l'on observe, dans les hernies formées par les autres viscères, ce qui a fait connaître toutes les variétés que nous allons indiquer.

Si on consulte les annales de la science, dit Deneux, on y trouve un certain nombre de faits qui se rattachent aux hernies des ovaires. Le premier est dû à Soranus (d'Ephèse; on n'en découvre un nouvel exemple qu'environ quinze siècles après, publié par Verdier. Haller en cite un troisième exemple en 1755 (*Disputat chirurg select*, t. III, p. 513); mais les chirurgiens niaient encore cette espèce de hernie, qu'ils ne voulurent admettre qu'après la publication d'un fait observé et décrit en 1756 ou 1757, par Percival Pott (*OEuvres chirurgicales*, t. I, p. 492). Deux ans plus tard, en 1759, Camper montra l'ovaire gauche sorti de l'abdomen par l'échancrure ischiatique, et, en 1785, il remontra encore cet organe dans une tumeur inguinale. Balin rapporte (*l'Art de guérir les hernies*. Paris 1768), que, dans une autopsie faite à la Salpêtrière, on vit engagé dans l'anneau un des ovaires, qui offrait des vestiges d'un germe fécondé. Plusieurs années après, Desault (*Traité des maladies chirurgicales*, t. II, p. 325. Paris 1779) trouva sur le cadavre d'une femme, destiné aux préparations anatomiques, l'ovaire gauche, la trompe du même côté et la matrice, renfermés dans un seul sac herniaire. Lallement fit une semblable observation à la Salpêtrière, en 1799 (*Mémoire de la Société méd. d'émulation*, tom. III). Lassus cite trois exemples de la hernie de l'ovaire par l'anneau inguinal (*Pathologie chirurg*. t. II) ; Deneux a rencontré la hernie de l'ovaire compliquée d'hydatides. Mérat a vu une hernie crurale contenant l'utérus, les trompes de Fallope, les ovaires, une partie du vagin et une quantité considérable d'épiploon. J'ai eu moi-même l'occasion de disséquer une hernie de l'ovaire sur une femme morte à l'hôpital Necker en 1834; cette observation a été publiée par Vidal (de Cassis). Deux autres cas, que j'ai vus et dont je parlerai plus loin, sont publiés dans les bulletins de la Société de chirurgie. Il résulte de tous ces faits que l'ovaire peut donner lieu à la hernie inguinale, crurale, ischiatique, ombilicale, ventrale et peut-être même à la hernie vaginale. Parmi ces différentes espèces de hernies, il en est plusieurs qui se rencontrent d'un seul côté, ou des deux tout à la fois ; elles sont congénitales ou acquises. C'est le plus souvent sur de très-jeunes sujets qu'on observe les hernies de l'ovaire. Dans certains cas, la hernie est formée par l'ovaire seul, tandis que, dans d'autres, cet organe est accompagné de la trompe, de la matrice, des intestins, de l'épiploon; la hernie de l'ovaire amène presque toujours celle de la trompe.

Ovarioncie inguinale. — Cette variété paraît être la plus commune, malgré les dispositions anatomiques qui rendent, chez la femme, les hernies crurales plus fréquentes que les hernies inguinales ; on ne connaît que deux ou trois cas de hernie de l'ovaire par l'anneau crural, tandis qu'il en existe au moins douze ou quinze de la hernie inguinale. On en connaît plusieurs exemples fort circonstanciés, recueillis soit sur des enfants, soit sur des adultes. Une petite fille de trois ans fut adressée à M. Guersant, par M. Demonchaux (de Saint-Quentin), et présentée à la Société de chirurgie, 1858; elle portait deux tumeurs inguinales, dont la première a été reconnue il y a six mois; ces deux tumeurs ont depuis lors fait des

progrès notables, surtout celle de droite, qui à aujour-
d'hui le volume d'un œuf de pigeon. Le siége de ces
tumeurs est exactement celui des hernies inguinales;
toutes deux sont solides et présentent même une consistance assez ferme; la tumeur du côté gauche est réductible, celle du côté droit est beaucoup trop volumineuse,
pour pouvoir rentrer dans le ventre à travers l'anneau et
le canal inguinal; cette dernière est douloureuse surtout
au toucher; elle s'est accrue d'une manière sensible
depuis quelque temps. A l'autopsie, qui fut faite quelques
mois après, on constate que les deux fosses iliaques sont
remplies par deux énormes tumeurs qui se touchent vers
la ligne médiane, et sont à peine séparées vers le bas,
par une vessie de petite dimension; ces deux tumeurs
sont formées par les ovaires hypertrophiés et dégénérés,
elles sont encéphaloïdes. Une partie de l'ovaire, de la
grosseur d'un œuf de poule, occupe le canal inguinal
droit; le canal inguinal gauche est rempli par une portion
de l'ovaire, qui ne rentre qu'en partie dans la cavité abdominale, et qui a le volume d'un œuf de pigeon; il existe
un vice de conformation, qui, dans un cas à peu près
semblable, avait déjà été remarqué par Cazeaux, c'est
l'absence de l'utérus. Le vagin est très-étroit, peu profond,
et se termine, comme un doigt de gant, par un cul-de-sac,
entouré par les ligaments larges qui servent de points
d'attache aux ovaires malades, qui d'ailleurs sont libres
de toute adhérence (*Bulletins de la Société de chirurgie de
Paris*, tome VIII et IX, p. 552 et 111). M. Cruveilhier a
observé, chez des femmes adultes, des cas assez nombreux
de hernies inguinales de l'ovaire. La malade, observée par
Lallement, s'aperçut pour la première fois d'une grosseur
à l'aine, vers l'âge de cinquante ans; une autre, qui était

âgée de cinquante ans, portait une double hernie depuis quinze ans ; et une autre, qui a été opérée par Deneux à l'âge de quarante-deux ans, ne présentait de symptômes de hernies, qu'après une chute qu'elle fit pendant sa dixième grossesse. On pourrait facilement multiplier ces exemples.

Hernies de l'ovaire par le canal crural.— Cette variété de la hernie de l'ovaire, qu'on supposerait *a priori* devoir être plus fréquente que la hernie inguinale, à cause de la disposition plus longue et plus large de l'arcade crurale chez la femme, est cependant assez rare. Lassus en cite quelques exemples dans ses œuvres ; Mérat (*Dict. des scienc. méd.*, tom. XXXIX, page 35) dit avoir vu, à l'hospice de la Salpêtrière (année 1815), une hernie crurale contenant l'utérus, les trompes de Fallope, les ovaires, une partie du vagin et une quantité considérable d'épiploon. Tartra et Verdier croient également avoir observé un cas de hernie crurale de l'ovaire chez une dame de trente ans (Verdier, *Traité prat. des hernies*, etc., 1840, p. 394).

Hernies de l'ovaire par l'échancrure ischiatique.— Elle est également peu fréquente ; elle a été signalée pour la première fois par Papen (de Gœttingue), dans une lettre qu'il adressa à Haller en 1750, et dans laquelle il démontrait que l'ovaire pouvait quelquefois sortir du bassin par l'échancrure ischiatique. C'était l'ovaire droit (Haller, *Disputat. chirurg. select.*, t. III, p. 313). Quelques années plus tard, en 1759, Camper montra, dans le collége médical d'Amsterdam, que le péritoine passait à travers l'échancrure ischiatique gauche pour former un sac herniaire, dont le fond était assez spacieux ; cette poche ne contenait aucun organe, mais l'ovaire gauche, plus volumineux qu'il ne l'est ordinairement, y entrait aussitôt qu'on l'abandonnait à lui-même (Camper, *de Pelvi*, cap. VI, § II, p. 17).

Hernies de l'ovaire par l'ombilic.— Tant que la matrice reste à sa place dans le petit bassin, l'ovaire ne peut pas sortir par l'anneau ombilical ; mais si elle est distendue par le produit de la conception, par un polype, un corps fibreux, ou une cause quelconque et poussée en dehors de l'excavation du petit bassin, on conçoit sans peine que l'ovaire, entraîné en haut par l'utérus, puisse sortir par l'ombilic. Camper, dit Portal (*Anatom. méd.*, t. V, p. 556), a vu, chez une femme morte en couches, l'ovaire droit sorti par l'échancrure ischiatique, et le gauche, qui était malade, faire hernie par l'anneau ombilical.

Hernies des ovaires par les plaies de l'abdomen.—Les ovaires peuvent encore s'échapper de l'abdomen, par des plaies de la paroi abdominale ; mais ces lésions, auxquelles on a donné le nom de *hernies ventrales*, ne sont pas de véritables hernies, dans l'acception propre du mot, parce qu'elles ne s'échappent pas par une ouverture naturelle, et qu'elles ne sont pas contenues dans un sac herniaire ; Mérat a eu réuni plusieurs exemples intéressants. Ruysch (*Observ. anat. chirurg.*, c. XVI, p. 22) rapporte qu'un chirurgien, en ouvrant un abcès à la partie inférieure et latérale du ventre, pénétra dans la cavité péritonéale ; à l'instant même, un des ovaires sortit avec le pus, l'ovaire put être facilement réduit, et il n'en résulta aucun accident. Stein (*Biblioth. germanique*, t. Ier, p. 127) s'aperçut, après avoir délivré une femme au moyen de l'opération césarienne, que l'épiploon et un des ovaires sortaient par l'angle supérieur de la plaie ; l'un et l'autre furent réduits. Lauverjat (*Nouvelle manière de pratiquer l'opéra-*

tion césarienne) vit sortir une ovaire à la suite d'une opération césarienne, sur une femme enceinte de huit mois, qui venait d'expirer.

Hernies de l'ovaire par le vagin. — L'ovaire, sujet à autant de déplacements que l'utérus, peut sortir par certains écartements ou anneaux qui se forment accidentellement dans les tuniques du vagin, et donner lieu à une tumeur toute particulière dans ce canal ; tel est l'accident auquel Deneux a réservé le nom de *hernie vaginale*, bien qu'il n'en ait rencontré aucun exemple dans les auteurs ou dans sa pratique. Thomas Denman, accoucheur anglais, assure que son ami Everard Home a vu l'ovaire droit, de la grosseur d'un œuf de poule, se créer une espèce, de loge entre le vagin et le rectum, et déterminer, par cette espèce de déplacement, une rétention d'urine, dont la cause ne fut reconnue qu'après la mort. (*Introduction à la pratique des accouchements*, t. Ier, p. 147). Madame Boivin a observé, dit-elle, plusieurs exemples d'un déplacement analogue et même plus avancé : elle a vu la tumeur formée par l'ovaire libre, et sans adhérence, se développer dans l'excavation du bassin, en poussant au-devant d'elle la paroi postérieure du vagin, de manière à obstruer ce canal, au point de ne pouvoir y introduire le doigt ; le rectum était comprimé en arrière, le col de la vessie en avant, l'utérus entraîné, formait une rétroversion complète ; l'orifice utéro-vaginal était si élevé derrière le pubis, qu'il était inaccessible. Dans un cas semblable, avec dégénérescence de l'ovaire, Roux fit une incision à la paroi postérieure du vagin et pratiqua l'extraction du kyste.

Les hernies de l'ovaire peuvent n'exister que d'un seul côté à la fois, ou bien se rencontrer des deux côtés en même temps ; tel était le cas de la malade opérée par Pott. Dans cette circonstance, les deux hernies peuvent être sorties par les deux ouvertures correspòndantes, ou bien être faites par deux ouvertures différentes. Nous avons parlé de la malade de Camper, dans laquelle l'ovaire droit était sorti par l'échancrure ischiatique, et le gauche faisait hernie par l'anneau ombilical ; elles peuvent être compliquées de la sortie de l'épiploon et de l'intestin. Une des malades de Lallement portait à gauche une enté-rocèle inguinale, et à droite une hernie de l'ovaire conte-nant un sac hydatique. Lorsque la hernie de l'ovaire est congénitale et qu'on a l'occasion de l'observer vers les premiers temps de la vie, on peut rencontrer cet organe seul et ne présentant aucune altération ; tel était le fait observé par Veyret (J. Verdier, *Mém. de l'Acad. roy. de chir.*, in-4, t. II, p. 3) ; celui de Lassus (*Méd. opérat.*, t. I, p. 211) ; celui de Billard (*Traité des maladies des enfants nouveau-nés*, p. 474). Il peut en être encore de même, lorsque la hernie se produit à une époque plus avancée de la vie ; ainsi Balin a vu, sur le cadavre d'une femme, un ovaire engagé dans l'anneau inguinal, et offrant les ves-tiges d'un germe fécondé (*Art de guérir les hernies*, Paris, 1768). Tel était encore le cas de la malade observée par Tartra et P. Verdier, et de celle opérée par Deneux (Obs. xii). D'autres fois, et surtout lorsque la hernie est ancienne, elle peut entrainer avec elle les trompes, l'utérus ; Lalle-ment, Desault, Mérat, Sorannus (d'Éphèse), M. Cruveilhier en ont cité des exemples. Si dans certaines circonstances, l'ovaire est sain, dans d'autres, cet organe peut présenter diverses transformations morbides ; les auteurs disent qu'ils y ont fréquemment rencontré des kystes hyda-tiques ; mais, comme les hydatides des ovaires sont assez rares, je suis disposé à croire qu'ils ont pris pour des hydatides, à une époque où ces produits n'étaient pas encore bien connus, diverses altérations qu'on rencontre en effet fréquemment dans les kystes de l'ovaire, dans lesquels on trouve, comme dans l'exemple de Papen et dans celui présenté à la Société de chirurgie, du tissu cancéreux ; ordinairement l'ovaire est plus volumineux qu'à l'état normal, ce qui ne l'empêche pas d'être réductible ; tel était le cas de Camper. Chez la petite fille de cinq ans opérée par Lassus (*Pathologie chirurgicale*, t. II, p. 101), il était double de volume. L'augmentation de volume est souvent la cause de l'irréductibilité, ou bien les adhérences qui se sont formées.

Les causes de la hernie des ovaires ne sont pas toujours bien faciles à apprécier, surtout chez les enfants, où l'on ne reconnaît le mal, que lorsqu'il existe depuis longtemps déjà. Parmi les causes prédisposantes, on a rangé l'hydropisie ascite, l'amaigrissement, l'usage immodéré des aliments gras, huileux, l'existence du canal de Nuck ; dans l'enfance, le peu de développement du petit bassin, qui maintient la matrice plus élevée et la met en rapport avec l'anneau inguinal, la forme droite, allongée, et la surface lisse des ovaires, leur situation au-devant du psoas, et presque vis-à-vis l'ouverture inférieure des parois abdominales ; dans l'âge adulte, les différents déplacements auxquels la matrice est sujette, surtout celui connu sous le nom d'antéversion, l'obliquité ou l'inclinaison de son fond vers l'un ou l'autre côté.

Toutes les causes des hernies, en général, peuvent déterminer la sortie des ovaires, comme les cris des enfants, l'application peu méthodique d'un bandage ombilical dans les premiers mois de la naissance, toute compression circulaire exercée sur l'abdomen, le développement de l'utérus, quelle qu'en soit la cause. Les tumeurs fibreuses, peuvent être à la fois causes prédisposantes et causes efficientes des déplacements des ovaires, en changeant leurs rapports; le développement pathologique des ovaires, circonstance qui augmente toujours leur volume et leur pesanteur, peut être aussi considérée comme une cause de hernie.

La hernie de l'ovaire se présente sous la forme d'une tumeur ovoïde, circonscrite, rénitente, sans changement de couleur à la peau, et toujours plus ou moins douloureuse. Son volume est celui d'un œuf de pigeon, lorsque l'ovaire est sain, mais il peut devenir beaucoup plus considérable, lorsqu'il est altéré. La pression augmente la douleur, qui ordinairement ne se borne pas à la hernie et se propage dans le bassin, vers l'utérus, lequel est souvent dévié, de manière que son fond est incliné vers l'ouverture par où sortent les parties déplacées. Si la femme reste debout, ou se couche du côté opposé à la tumeur, la douleur devient plus vive, et est accompagnée d'un sentiment pénible de tiraillement; sous l'influence de certaines causes, de la puberté, des règles, par exemple, la douleur peut prendre un plus grand développement, parce que la turgescence qu'on remarque alors chez les jeunes femmes atteintes de hernies de l'ovaire, et la tumeur qui, avant les règles ou la puberté, n'avait pas encore donné naissance à des signes suffisants pour la faire reconnaître, prenant tout à coup un accroissement inaccoutumé, donne lieu à des douleurs qui augmentent d'intensité, et peu à peu, l'engorgement devenant plus considérable, l'étranglement peut se produire. Il en est de même des contusions, des froissements auxquels la tumeur est exposée, pendant la marche ou pendant les travaux de la malade. Cette espèce de hernie, si elle n'est pas compliquée de la présence d'une anse intestinale ou d'une partie épiploïque, n'entraîne à sa suite, ni coliques, ni vomissements, ni constipation, et ne rentre pas d'elle-même, comme celle qui est formée par les intestins, et lorsqu'on essaye de la réduire, si elle est réductible, elle ne rentre que difficilement et sans faire entendre de gargouillements.

Quand l'ovaire est enflammé ou dégénéré, il éprouve des changements dans sa forme et son volume, et le diagnostic peut devenir plus difficile; on peut alors les confondre avec des tumeurs glandulaires (Lassus, *Pathol. chir.*, t. II, p. 99), un abcès (Lassus), un épiplocèle (Pott, *OEuv. chirurg.*, t. I, p. 492), avec une entéro-épiplocèle (Deneux, *Recherches sur la hernie de l'ovaire*, p. 43 et suiv.), avec une hernie graisseuse, etc. Les ganglions qui siégent dans le pli de l'aine ont quelquefois tant de ressemblance avec l'ovaire par leur forme ovoïde, leur densité, leur surface inégale et le volume qu'ils acquièrent dans certaines circonstances, qu'on a pris plusieurs fois l'ovaire, lorsqu'il sort par l'anneau inguinal ou par l'arcade crurale, pour un de ces ganglions. On conçoit aussi que lorsqu'une hernie pareille est méconnue ou n'est pas réduite sur-le-champ, l'ovaire comprimé par l'anneau inguinal, l'arcade crurale, ou froissé par le mouvement des membres abdominaux, peut s'enflammer et donner lieu à un abcès.

On peut distinguer la hernie de l'ovaire des engorgements ganglionnaires, aux signes suivants. Chez les femmes qui ont atteint l'âge de la puberté, la tumeur formée par l'ovaire éprouve du gonflement à l'époque des règles, gonflement qui disparaît presque en totalité au moment de leur disparition. La malade de P. Verdier, laquelle portait une ovarioncie crurale irréductible, offrait cette particularité d'une manière fort remarquable (ouvr. cité); d'un autre côté, la hernie de l'ovaire survient subitement, après une chute ou un effort violent; la tumeur, dont la douleur se propage jusqu'à la matrice, est isolée et a toujours des connexions directes avec l'anneau inguinal ou l'arcade crurale; elle se porte plus en devant et paraît augmenter toutes les fois que la femme fait quelques efforts. Un ganglion, au contraire, est plus mobile, rarement seul, n'éprouve ni augmentation, ni déplacement par l'impulsion communiquée aux viscères abdominaux; ses rapports avec les ouvertures de l'abdomen ne sont qu'indirects, et celles-ci restent constamment libres. Quand le ganglion s'enflamme, qu'il devient le siège d'une douleur plus ou moins vive, on observe que cette douleur est circonscrite et bornée aux parois du ventre. Cette dernière circonstance, qui se remarque toujours dans les abcès cutanés, les fait également distinguer de la hernie de l'ovaire.

Le toucher recommandé par Lassus (*Pathol. chirurg.*, t. II, p. 108) peut fournir de très-bons renseignements pour le diagnostic; il recommande de ramener le col de l'utérus au centre du bassin, quand cet organe est dévié, ou bien s'il a conservé sa position normale on doit le pousser vers l'ouverture par laquelle s'est faite la hernie; de cette manière on éloigne le fond de la matrice qui s'en est ordinairement rapproché, et il résulte un certain mouvement ou déplacement dans la tumeur herniée, attirée par le fond de l'utérus, et une augmentation de la douleur qui existe dans l'ovaire et le long du ligament large; on peut encore obtenir cet éloignement du fond de l'utérus, de l'ouverture qui donne issue à l'ovaire hernié et les tiraillements du ligament large, en comprimant méthodiquement la région hypogastrique.

La hernie de l'ovaire peut encore offrir des modifications qui peuvent faire croire à une épiplocèle; mais si l'on fait attention que la tumeur formée par l'ovaire est ordinairement plus circonscrite, plus rénitente, plus douloureuse à la pression que celle qui renferme une portion d'épiploon, dans ce cas, le changement de l'utérus ne fera éprouver aucun changement à l'épiplocèle. Il est vrai que dans la hernie épiploïque, on note souvent des coliques, des nausées, des vomissements et des tiraillements qui s'étendent jusque dans la région épigastrique, surtout après que l'individu a mangé, lorsqu'il reste debout quelque temps ou lorsqu'il se renverse en arrière; les tiraillements qu'on observe dans la hernie de l'ovaire n'ont rien de semblable; en effet, ils ne sont augmentés que quand la femme se couche sur le côté opposé à la tumeur, qu'on en éloigne la matrice; de même que la douleur dont elle est le siége, les tiraillements partent de l'ouverture qui donne issue à l'ovaire, se propagent dans l'abdomen au-dessus des os pubis, et dans la direction du bord supérieur du ligament large, jusqu'à la matrice. L'absence de ce dernier phénomène peut servir à distinguer une tumeur graisseuse d'une hernie ovarienne; car, outre qu'on trouve celle-là plus molle, moins circonscrite, sa douleur est fixe, et si parfois elle se porte dans l'abdomen, on ne l'augmente pas en déplaçant l'utérus.

La hernie formée par un ovaire altéré, et renfermant de petits kystes remplis d'un liquide quelconque, offre de plus grandes difficultés et peut être facilement confondue avec une entéro-épiplocèle; cependant l'absence de coli-

ques, de mouvement et de bruit occasionnés par un déplacement d'air, la rénitence plus marquée, la compression et la diminution moins marquées, que dans celle qui
reconnaît pour cause la présence de l'épiploon et d'une
portion du tube intestinal, la localisation des douleurs
vers l'hypogastre, l'absence ou la rareté des vomissements, la difficulté et souvent l'impossibilité de réduire,
pourraient mettre sur la voie de la vérité. Ajoutons que
dans les circonstances où la tumeur est réductible, on
entend toujours le gargouillement ou des borborygmes, si
c'est une anse intestinale qui est herniée, tandis qu'il ne
se produit rien de semblable lorsqu'il s'agit de la sortie
de l'ovaire. Quoi qu'il en soit, la difficulté du diagnostic
pourrait être plus grande, s'il y avait à la fois hernie de
l'ovaire et hernie de l'intestin. L'examen minutieux des
parties et l'appréciation attentive des divers symptômes,
qui caractérisent l'entéro ou l'épiplocèle, pourraient seuls
conduire à un diagnostic éclairé (voyez *Hernies*).

Quand l'étranglement survient, on le reconnaît à la
persistance des douleurs, à l'exagération des principaux
symptômes que nous avons énumérés ; plus tard enfin,
au développement de la péritonite, qui peut s'annoncer
dès le début de la maladie par des symptômes graves ;
néanmoins lorsque l'inflammation est très-intense et se
borne à la tumeur, celle-ci peut devenir le siége d'un
foyer purulent.

Pour le traitement, il faut procéder, pour les hernies
de l'ovaire, comme pour toutes les autres espèces de hernies ; s'il n'y a pas d'adhérence et si elles sont réducti-
bles, il faut les réduire dès qu'on les reconnaît ; car, si
l'on attend trop longtemps, l'ovaire comprimé, étranglé,
se tuméfie, cause de la douleur, s'enflamme et contracte

des adhérences qui l'empêchent de rentrer dans le ventre ; les moyens pour réduire sont les mêmes que ceux usités dans les cas de hernie.

S'il survient des accidents d'étranglement, il faut les combattre par la position, les saignées locales et générales, les fomentations, les cataplasmes, les bains, les lavements, les boissons délayantes, etc.; si ces moyens deviennent insuffisants, il faut en venir à l'opération, qui se pratique, comme dans la hernie étranglée... L'ovaire mis à découvert, on cherche à en faire la réduction, après avoir débridé l'anneau, pourvu toutefois que l'ovaire ne présente pas des altérations, et si l'on ne peut arriver à séparer l'ovaire des parties auxquelles il adhère, il faut, après avoir opéré le débridement, panser à plat, et après la chute des accidents inflammatoires, exercer une douce compression qui aurait pour but de maintenir l'organe dans l'anneau ou sous l'arcade crurale et de s'opposer ainsi à l'issue des intestins ; cette pratique qui est conseillée par Lassus, est préférable à l'excision de l'ovaire. Il ne faudrait recourir à l'ablation, que dans le cas où l'ovaire serait altéré, squirrheux, et dans ce cas, il faudrait préférer l'instrument tranchant ou l'écraseur linéaire à la ligature, qui a donné lieu à des accidents assez graves entre les mains de Lassus (*ouvr. cité*, p. 99), dans le cas où l'ovaire serait irréductible, mais sans autres complications ou accidents, on pourrait temporiser, éviter tout ce qui pourrait augmenter la hernie, et prévenir en partie les accidents ultérieurs par un bandage approprié. Le fait cité par P. Verdier autorise à conseiller cette précaution. Après le débridement, soit que l'on ait réduit ou excisé l'ovaire, il faut panser comme dans une plaie simple, maintenir légèrement écartés les bords de la plaie afin de pouvoir diriger convenablement la compression que l'appareil doit exercer sur cet organe.

L'excision des ovaires a été pratiquée plusieurs fois avec succès. Lorsque nous traiterons de l'*ovariotomie*, nous rapporterons avec soin tout ce qui concerne cette opération; mais ici, nous nous bornerons à rappeler quelques faits de l'ablation de l'ovaire, pratiqués dans certaines circonstances indépendantes de la volonté des opérateurs. Frankenau (*Satiræ medicæ*, p. 41) dit qu'une femme reçut une blessure faite par un instrument tranchant, qui pénétra dans la cavité de l'abdomen. L'ovaire (*testis muliebris*) fut coupé et la malade guérit parfaitement. Percival Pott (*OEuvres chirurg.*, t. I, p. 492) rapporte qu'une femme âgée de 23 ans, d'une bonne complexion, entra à l'hôpital Saint-Barthélemy à cause de deux petites enflures qu'elle avait aux aines, et qui, depuis quelque temps, étaient si douloureuses, qu'elles l'avaient empêché de remplir les fonctions de servante; ces tumeurs, absolument exemptes d'inflammation, étaient molles, inégales dans leur surface, très-mobiles et placées précisément à l'extérieur de l'ouverture tendineuse de chacun des muscles obliques, par laquelle elles paraissaient avoir passé; cette femme n'avait d'autre incommodité que celle que lui causaient ces tumeurs, lorsqu'elle se baissait ou faisait quelque mouvement qui les comprimait. On fit des tentatives réitérées, mais inutiles, pour faire rentrer les parties par les ouvertures par lesquelles elles étaient évidemment sorties. On se détermina à lui faire l'opération; la peau ayant été divisée, on découvrit un sac membraneux et mince où était un corps si ressemblant à un ovaire humain, qu'il était impossible de le prendre pour autre chose; on en fit la ligature tout près du tendon et on le coupa. La même opération fut faite de l'autre côté, et on découvrit absolument la même chose, tant en faisant l'opération qu'en examinant les parties extirpées. Cette femme a toujours joui depuis d'une bonne santé, mais elle est devenue plus maigre, et en apparence plus musculaire; son sein qui était très-gros s'est affaissé, et depuis l'opération, elle n'a point été réglée.

Une fille âgée de 16 à 18 ans, avait d'un seul côté une hernie, que l'on prit pour une glande ou une tumeur lymphatique ; comme elle causait des douleurs assez vives depuis longtemps, on conseilla de l'enlever en la liant. On suivit ce conseil, mais la ligature détermina des douleurs si insupportables pendant la journée que, pour les calmer, on fut obligé de faire l'excision des parties liées au niveau de l'anneau inguinal. L'examen attentif qu'on en fit aussitôt, prouva que c'était l'ovaire qui avait passé hors de l'abdomen par cette ouverture. Cette jeune fille, au rapport de Lassus, fut guérie en fort peu de temps et n'éprouva dans la suite aucun des phénomènes mentionnés dans l'observation de Pott. Deneux dit avoir emporté la presque totalité d'un ovaire, la femme fut guérie le vingt-neuvième jour de l'opération. Jusqu'ici il n'est question que de l'extirpation des ovaires sains et herniés, et par un procédé qui consiste à exciser seulement les parties placées en dehors du canal inguinal, mais nous verrons en parlant de l'ovariotomie que l'idée de lier, d'exciser et d'enlever les ovaires malades, encore rejetée par un grand nombre de chirurgiens, vient d'être conseillée et mise en pratique avec succès par plusieurs chirurgiens de nos jours ; nous traiterons de cette opération dans un chapitre spécial, à l'occasion du traitement des kystes de l'ovaire.

CHAPITRE III

OVARITE AIGUË ET CHRONIQUE

CONGESTION, ENGORGEMENT, INFLAMMATION AIGUË ET CHRONIQUE DES OVAIRES

C'est à peine si les auteurs qui ont traité de l'ovarite, parlent de la congestion, de l'engorgement aigu et douloureux des ovaires, et cependant ces congestions, ces engorgements qui, il est vrai, ne sont ordinairement que de courte durée, sont très-fréquents ; on les observe chez presque toutes les femmes jeunes, soit au moment où les règles vont s'établir, soit à chaque époque menstruelle, soit sous l'influence de causes diverses, dont le résultat est l'orgasme des organes génitaux. C'est surtout chez les femmes ayant des passions vives, éprouvant de vifs et fréquents désirs vénériens non satisfaits, et s'adonnant à la masturbation, que l'on rencontre ces tuméfactions, ces congestions douloureuses des ovaires, ces engorgements qui se terminent quelquefois par l'inflammation et toutes ses suites. Cette tuméfaction congestive des ovaires a lieu principalement à l'approche des règles et se manifeste par une disposition plus grande aux plaisirs de l'amour, par l'excitation des organes génitaux, par un malaise, un embarras, des douleurs plus ou moins vives dans le bas-ventre, les régions iliaques et dans la région des reins; pour peu que ces congestions ovariques se renouvellent souvent ou deviennent permanentes par l'action continue de l'orgasme des parties génitales, il en résulte des engorgements douloureux, des inflammations aiguës et chroniques des ovaires. Non-seulement ces organes sont sujets à l'inflammation par eux-mêmes, mais ils le sont encore par leur relation intime avec des organes qui y sont exposés fréquemment; c'est ainsi par exemple que l'inflammation de l'utérus et de son col, quelles qu'en soient les causes, que celle du tissu cellulaire qui entre dans la composition du ligament large correspondant, que celle du vagin et des parties génitales externes, etc., déterminent souvent l'inflammation des ovaires. L'ovarite peut encore avoir pour cause la suppression ou la diminution des règles, une fausse couche, l'accouchement, la suppression des lochies, les inflammations ou altérations du col de l'utérus, les manœuvres pratiquées pour un travail d'accouchement difficile et prolongé, pour une extirpation de polypes ou de corps fibreux; les cautérisations répétées du col de la matrice, les applications du spéculum, les rapports conjugaux trop fréquents et exercés sans ménagement; les contusions violentes des régions iliaques, l'inflammation aiguë du péritoine voisin, ou de l'utérus, divers déplacements auxquels les ovaires sont exposés, etc., etc. Ce qui a fait penser et dire à certains auteurs que l'ovarite isolée était rare, c'est que la matrice et ses dépendances ou annexes, étant très-rapprochées les unes des autres et situées profondément dans l'abdomen, il n'est pas toujours très-facile de distinguer le véritable siége de la maladie, parce que les signes de l'inflammation leur sont souvent communs. On a souvent observé l'ovarite, à la suite de la métro-péritonite puerpérale ; ainsi sur six cent quatre-vingt-six métro-péritonites observées par madame Boivin et Dugès, l'inflammation de l'ovaire fut notée trente-cinq fois à l'autopsie, sans compter les cas dans lesquels on put la soupçonner, sans qu'il fût permis de la reconnaître par la dissection.

M. Demarquay a remarqué qu'il existait un certain rapport, entre les inflammations du col et du corps de la matrice, et les ovaires ; et que les inflammations chroniques du col, les indurations de cet organe étaient souvent heureusement modifiées par la cautérisation au fer rouge, à la condition toutefois que l'ovaire ne participe pas à l'inflammation, car alors la cautérisation peut devenir fâcheuse, et amener des accidents aigus du côté des ovaires, déterminer des abcès, et même la mort de la malade. M. Demarquay nous en a communiqué plusieurs exemples, vérifiés par l'autopsie. Il importe donc, quand on juge l'application du fer rouge nécessaire, de s'assurer d'abord de l'état des ovaires.

L'ovarite est fréquemment latente ; quand elle est aiguë elle se manifeste par une douleur pongitive dans l'une des régions iliaques, ou dans les deux régions à la fois, si les deux ovaires sont enflammés en même temps ; le côté du ventre ou siége la maladie est gonflé, tendu, résistant, douloureux à la moindre pression et souvent au moindre mouvement des membres inférieurs ; la malade est forcée de rester couchée sur le dos ; bientôt l'utérus et tout le ventre acquièrent de la sensibilité, et on observe tous les signes de la péritonite, le ventre est tendu, gonflé, douloureux, les traits du visage se contractent, et elle est prise quelquefois d'envies de vomir et même de vomissements. La malade accuse des douleurs dans les lombes, surtout du côté de l'ovaire affecté ; quelquefois elle éprouve des élancements, des battements dans l'aine, ainsi que dans la partie interne et supérieure de la cuisse, et l'on sent une tumeur assez volumineuse, arrondie, dure, sensible et très-douloureuse à la pression ; il y a une forte fièvre, une vive chaleur, de la soif, la respiration est courte, le pouls petit, fréquent, les urines sont ordinairement rouges et peu abondantes, souvent la malade éprouve une sensation de froid, des frissons qui durent plus ou moins longtemps en se communiquant aux parties voisines ; l'inflammation de l'ovaire les réunit souvent avec lui, d'où les adhérences de cet organe avec les trompes, le ligament large, le péritoine, l'épiploon, la vessie, l'intestin, etc. , etc.

Des travaux nombreux ont établi l'influence de l'ovulation sur les règles ; de là à constater l'influence de l'inflammation de l'ovaire sur la congestion et l'hémorrhagie utérine, il n'y avait qu'un pas ; notre ami, M. le docteur Demarquay, a souvent vu, tant en ville qu'à l'hôpital, un rapport de cause à effet, entre l'inflammation aiguë de l'ovaire et l'hémorrhagie utérine, de même qu'il a eu souvent l'occasion d'observer qu'une hémorrhagie persistante tenait à une inflammation chronique de l'ovaire. On comprend combien il est important de déterminer les causes des hémorrhagies utérines, car si, dans une circonstance analogue à celle que nous signalons, on vient à agir directement sur l'utérus lui-même, pour arrêter l'hémorrhagie, toute cause produisant une excitation du col ou du corps de l'utérus, agira sur l'ovaire lui-même et aura pour résultat d'accroître la congestion et l'hémorrhagie.

Nous avons dit que l'ovarite était fréquemment latente ; en effet, les malades accusent un embarras, un malaise dans la région iliaque plutôt qu'une douleur vive ; celle-ci ne se manifeste que par une pression plus ou moins forte, ou à la suite des règles, des rapports conjugaux, ou d'une fatigue quelconque ; elle n'empêche pas les malades de vaquer à leurs occupations habituelles, mais elle les gêne souvent ; c'est cette ovarite chronique qui est souvent le point de départ des kystes et des lésions organiques de l'ovaire ; la marche de l'ovarite chronique est tellement insidieuse, que dans beaucoup de cas elle est méconnue ; sa durée peut donc être plus ou moins longue ; quand elle est très-aiguë, elle peut amener la mort en quelques jours ; elle peut aussi se terminer par résolution ou par suppuration ; par ramollissement et par gangrène. Lorsque la résolution doit avoir lieu, il faut attendre de dix à douze jours.

La suppuration se manifeste le plus souvent du douzième au quinzième jour ; les modes de terminaison qu'elle peut affecter, qu'elle soit aiguë ou chronique, sont nombreux et donnent lieu à des particularités anatomiques que nous allons signaler.

La terminaison par résolution est assez fréquente, elle est annoncée par la diminution des symptômes généraux, de la douleur, de la sensibilité et du gonflement du ventre ; souvent par l'apparition des règles, le retour ou l'augmentation des lochies, par une abondance plus grande des urines, qui, au dire de M. Helm, sont blanchâtres, comme crémeuses. Quant à la terminaison par suppuration, elle est assez rare, quoique Martin Solon (*Dictionnaire de méd. et de chirurg. prat.* t. XII, p. 416), Montault (*Journal hebdomadaire*, année 1834, t, I), Velpeau (*Dict. de mé-*

dec. t. XXII, p. 571), ne partagent pas cette opinion ; c'est sans doute parce qu'ils regardent l'ovarite comme une maladie rare, qu'ils ont dit que la suppuration était relativement fréquente ; mais nous qui soutenons que l'ovarite est une maladie très-commune, nous pensons, d'après nos propres observations, que sa terminaison par suppuration est assez rare. C'est aussi l'opinion de M. Mérat (*Dictionnaire des sciences médicales*, t. XXXIX, p. 16).

L'abcès des ovaires est en général trop petit dans les commencements pour se faire sentir au toucher ; à mesure qu'il augmente, il produit dans le côté malade une sorte de tension, un sentiment de pesanteur ; une douleur sourde, pulsative, a lieu dans le côté et vers la profondeur du bassin ; la pression est excessivement douloureuse dans le point correspondant à l'abcès ; il y a ordinairement ici, comme dans les autres abcès, un mouvement fébrile ; les symptômes généraux diminuent, le pouls est plus large et plus souple ; la malade éprouve des alternatives de frissons et de chaleur ; quelquefois il y a suppression momentanée des urines ou difficulté à uriner. Le moindre mouvement de la part de la malade est douloureux ; elle ne peut ni allonger ni fléchir la cuisse. Si l'abcès augmente et devient considérable, on remarque une tuméfaction plus ou moins prononcée dans la fosse iliaque, la fluctuation devient sensible au doigt ; mais dans les cas où les ovaires contiennent une petite quantité de pus disséminé ou infiltré dans leur substance, ou bien réuni dans de petits sacs en forme de kystes, ces derniers signes n'existent pas, et on est obligé, pour diagnostiquer la suppuration, de s'en rapporter aux symptômes généraux que nous avons énumérés. Négrier a démontré (*Recherches anatomiques et physiologiques sur les ovaires dans l'espèce humaine*, obs. XVII, p. 92) que le pus, réuni dans de petites poches semblables à des kystes, constituait une forme particulière de l'ovarite, dont il place le siége dans les vésicules ovariennes. Il a trouvé sur une malade une poche de ce genre, qui s'était ouverte dans le péritoine, et il lui a été facile de distinguer les enveloppes propres du kyste, qui avaient atteint une épaisseur considérable. Portal (*Anatomie médicale*) rapporte avoir vu des ovaires pleins de pus, qui étaient plus gros que la tête d'un enfant. Tulpius, de Haën, Morgagni, Lieutaud, Panarole, Chambon, en citent des exemples, et on en trouve d'autres dans les *Mémoires de l'Académie de chirurgie*, les *Éphémérides d'Allemagne*, les *Mélanges des curieux de la nature*, les *Transactions philosophiques*, et dans tous les auteurs qui se sont livrés à l'étude de l'anatomie pathologique. Dans un cas rapporté par Water, l'ovaire avait le volume d'une tête d'homme, et contenait du pus renfermé dans plusieurs capsules (Haller, *Disputationes med.*, t. IV, p. 401). M. Cruveilhier a fait représenter (*Anatomie pathologique*, 13ᵉ livraison) plusieurs ovaires ayant acquis un volume quatre ou cinq fois plus considérable que de coutume, et infiltrés de pus. M. Andral a emprunté aux journaux américains une observation d'ovarite, dans laquelle la tumeur contenait 20 pintes de pus (Taylor, *North American med. and surg. Journal*, 1826). Il pourrait bien se faire que ce fait ne soit autre chose qu'un kyste suppuré de l'ovaire, et non une ovarite terminée par suppuration, et il faut se garder de confondre les suppurations consécutives de l'ovarite aiguë ou chronique, avec celles qui se forment à la suite de l'inflammation des kystes ovariens. Les abcès de la fosse iliaque sont assez souvent la suite de l'ovarite. Le foyer

peut se rompre et donner issue au pus de la cavité péritoniale. Seymour en a rapporté des exemples (*Illustrations
of some of the principal diseases of the ovaria*). Dupuytren
a observé une fois cette terminaison. L'observation XVII,
de Négrier, en est un exemple semblable, que M. Velpeau
dit avoir rencontré deux fois (*Dict. de méd.*, t. XXII,
p. 572); de notre côté, nous l'avons observé une fois à
la suite de cautérisations répétées du col, et une autre
fois à la suite de tentatives criminelles pour provoquer
un avortement. Le plus souvent alors une péritonite sur-
aiguë emporte rapidement la malade, ou bien des adhérences s'organisent autour du liquide épanché, et finissent par l'isoler, ou bien l'abcès va s'ouvrir dans un organe voisin. Chambon (*Traité des maladies des femmes*) a
vu plusieurs fois la maladie des ovaires se terminer par
suppuration, et il cite l'observation de deux femmes qui,
de temps en temps, avaient un écoulement purulent par
la trompe utérine, et malgré tout le soin qu'il mit à ex-
plorer l'une de ces malades, il pense qu'il s'agissait, dans
le cas qu'il rapporte, d'une communication entre le kyste
et le vagin; si, par une indisposition quelconque, cette
personne était obligée de garder le lit plusieurs jours de
suite, en comprimant la tumeur ovarique, on en faisait
sortir de la matière purulente, qui ne tardait pas à être
évacuée par le vagin : l'odeur en était toujours forte et
désagréable; la couleur variait; elle était rougeâtre et
d'une teinte jaune à l'approche des menstrues, et pendant quelques jours après leur écoulement, ensuite elle
devenait blanche; cependant la promenade ou un autre
exercice quelconque suffisait pour lui faire prendre une
teinte rouge; on lit (*Mémoires de l'Académie des sciences*,
ann. 1700, obs. V) que chez une religieuse, dont on fit

l'autopsie, l'abcès de l'ovaire se vidait par le vagin; madame Boivin a également vu le col de la matrice, être l'aboutissant du foyer traversant soit les trompes, soit les parois de l'utérus (t. II, p. 576). Le pus sort parfois par la vessie, par suite d'adhérences qui se sont établies entre le foyer et cet organe. Mérat en a rapporté un exemple (*Observation communiquée, en* 1753, *à l'Académie royale de chirurgie*). Une dame se plaignait depuis longtemps de douleurs considérables dans la région lombaire droite; elle rendait du pus par les urines; on ne doutait pas que le rein droit ne fût en suppurat'on; la malade mourut, on trouva le rein dans l'état normal; l'ovaire, du même côté, était adhérent au fond de la vessie; le fond était percé; l'ouverture pénétrait dans l'ovaire, qui était en suppuration, et le pus coulait dans la vessie. M. Andral a vu une semblable communication, établie en trente-sept jours, entre un ovaire et la vessie, chez une femme nouvellement accouchée (*Dict. de méd.*, 1re édit., t. XVI, p. 85). Plus souvent encore le pus se fraye une issue par le vagin; Husson et Dance, ont constaté le fait sur une jeune fille qui succomba à la suite d'une couche. M. Cruveilhier a vu, à l'hôpital Beaujon, une tumeur de cette nature proéminer entre le col de l'utérus et la paroi vaginale. Une terminaison fort ordinaire encore, c'est l'adhérence du kyste avec le canal intestinal et leur communication. Dupuytren a constaté une ouverture du sac purulent avec le cœcum; Montault, avec le côlon iliaque gauche, mais c'est surtout avec le rectum qu'on observe ces communications. Dupuytren, Andral, Montault, madame Boivin et Dugès, Nauche, en ont signalé et décrit plusieurs exemples. En général, on doit considérer cette terminaison comme la plus heureuse, au moins c'est celle qui compte le plus de guérisons avérées. — Des observations ont encore appris que le pus pouvait fuser par le canal inguinal, le long du ligament rond, ou par un des points de l'arcade crurale, le plus souvent en suivant le trajet des vaisseaux fémoraux ; enfin il peut se faire qu'une inflammation établisse des adhérences entre deux feuillets du péritoine, ou bien entre le kyste et les parois abdominales, et alors l'abcès vient proéminer dans cette région, et se frayer une issue. Montault rapporte une observation de ce genre de terminaison, en disant que le pus peut, chez une même malade, suivre plusieurs directions à la fois (*Nouvelle bibliothèque médicale*, t. IV, 1827). Madame Boivin a également rapporté un cas d'abcès de l'ovaire, ouvert dans la vessie et dans l'utérus.

Un autre mode de terminaison a encore été signalé par Montault, c'est le ramollissement de l'ovaire ; en 1829, sur une fille morte à l'Hôtel-Dieu d'une inflammation des organes génitaux internes et du péritoine ; il a constaté que l'ovaire était infiltré d'un liquide séro-purulent, et qu'il était en même temps devenu plus friable (*ouvr. cit.*) et que le ramollissement était complet. M. Cruveilhier ne pense pas que cet état anatomique soit la conséquence de l'inflammation, il l'attribue *à l'infiltration séreuse de l'ovaire*, et le décrit sous ce nom. Il dit l'avoir observé très-fréquemment sur des femmes mortes à la suite de l'accouchement. Cet état n'avait pas échappé à l'observation de Morgagni, comme le prouve le passage suivant : « Testis sinister colore quidem et magnitudine a sano quocumque non discrepabat, mollior tamen erat, sectusque humidior, ut quasi ex gelatina potius, quam ex alia substantia fœtus videri possit » (*Epistola* xlvi, n° 27).

La terminaison par gangrène s'observe si rarement, que,

pour confirmer l'existence de ce mode, je vais rapporter les faits suivants, empruntés à divers auteurs. Bautzmann (*Ephem. Germ.*, 11 décemb., an IV, observ. XXXVIII, p. 95) rapporte l'histoire d'une comtesse morte d'un abcès au testicule; elle était devenue enceinte après vingtdeux ans de mariage. Vers les derniers mois de la grossesse, elle sentit des douleurs à l'hypochondre droit; elle accoucha heureusement, mais les lochies avaient une odeur fétide; huit jours après ses couches, il se manifesta de la fièvre, une douleur vive à la région de la matrice; plus tard, le dévoiement; la malade succomba. A l'ouverture du cadavre, on trouva le péritoine intéressé et en putréfaction sur quelques points : les intestins transparents et remplis de vents, nageaient dans du pus aqueux; la matrice dans l'état ordinaire d'une femme en couche; mais l'ovaire droit était en pourriture, déchiré et comme un sac du côté de la trompe de Fallope. On lit, dans ThéophyleBonnet (*Sepulchretum*, édit. 1679, lib. III, sect. xxxiii, § 8, p. 1350) une observation de la terminaison de l'ovarite par gangrène; il en rapporte une autre qu'il emprunte à Selenkins (*même ouvrage*, liv. III, sect. xxi, obs. LVI, p. 1142). Sidren a publié une dissertation sur les faits de cette nature (*Casus sphaceli ovarium, dissert.* Upsal, 1768). Un autre fait, analogue à ceux que nous venons d'indiquer, existe dans l'ouvrage de Seymour (*On diseases of the ovaria*, p. 40). M. Velpeau, qui rapporte tous ces faits (*Dict. de médecine*, t. XXII, p. 574) pense qu'il s'agit, dans la plupart de ces cas, de suppuration de l'ovaire avec rupture du kyste dans la cavité péritonéale et développement d'une péritonite grave. L'examen attentif des faits doit autoriser à le croire.

La répétition périodique des fluxions habituelles, qui se

produisent dans tout le système utérin, prédisposent aux congestions, aux douleurs qui résultent de cette turgescence, aux hémorrhagies, aux hypertrophies, et enfin aux productions ovariques, et notamment aux kystes multiloculaires ; la persistance de tous ces états morbides produit l'induration, et les transformations et dégénérescences diverses, car on ne peut douter, que l'irritation répétée, ensuite l'inflammation congestive et chronique, ne soient la cause première de beaucoup d'altérations anatomiques de l'ovaire; nous décrirons plus loin, en faisant l'anatomie pathologique des kystes de l'ovaire, tous ces produits anormaux que nous venons d'indiquer.

Le diagnostic de l'ovarite peut offrir quelques difficultés; ses principaux symptômes, les accidents qui la terminent, pouvant se rencontrer dans les cas de métrite, d'abcès des fosses iliaques, des ligaments larges, etc., mais dans ces cas, l'erreur de diagnostic ne serait pas excessivement grave, puisque le traitement exigé par ces différentes affections est absolument le même, et qu'assez souvent, l'ovarite n'est pas dégagée de toute complication.

Le danger de l'ovarite est en raison de la gravité des symptômes de l'inflammation, de l'intensité de la péritonite, s'il en existe, de la persistance de la fièvre et de la douleur et de la force de la fièvre, et de la nature de la terminaison. Si elle passe à l'état chronique, ce qui a lieu souvent, elle se continue pendant longtemps d'une manière latente, éprouve des exacerbations à la moindre fatigue, aux époques menstruelles, après des rapports sexuels trop fréquents, et marche vers les transformations que nous allons étudier plus loin. L'ovarite chronique peut encore débuter d'emblée, durer des mois, des années, sans empêcher les malades de vaquer à leurs fonctions ; mais, à la moindre occasion, comme une grossesse, un accouchement, une cautérisation du col, une irritation quelconque, elle peut se développer avec une grande intensité et passer à l'état aigu.

Le traitement de l'inflammation des ovaires, doit varier suivant l'intensité de la phlegmasie. On conseille généralement la saignée du bras, les applications de sangsues à la vulve, au haut des cuisses, sur le bas-ventre, dans les régions iliaques, à l'anus ; on prescrit en même temps les bains, les demi-bains, le repos le plus complet dans la position horizontale, les cataplasmes émollients, les fomentations sur l'abdomen, les onctions avec l'onguent napolitain, dans lequel on ajoute de l'extrait de belladone ; on conseille les lavements, les boissons émollientes et antispasmodiques, de légers calmants, un régime sévère et souvent la diète, quand l'inflammation et la fièvre sont très-intenses. M. Velpeau recommande les grands vésicatoires volants sur la région malade. Lorsque l'inflammation des ovaires est due à la suppression des règles ou des lochies, outre le traitement antiphlogistique, il faut mettre en usage quelques autres moyens propres à rappeler ces évacuations, les badigeonnages avec la teinture d'iode, le collodion riciné, largement faits sur la région iliaque et l'abdomen, ont souvent procuré de bons effets. Dans les cas où l'ovarite se termine par suppuration, on peut avoir recours à plusieurs moyens ; si la tumeur fait saillie à travers les parois abdominales, et que la fluctuation ne soit pas douteuse, on doit chercher à évacuer le pus au moyen du trocart, avec la précaution, qu'il existe ou qu'il n'existe pas d'adhérences, de laisser pendant plusieurs jours une sonde à demeure, en gomme élastique, afin de faciliter la sortie du pus, d'une manière continue et d'aider à la formation des adhérences, par la présence de la sonde; ou bien, surtout si la fluctuation laisse des doutes, on peut à l'aide de la potasse caustique, chercher à ouvrir l'abcès ovarien; on pourrait encore, dans les cas ou l'abcès serait très-proéminent, lui donner issue avec l'instrument tranchant, de même, s'il fuse le long du canal inguinal ou par l'arcade crurale; car s'il vient à s'ouvrir dans la cavité du peritoine, il est au-dessus des ressources de l'art.

Les signes qui indiquent qu'un abcès se forme dans l'ovaire, à la suite de l'inflammation de cet organe, sont les suivants. Lorsqu'à la suite d'une douleur très-vive dans la région iliaque, une tumeur s'y forme rapidement, lorsque après avoir été dure et douloureuse pendant plus ou moins longtemps, avec fièvre, etc., si des frissons irréguliers apparaissent, si surtout, on sent au toucher de la fluctuation, etc., on peut être certain qu'il y a une collection de pus dans un ovaire. Si la tumeur ne s'éloigne pas par la pression, par la position de la malade, et si surtout il y a tuméfaction, œdème à l'extérieur, il y a tout lieu de croire que la tumeur est adhérente.

Lorsque l'abcès s'ouvre dans le colon et que le pus est évacué par la selle, ou lorsqu'il se fait une issue par les trompes utérines, par le vagin, la vessie ou le canal de l'urèthre, il faut insister sur les soins de propreté, faire des injections avec ménagement, et combattre tous les symptômes qui peuvent se manifester, en même temps il faut avoir soin de soutenir les forces par un régime convenable; il faut conseiller les eaux minérales salines en douches, en bains et en boissons; on a également recours

avec avantage aux fondants, aux préparations mercurielles et iodurées, employées en frictions.

Le passage de l'ovarite à l'état chronique, et même son
apparition première sous cette forme, réclament un traitement local, plutôt qu'un traitement général ; les anti-
phogistiques locaux fréquemment répétés, les vésicatoires,
les frictions fondantes, les emplâtres de même nature,
les badigeonnages avec la teinture d'iode, le collodion
riciné, en un mot, tous les révulsifs qu'on emploie à l'extérieur; les purgatifs doux, tels que la limonade pur-
gative, l'eau de Sedlitz, le calomel, etc., établissent
une révulsion utile sur le tube digestif; l'usage de certaines eaux minérales salines ou bromo-iodurées, sulfu-
reuses, etc., viendront seconder avantageusement le traitement, auquel on aura soin de joindre un régime tonique
et fortifiant. C'est à cette phlegmasie chronique de l'o-
vaire, qu'on doit attribuer ces cas cités par les auteurs,
ou l'on voit la suppuration se former, sans presque aucune douleur antécédente, lentement et d'une manière
pour ainsi dire, insensible. Une femme, dont parle Panarole, mourut d'un abcès dans un ovaire, après avoir été
longtemps atteinte d'une gonorrhée et d'une douleur
légère vers le col de la matrice : si l'inflammation a fait
naître la dégénérescence de l'ovaire, il faut recourir à
l'extirpation de l'organe malade ; nous en traiterons à
l'article ovariotomie.

CHAPITRE IV

OVARITE NERVEUSE, HYSTÉRIQUE, OVARIALGIE

—

Il est une affection des ovaires, que je n'ai trouvée décrite nulle part d'une manière précise, quoiqu'elle me paraisse être assez commune ; je l'ai observée dix ou douze fois, au moins. On pourrait la désigner sous le nom d'*ovarite nerveuse* ou *hystérique*, parce qu'elle offre des symptômes, qui ont beaucoup d'analogie avec ceux de l'hystérie proprement dite, et que son point de départ est évidemment dans l'ovaire. Elle présente parfois des signes qu'on rencontre dans la métrite et l'ovarite chroniques, dans plusieurs lésions de déplacement de l'utérus, et enfin dans le relâchement des symphyses des os du bassin, après l'accouchement. Ces symptômes qui se rencontrent également dans les affections que je viens d'indiquer, n'ont pas peu contribué à donner le change sur la véritable nature de cette maladie ; mais, suivant ce que j'ai observé, cette maladie ne serait qu'une douleur névralgique de l'ovaire, ne constituant ni l'inflammation de cet organe, ni les symptômes d'une autre affection. En raison de sa fréquence, des caractères particuliers dont elle s'accompagne, de sa marche, des erreurs de diagnostic auxquelles elle donne lieu, des traitements peu convenables, auxquels on la soumet, elle mérite d'être étudiée séparément ; et si on avait bien réfléchi à l'influence si grande que les ovaires exercent sur l'économie tout entière, on aurait vu bien vite, que l'état d'irritation, d'excitation, de turgescence nerveuse que doivent éprouver ces organes, dans certains cas, devait produire sur toute l'économie des effets très-sensibles. Pour bien le comprendre, il suffit de se rappeler les phénomènes si prompts et si remarquables, que font naître l'ablation des ovaires ou leur anéantissement par l'âge ou la maladie. Toute la constitution en souffre et en éprouve des changements caractéristiques ; ainsi, le corps cesse de se développer et se transforme ; les animaux castrés n'éprouvent plus le besoin des rapports sexuels, et les organes génitaux s'affaissent et se flétrissent. Chez la femme, les règles disparaissent, et le principe de l'amour est éteint pour toujours ; son énergie vitale diminue, sa sensibilité et sa susceptibilité nerveuses s'affaiblissent et s'éteignent, etc. Si l'absence des ovaires chez la femme, peut produire des modifications aussi profondes, est-il si déraisonnable d'admettre, que leur présence, doit exercer une grande puissance sur la femme, entretenir et faire naître chez elle, des phénomènes qui, limités à un certain degré, peuvent être considérés comme naturels, normaux, mais qui accrus dans certaines proportions, prennent le caractère de phénomènes morbides. Maintenant que les ovaires, par une cause ou par une autre, deviennent le siége d'une douleur névralgique, soit par excitation, irritation, congestion, fatigue ou refroidissement, etc., et l'on remarquera bientôt, chez certaines femmes, tous les phénomènes

de cet état particulier, que nous désignons sous le nom
d'ovarite hystérique, d'*ovarialgie ;* phénomènes qu'on
attribue, à tort selon nous, soit à l'hystérie, soit à l'ovarite
ou à la métrite chroniques, soit à diverses lésions de
l'utérus, déplacements ou ulcérations, soit enfin au relâchement des symphyses du bassin.

Cette ovarite nerveuse, est caractérisée par des douleurs
dans les régions iliaques, les lombes et le bassin, au
moment du retour des règles, surtout chez les femmes
jeunes, mariées et ayant eu des enfants ; ces douleurs qui
apparaissent aussi à la suite d'une fatigue, d'une contrariété, d'une excitation quelconque des organes génitaux, se montrent principalement au moment où les
règles vont venir. C'est un véritable éréthisme ou spasme
douloureux des ovaires, accompagné quelquefois d'élancements, de chaleur, de phénomènes névralgiques, semblables à ceux que l'estomac éprouve dans la gastralgie.

Dans les cas que j'ai observés, à cela près de l'intensité
et de la durée, les symptômes ont toujours présenté les
mêmes caractères à peu près. Dans l'espoir de donner une
idée exacte de cette maladie, je vais rapporter l'observation d'une jeune dame que j'observe en ce moment, et
chez laquelle, en raison des symptômes qu'elle éprouve,
plusieurs confrères éminents ont, après l'avoir examinée
avec soin, porté des diagnostics différents. Pour les uns,
cette jeune femme était atteinte d'une ovarite aiguë,
menaçant de devenir suppurante (abcès de la fosse iliaque);
pour les autres, c'était une métrite ; d'autres ont pensé à
un abaissement de l'utérus ou tout autre déplacement ;
enfin on a cru à un relâchement de la symphyse pubienne.
Tous trouvaient, dans ces diverses lésions, l'explication
des phénomènes éprouvés par cette malade.

Elle a 26 ans, est d'une constitution nerveuse, un peu anémique, d'un caractère calme. Mariée a 21 ans, elle a eu deux enfants, qui se portent bien. Ses grossesses et ses couches ont été heureuses, et les suites n'ont offert rien de particulier. Habituellement, les règles sont peu abondantes, mais elles sont régulières ; seulement, à leur approche, ou si dans l'intervalle, cette dame fait une course un peu longue, enlève ou porte ses enfants, ou bien si elle a des rapports sexuels, ce qu'elle ne désire pas, disant qu'elle n'est pas faite pour le mariage, elle ressent dans la région iliaque gauche, au niveau de l'ovaire, une douleur sourde d'abord, mais qui bientôt devient plus grande avec des élancements douloureux et insupportables, qu'elle calme, si elle prend sur-le-champ, la précaution de se coucher ou de garder plusieurs jours de suite une position horizontale, position qu'elle est d'ailleurs forcée de subir, car il lui devient impossible de se tenir debout et de marcher, tant elle souffre dans le bas-ventre, la région lombaire et le côté gauche. Le moindre mouvement exagère la douleur du côté et lui arrache des plaintes ; toutes les fois qu'elle a voulu lutter et ne pas se coucher, cette douleur du côté gauche s'est considérablement accrue, a envahi les reins, le bas-ventre. Alors le côté gauche du ventre se gonfle, devient tendu, brûlant et tellement douloureux qu'il ne peut supporter la plus légère pression, le moindre mouvement, et chose remarquable, c'est que si l'on arrive à exercer sur ce point douloureux une pression plus forte, mais soutenue, la malade dit éprouver un soulagement marqué. La main qui exerce ainsi la pression, croit sentir une boule, une tumeur élastique profondément située ; toutes ces pressions, irritent et énervent la malade, de même que le toucher soit par le rectum ou le vagin, et ont plusieurs fois provoqué des attaques d'hystérie. Le toucher vaginal offre les particularités suivantes : c'est surtout à l'entrée du vagin qu'il produit une impression désagréable, douloureuse, et le long du canal de l'urèthre jusqu'au col de la vessie, ce qui a fait supposer à plusieurs reprises, que le siége du mal pouvait bien être au col de la vessie. Le doigt introduit dans le vagin, pressant et soulevant le col de l'utérus qui n'offre rien de particulier, ne provoque aucune douleur, et l'utérus, qu'il soit touché par le vagin, ou au-dessus du pubis, n'est le siége d'aucune douleur. Son volume est ordinaire ; le cathétérisme vésical n'a jamais pu être exécuté, sans déterminer des douleurs très-vives et même des attaques d'hystérie. Les urines, au milieu de tous ces phénomènes douloureux, restent claires et les besoins de les émettre sont fréquents. La pression exercée sur le pubis, au niveau de la symphyse, a toujours été très-douloureuse, et la douleur existe également dans ce point, si l'on cherche, en pressant en même temps sur les os des iles, à les rapprocher l'un de l'autre. C'est ce symptôme et l'impossibilité où est la malade de se tenir debout et de marcher, sans éprouver de vives douleurs dans le ventre, qui a fait croire à un relâchement de la symphyse pubienne, symptôme qui disparait promptement dès que la douleur du côté gauche, disparaît elle-même. Le toucher constate que la matrice n'est pas abaissée, et qu'elle n'a éprouvé aucune déviation. Le col n'est le siége d'aucune lésion. La malade n'a jamais éprouvé de fièvre, même au moment où les douleurs avaient leur summum d'intensité ; cependant le bas-ventre est quelquefois si douloureux, si tendu, que, plusieurs fois, on a craint un commencement de péritonite, et la formation d'un abcès dans la fosse iliaque gauche, à cause des frissons éprouvés par la malade, des élancements ressentis dans le côté du ventre, d'une céphalalgie très-intense, d'une insomnie rebelle, de vomissements quelquefois, et surtout de la pression si douloureuse du bas-ventre.

Chaque accès névropathique, est suivi d'un affaissement général des forces, d'une grande courbature, de la perte de l'appétit, d'un découragement inquiétant et surtout de l'impossibilité de faire le moindre mouvement, de se lever et de pouvoir se tenir debout. Tous ces phénomènes douloureux se dissipent ordinairement assez vite, si ce n'est la douleur de la région ovarienne qui a commencé la première, et qui est la dernière à disparaître. Il est arrivé plusieurs fois que, ne souffrant plus que très-modérément dans le côté, la malade a essayé de se lever et de se promener dans l'appartement. Alors tous les accidents ont reparu promptement, et l'ont obligée à reprendre le lit ou la chaise longue, non pas pour quelques jours, mais pour plusieurs semaines.

Cette impossibilité de pouvoir se tenir debout, de marcher, est quelque chose de bien singulier dans cette affection ; c'est d'ailleurs le phénomène le plus saillant et le plus remarqué, celui qui tourmente le plus les malades, parce qu'elles l'attribuent, aidées qu'elles sont en cela par les médecins, à des lésions de la matrice ou à certains déplacements de cet organe. Cette impossibilité de marcher ou même de se tenir debout, se renouvelle à chaque crise et persiste quelquefois très-longtemps, des mois, des années, alors que les douleurs du ventre et des lombes sont complétement disparues. Nous l'avons notée chez toutes les malades que nous avons observées, et il amène tant d'ennuis aux malades et leur cause tant d'inquiétudes, qu'oubliant les douleurs qu'elles ont primitivement ressenties dans l'une ou l'autre région iliaque, elles ne se plaignent, que de l'impossibilité où elles sont, de pouvoir marcher ou de se tenir debout, et des douleurs qu'elles éprouvent dans le bas-ventre ou les reins, lorsqu'elles font la moindre marche et éprouvent la moindre fatigue : alors le médecin appelé à donner des soins à ces malades, lors même qu'il a assisté au début de la maladie, est tout naturellement disposé à admettre que ces malades sont atteintes de quelques lésions utérines, mais principalement d'abaissement de la matrice, ou bien de certaines déviations de cet organe, ou enfin d'un relâchement des symphyses du bassin... C'est surtout à cette dernière affection que s'arrête le médecin lorsqu'il constate qu'il n'existe ni abaissement, ni déviation de l'utérus, et comme il est assez ordinaire de trouver un peu d'abaissement de la matrice chez les femmes qui ont fait des enfants, on conseille alors, ne voyant rien autre chose, de porter soit un pessaire, soit une ceinture hypogastrique ou toute autre ceinture comprimant les hanches ; mais, comme ces moyens qui soulagent quelquefois sont loin de guérir, que les malades continuent à ne pouvoir marcher, ni se tenir debout, sans ressentir des douleurs dans les reins et le bas-ventre..., elles se mettent entre les mains de certains charlatans en crinoline, qui leur font espérer la guérison par l'usage de certains sachets spéciaux... Mais jusqu'à présent ces sachets n'ont eu d'autre vertu que d'emplir la bourse des charlatans, dont les manœuvres ont souvent amené des affections utérines qui n'existaient pas auparavant. Ennuyées de tous les traitements qu'elles ont subi inutilement, et ne pouvant marcher, elles se condamnent à un repos qui les guérit le plus souvent en restant des mois, même des années, sur une chaise longue.

Un des meilleurs remèdes dans ces cas est donc le repos absolu, tant qu'il existe de la douleur et toutes les fois que les malades souffrent dans le bas-ventre, lorsqu'elles marchent ou restent trop longtemps debout. On doit y joindre de grands bains tièdes, des bains de siége froids, des liniments opiacés, des cataplasmes narcotiques qu'on applique sur le ventre, des badigeonnages avec de la teinture d'iode, du collodion iodé, des emplâtres fondants narcotiques. Les malades doivent observer une grande continence et éviter toutes les excitations des organes génitaux. L'éloignement des causes excitantes et provocantes, un régime bien ordonné, sont les remèdes qui paraissent mettre un terme à ce genre de désordre, dont la persévérance peut devenir quelquefois fort pénible. Ce sont les moyens qui nous ont paru les plus efficaces chez toutes nos malades. A l'intérieur, on devra recourir aux calmants, au sulfate de quinine ; car il arrive souvent que les douleurs prennent un caractère intermittent très-prononcé. L'agitation, l'insomnie, le trouble des voies digestives, les phénomènes hystériques qui accompagnent quelquefois cette névralgie, devront être combattus par des moyens appropriés ; et les malades, lorsqu'elles recommencent à se lever et à marcher, doivent éviter les longues courses, la moindre fatigue et surtout la secousse des voitures. Les ferrugineux ne doivent pas être omis, et l'hydrothérapie a souvent procuré d'excellents résultats.

CHAPITRE V

ANATOMIE PATHOLOGIQUE DES KYSTES
DES OVAIRES

——

L'ovaire joue chez la femme un rôle physiologique de la plus haute importance, aussi bien dans le phénomène de la menstruation que dans celui de la génération ; les congestions périodiques qu'il éprouve à chaque époque menstruelle, et sous l'influence des désirs ou de l'acte vénérien, doivent l'exposer à des maladies fréquentes, qui finissent souvent par détruire son organisation et abolir ses fonctions ; on conçoit, en effet, que tout ce qui peut exalter l'activité plastique de la femme, jusqu'au degré nécessaire pour la production du nouvel organisme, moins l'influence du mâle, peut produire des lésions pathologiques de l'ovaire. Cette exaltation se manifeste par la formation de nouveaux produits, aussi rencontre-t-on souvent dans les ovaires, les altérations de texture les plus diversifiées, depuis la sérosité limpide, jusqu'aux solides les plus résistants de l'économie, tels que des os, des dents, des poils, etc. C'est presque toujours à la formation de ces productions accidentelles, qu'on doit attribuer l'accroissement du volume des ovaires, quoiqu'il ne soit quelquefois, surtout dans l'origine, qu'une simple hypertrophie, soit de toute la substance de la glande, soit, ce qui a lieu le plus souvent, d'une seule de ses parties constituantes, des vésicules... L'augmentation de l'ovaire est souvent énorme, et portée jusqu'à un tel degré, qu'on a trouvé des tumeurs ovariques pesant 55, 85 et même 200 livres. L'altération la plus fréquente et qui s'écarte le moins de l'état normal, est l'hydropisie de l'ovaire. Cette lésion, qui consiste dans la production accidentelle d'un liquide, renfermé dans des sacs fibreux susceptibles d'un accroissement presque indéfini, offre de nombreuses différences. Tantôt, en effet, le liquide est contenu dans une seule poche, tantôt dans plusieurs de grandeur inégale; d'autres fois, il remplit plusieurs vésicules dont le volume n'est pas le même; il ne varie pas seulement sous le rapport de la quantité, mais encore, et même assez souvent, dans les divers kystes du même ovaire, sous celui de la couleur, de la consistance, etc. Il n'est pas rare non plus que ces kystes contiennent de la graisse ou un fluide plus ou moins épais, celui des athéromes ou du miliceris... Une autre altération de texture de l'ovaire, qu'on rencontre seule ou accompagnée de plusieurs autres, consiste dans la formation de substance fibreuse, fibro-cartilagineuse, cartilagineuse ou osseuse. C'est ici qu'il faut rapporter, sinon en totalité, du moins en grande partie, les formations qui ont été décrites sous les noms de steatome, sarcome, squirrhe, ostéo-sarcome et ossification de l'ovaire.

A ces répétitions anormales de tissus normaux, il faut en ajouter une encore qui est, sinon tout à fait, du moins presque entièrement exclusive à ces glandes : c'est la formation des poils et des dents, qui se développent dans la graisse ou dans une matière qui a l'apparence de la gélatine.

La nature de l'organe dans lequel se forment toutes ces productions anormales, et qui est l'atelier de la génération, l'époque de la vie à laquelle elles se développent le plus souvent, la circonstance qu'on les rencontre fréquemment chez les femmes qui ont vécu dans le célibat et qui n'ont pas eu d'enfants, en même temps qu'elles ont éprouvé sans l'accomplir, le vif désir de l'acte vénérien, prouvent qu'il n'est pas nécessaire d'admettre le concours de l'homme, pour déterminer leur production, et qu'on peut les attribuer à l'activité plastique très-énergique de l'ovaire Un vétérinaire, M. Carlier, a fait la remarque importante, que toutes les vaches qui ne font pas de veau sont atteintes de kystes de l'ovaire, et qu'elles réclament constamment les approches du mâle. Ce serait donc dans le rôle physiologique exagéré des ovaires, qu'il faudrait aller chercher la cause première des maladies dont ces organes sont fréquemment le siége, car autrement, on a peu de renseignements sur les causes qui président à la formation première d'un kyste de l'ovaire ; il est probable que l'ovarite n'y est pas étrangère non plus.

Quant à l'origine de ces kystes, elle est encore enveloppée d'une certaine obscurité ; cependant des études histologiques nouvelles et intéressantes ont été faites sur ce point, par plusieurs savants de nos jours, et plus particulièrement par MM. Kiwish et Ordoñez. C'est à ces deux auteurs (Thèse de M. Herrera) que nous allons emprunter tout ce que nous savons de plus exact, sur l'origine des kystes ovariens.

Il est impossible de bien faire l'anatomie pathologique

des kystes de l'ovaire sans l'histologie, et surtout de bien fixer leur point d'origine qui, jusqu'à ces dernières années, avait été considéré comme unique dans l'ovaire. M. Velpeau, le premier, a appelé l'attention sur la situation des kystes qu'on rencontrait dans des points différents du ligament large ; après lui, Bright, MM. Huguier, Follin et Verneuil se sont occupés de la même question et ont fixé le point d'origine, dans des organes préexistants. C'est donc au moyen du microscope que nous pouvons, dit M. Ordoñez, arriver, en reconnaissant les éléments de ces différents organes, à la solution de cette question, qui peut, dans la suite, avoir une grande importance pratique.

Kiwish, dans son *Traité des maladies des ovaires*, a résumé les opinions des auteurs qui se sont occupés de l'étude des kystes, et les a classées sous trois chefs :

1° Kystes provenant de l'altération et de la dilatation des vésicules de Graaf ;

2° Kystes provenant d'une formation nouvelle au milieu d'un blastème pathologique, par multiplication endogène des cellules et des noyaux ;

3° Kystes provenant d'une formation nouvelle, au milieu d'un blastème pathologique, et présentant d'emblée la forme des vésicules.

Presque tous les auteurs ont considéré les vésicules de Graaf dilatées pathologiquement, comme étant l'*initium* des kystes de l'ovaire ; Rokitanski a cru voir, en faisant l'examen d'un kyste ovarien, les éléments de la vésicule de Graaf, et même l'ovule ; mais il a soin d'ajouter une série d'altérations de forme et autres, des éléments anatomiques qu'il avait cru reconnaître ; de telle façon qu'après la lecture de cette observation, on est plus qu'avant, porté à douter de l'origine réelle du kyste. Ainsi, dit-il, les ovules paraissaient ramollis, opaques et facilement isolables. Dans la plupart des cas, la zone pellucide avait perdu la netteté de son bord externe, et la vésicule germinative avait disparu dans toutes ; or on peut se demander comment on a pu reconnaître des ovules, dans des éléments anatomiques privés justement des caractères spécifiques qui les distinguent ?

Suivant Scanzoni, le point de départ de cette augmentation de liquide dans la vésicule de Graaf, serait presque toujours dû à une hyperémie plus ou moins prolongée des ovaires, hyperémie qui se communiquerait aux parois des vésicules et serait ainsi la cause de l'hypersécrétion qui a lieu à la surface interne ; mais, ajoute-t-il, pour que le liquide ainsi secrété, puisse demeurer dans la vésicule de Graaf, il faut que la rupture des parois de cette dernière soit rendue impossible par l'hypertrophie. Si cela n'avait pas lieu, l'hyperémie en question et l'amas de liquide qui en résulte, amèneraient toujours une rupture de la vésicule, comme il arrive dans la menstruation. Pour bien des gens, cette explication ne sera qu'une hypothèse habilement conçue, mais d'un contrôle très-difficile, et on voudra, pour pouvoir affirmer que le point de départ des kystes ovariens réside dans les vésicules de Graaf :

1° Trouver des ovaires à kystes multiples, lesquels se trouvant nécessairement à différentes périodes, permettraient à l'observateur de suivre presque pas à pas, les phases diverses de transformation subies par les vésicules de Graaf ;

2° Trouver des vésicules normales à côté des vésicules par trop altérées par la maladie, de manière à pouvoir vérifier à l'aide du microscope leur identité. Il ne s'agit pas seulement de constater la présence de certains éléments anatomiques, ressemblant plus ou moins aux épithéliums de la couche interne de la vésicule de Graaf, connue sous le nom de membrane granuleuse ; il s'agit principalement d'établir d'une manière non douteuse, la présence de l'ovule dans l'intérieur du kyste qui commence à se développer. Il est bien probable qu'un élément anatomique aussi délicat que l'ovule, ne pourrait pas résister sans se détruire, à une macération prolongée dans le liquide d'un kyste, et soustrait à toutes les conditions physiologiques qui sont nécessaires à son existence et à la constatation de sa présence. Cette difficulté doit se présenter nécessairement, du moment que les kystes ovariens ont dépassé un volume triple ou quadruple de celui des vésicules de Graaf, les plus volumineuses à l'état physiologique.

Cette manière de voir, contraire en apparence à l'opinion d'observateurs très-respectables et dignes de foi, comme M. Kiwisch, se trouve cependant d'accord au fond de la chose, c'est-à-dire, la difficulté ou l'impossibilité de constater la présence de l'ovule, dans les kystes même d'un très-petit volume. M. Kiwisch s'exprime ainsi : « Selon nous, un des modes les plus fréquents de la formation des kystes, dépend d'une simple dilatation du follicule de Graaf. Il y a des cas dans lesquels il ne peut y avoir de doutes de ce mode d'origine, puisque dans le même ovaire nous voyons des follicules qui présentent une augmentation progressive, près d'autres qui conservent encore leur volume normal. Au commencement de l'affection, on peut les séparer du stroma environnant sous forme de sacs clos ; mais autant que nous l'avons observé, on ne peut pas découvrir d'*œuf même dans la première période de la maladie.* »

3° Démontrer que l'ovaire est le siége exclusif de ces kystes ou d'autres kystes, ayant des caractères déterminés et toujours constants ; or, certaines pièces pathologiques démontrent que les mêmes kystes, observés dans le stroma même de l'ovaire, se rencontrent également sur le trajet des trompes, sur la surface péritonéale de l'utérus, dans les ligaments larges, etc. D'un autre côté, si l'on considère le nombre infini des vésicules ou cellules, qui constituent les kystes multiloculaires, ainsi que la multiplication prodigieuse des petites cavités qui forment les kystes aréolaires, on ne saurait pas admettre que le point de départ des kystes, réside dans les vésicules de Graaf, dont le nombre, en tout cas, serait de beaucoup inférieur à celui des petites poches, qu'on observe dans les deux espèces de kystes.

A part les auteurs que nous venons de citer, MM. Velpeau, Cruveilhier, Négrier, Hertz et Huguier, en France, Paget, Farre, Hodgkin et d'autres à l'étranger, ont soutenu l'opinion de la formation des kystes ovariens, aux dépens des vésicules de Graaf, et nous nous rangerons à cette opinion, quoique les raisons d'analogie et d'induction histologiques, très-nombreuses du reste que nous connaissons, ne viennent pas à l'appui de cette opinion, mais les phénomènes physiologiques de l'ovulation peuvent parfaitement l'expliquer.

Mais, cependant, en y réfléchissant bien, est-il possible de prendre la nature sur le fait et d'assister pour ainsi dire, au premier phénomène pathologique, qui va donner naissance à un kyste de l'ovaire... Pour cela, il faudrait pouvoir, minute par minute, jour par jour, le microscope à l'œil, suivre l'évolution de cette altération de texture, dès qu'elle commence, et c'est malheureusement impossible ; quand nous sommes appelés à étudier ces sortes de lésions, déjà elles existent depuis un certain temps, nous les voyons plus ou moins loin de leur début. D'ailleurs, si même quelque signe ou phénomène pouvait nous annoncer ce début, pense-t-on, que l'œil seul ou armé du microscope, pourrait saisir et reconnaître les premiers phénomènes pathologiques, les phénomènes initiaux survenus dans les éléments anatomiques de l'ovaire. Non assurément. Alors puisqu'il est impossible de savoir rien de bien précis sur le commencement de la formation des kystes ovariens, est-il donc, si déraisonnable, et hypothèse pour hypothèse, de soutenir l'opinion qui prétend que la formation des kystes de l'ovaire, a lieu aux dépens des vésicules de Graaf et des ovules qu'elles renferment. En effet, que nous apprend l'observation ?

1° Que les kystes de l'ovaire se développent à tous les âges, mais surtout de quinze à quarante ans, pendant le temps où les organes de la génération sont dans toute leur activité ;

2° Qu'on les observe plus fréquemment chez les femmes vierges, veuves, ou qui étant mariées n'ont pu satisfaire leur passion amoureuse. Sur 500 femmes atteintes de kystes de l'ovaire, nous en avons trouvé 390 qui n'avaient jamais eu d'enfants :

3° Que l'orgasme des parties génitales produit la congestion et la tuméfaction des ovaires, et que si l'émotion des plaisirs solitaires, celle d'une jouissance lesbienne sont souvent renouvelées, les ovaires partageant le mode d'excitation qui existe dans les organes génitaux externes, deviendront le siége de congestions, de tuméfactions, d'engorgements, qui, peu à peu, amèneront des désordres plus ou moins grands. On conçoit facilement que toutes ces excitations répétées et contre nature, doivent produire certains troubles, certains dérangements dans les fonctions physiologiques des organes génitaux internes, troubles ou dérangements, quelle qu'en soit la cause, que ce soit une congestion, une inflammation, un engorgement chronique, qui bientôt donneront naissance à une lésion, soit de la vésicule, soit de toutes les parties qui composent l'ovaire. Et pourquoi n'en serait-il pas ainsi, quand on sait que les ovaires se tuméfient aux approches des règles, qu'ils sont plus volumineux et qu'ils offrent tous les caractères d'un commencement de phlogose ?

Si les ovaires participent à tous les modes d'excitation des organes génitaux externes, est-il donc si déraisonnable de penser que si ces excitations sont fréquemment renouvelées, elles entretiennent dans les ovaires, dans la trompe, dans l'utérus même, un état de spasme et de congestion qui peut amener des désordres de toute nature.

On lit dans Bonnet (*Sepulchretum anat.*, sect. VIII, p. 216) l'histoire d'une jeune fille de condition qui avait contracté un amour secret ; l'obstacle à ses désirs lui causa la mort, on trouva ses ovaires remplis. J'ai connu une fille dans mon voisinage, dit Blancard (*Prax. med.*, p. 175) qui, par amour, tomba dans une véritable fureur utérine ; elle mourut lorsqu'on y pensait le moins ; à l'ouverture de son cadavre, on trouva l'ovaire droit du volume et de la grosseur du poing ; il était plein de liqueur. Une des filles enfermées à la Salpêtrière, qui était déjà tombée plusieurs fois dans la fureur utérine, fut enfin surprise d'un si violent accès, qu'on fut obligé de la lier. Dans les efforts qu'elle fit pour se débarrasser de ses liens, elle fut étouffée par une suffocation imprévue ; à l'ouverture de son cadavre, on trouva l'ovaire gauche du volume et de la grosseur de celui cité par Blancard ; il était plein d'une matière blanche, épaisse, que l'auteur de l'observation désigne sous le nom de sperme ; la trompe du même côté avait une grosseur double, elle était dure et calleuse (de Blegny., *Journal de méd.*, t. XXI). Des observations analogues ont été faites par Vesale, Riolan, Monget, Diemerbrock, Rivière, Lieutaud, etc., etc.

Maintenant, nous appuyant sur tous ces faits, sur les phénomènes physiologiques de l'ovulation et de la fécondation, ne peut-on pas admettre qu'il se passe, pour la formation des kystes de l'ovaire, ce qui se passe pour les vésicules fécondées : celles-ci se développent quelquefois ou dans l'ovaire lui-même, ou dans la trompe de Fallope ou dans le péritoine, ce qui constitue des grossesses anormales. Eh bien, ne peut-il pas arriver que l'ovule non fécondé, mais devenu malade par suite de toutes les causes que nous venons d'énumérer plus haut, puisse se développer pathologiquement soit dans l'ovaire où il reste fixé, soit dans la trompe de Fallope où il s'est introduit, comme au moment de la fécondation, soit enfin dans le péritoine où il est tombé... Et le siége des kystes de l'ovaire dans tous ces points, ne rend-il pas bien compte de toutes ces circonstances. On sait que l'ovule est formé dans l'ovaire des mammifères, et en particulier dans l'ovaire de la femme, avant la fécondation ; des observateurs tels que Vallisnieri, Santorini, Bertrandi, Brugnone, Cruikshank, Plagge, Négrier, etc., ont vu dans des ovaires de filles vierges, de femelles vierges de lapin, de porc, dans les ovaires de mules, qui sont comme on sait, stériles et vierges, tous les changements qu'on attribue communément à la fécondation, et depuis que Plagge (*Sur la formation de l'œuf dans l'ovaire avant sa fécondation*, in *Jour. Complém.*

du dict. des sciences méd., t. XV, p. 184; 1823) a reconnu que les ovules se forment réellement dans les vésicules de Graaf, longtemps avant la fécondation, et qu'il a été démontré, qu'à chaque époque menstruelle l'ovaire devient plus vasculaire, plus tuméfié, rouge et turgescent, qu'on remarque à sa surface une vésicule de plus en plus saillante, qui après tous ces changements se rompt et laisse échapper l'ovule qu'elle contenait, ovule qui se trouve entraîné avec l'humeur plus ou moins visqueuse qui l'entourait, que du sang s'épanche dans l'intérieur de la vésicule brisée et s'échappe par la trompe pour donner lieu aux règles. Ainsi si on admet, et tout prouve qu'il en est ainsi, qu'un ovule se sépare de la vésicule, soit au moment de la menstruation, soit au moment de la fécondation, n'est-il pas probable qu'un ovule non fécondé, mais altéré par une cause ou une autre, peut se développer pathologiquement dans l'ovaire lui-même, ou bien s'échapper de la vésicule qui l'a formé, et arriver malade soit dans la trompe de Fallope, soit en dehors de cette trompe dans le péritoine, et donner naissance à un kyste ovarique. En se détachant de la vésicule de l'ovaire, le germe ou l'ovule peut pénétrer dans la trompe et y subir des phénomènes pathologiques; il peut tomber dans l'abdomen des kystes extra-ovariens, ou tubaires, ou tubo-ovariens.

Ce qui prouverait qu'il doit en être ainsi, c'est que dans quelques cas, la vésicule devenue kyste, après s'être déchirée comme dans la menstruation, laisse écouler de temps en temps le liquide qu'elle renferme, soit aux époques menstruelles, soit dans leur intervalle. C'est à ces kystes qu'on a donné le nom de kystes ovaro, tubo-utérins, parce qu'ils communiquent avec l'utérus par la trompe de Fallope. Parmi plusieurs malades que j'observe dans ce moment, je citerai une jeune femme hystérique, ayant une passion désordonnée pour les plaisirs solitaires, quoi-que mariée et mère de trois enfants. Son mari n'ayant pas les mêmes appétits, elle n'a que des rapports conjugaux très-rares et incomplets parce qu'elle craint d'avoir d'autres enfants. Cette jeune dame, dont les mauvaises habitudes remontent à sa plus tendre enfance, est âgée de 27 ans. Avant son mariage elle éprouvait déjà dans la fosse iliaque droite, au niveau de l'ovaire, une douleur sourde. Cette douleur a toujours persisté, même après ses couches. Quelques mois après sa dernière couche, et à la suite d'ex-citations démesurées et contre nature, la douleur de l'o-vaire devint plus vive, et tellement vive qu'elle eut tous les signes d'une péritonite locale. L'ovaire se tuméfia considé-rablement et offrit bientôt le volume du poing ; il était tendu, très-douloureux à la moindre pression ; tous les signes d'une ovarite aiguë existaient au plus haut degré, et je craignais ou la rupture de l'ovaire, ou la formation d'un abcès dans la fosse iliaque. L'état général était des plus mauvais, il y avait une fièvre très-forte, des frissons, des vomissements : tout faisait craindre une terminaison fâcheuse. J'avais pris toutes mes dispositions pour ouvrir ce prétendu abcès, lorsqu'on vint m'annoncer qu'il s'é-tait rompu dans la nuit et qu'il s'était écoulé par le vagin, plus d'un litre d'une matière aqueuse, glaireuse, ayant laissé sur le linge des traces semblables à celles du sperme. Tous les symptômes d'inflammation et les douleurs dispa-rurent promptement ; mais depuis cette époque qui date de trois ans déjà, il s'écoule constamment par le vagin une liqueur aqueuse plus ou moins abondante, mais qui aug-mente à certains moments, lorsque la malade s'abandonne à son vicieux penchant. Les règles sont toujours régulières.

L'opinion de Galien (*de Utero dissert.*) qui croyait que les femmes secrétaient et fournissaient une liqueur prolifique, dans l'acte de la reproduction, n'est peut-être pas si éloignée de la vérité qu'on le croit, non pas au point de vue de la liqueur prolifique fournie par la femme au moment du coït ou de la masturbation, mais au point de vue d'une certaine liqueur ou fluide qui apparaît en certaine quantité au moment des excitations des parties génitales, que les excitations soient naturelles ou artificielles. D'où vient cette liqueur, est-ce de l'ovaire, est-ce de l'utérus, etc. Nous nous bornons à poser cette question, dans l'espoir que d'autres chercheront à l'éclairer.

Malheureusement les maladies de l'ovaire et des parties qui les composent, comme les vésicules de Graaf, de l'ovule, sont des plus difficiles et des plus obscures ; aussi est-il difficile d'en avoir une idée exacte. Jusqu'à présent on ne s'est occupé que des maladies de l'œuf humain fécondé, sans même songer aux altérations pathologiques qui peuvent envahir les vésicules de Graaf et leur contenu, c'est-à-dire l'ovule ; avant la fécondation, il est vrai que ces altérations sont complétement soustraites à l'action de nos sens, et qu'elles échappent à tous les moyens d'investigation à leur début ; mais, est-ce une raison pour ne pas les admettre ? Espérons que quelques chercheurs patients, aidés du microscope, viendront un jour nous dévoiler les phénomènes pathologiques dont ces organes peuvent être atteints. En attendant, nous nous bornerons à signaler les recherches les plus récentes qu'on a faites sur ce point, et à examiner ce qu'un kyste de l'ovaire, une fois formé, peut offrir de remarquable à son début, dans sa marche, son développement et son organisation.

2° Kystes par formation endogène. — M. Paget qui défend ce mode de formation des kystes de l'ovaire, les assimile à certains kystes des reins qu'il a eu l'occasion d'examiner. « Pour notre compte, dit M. Ordoñez (thèse de M. Herrera), nous avons constaté que les kystes peuvent naitre de toutes pièces et se multiplier par formation exogène ou gemmation, comme nous l'avons fait remarquer dans la pièce ci-jointe. Nous avons signalé en même temps l'existence de certains kystes, *à corpuscules multiples*, corpuscules solides ou demi-solides, en général, de beaucoup plus volumineux que les cellules les plus volumineuses de nos tissus, y compris l'ovule, et se multipliant par formation endogène (pl. 11, fig. 6, 6'). Il se peut bien que ce dernier genre de kyste soit le point de départ de gros kystes multiloculaires. De nouvelles recherches seraient utiles pour établir définitivement la valeur de ce point important de la pathologie du kyste de la cavité pelvienne. »

3° Kystes formés d'emblée sous forme de vésicules. — Cette variété se rencontre très-souvent, surtout dans l'épaisseur des ligaments larges, où elle peut être observée presque à tous les âges de la femme. Nous avons vu un grand nombre de pièces, dans lesquelles il était facile de suivre cette formation de vésicules uniques, au moyen du microscope à dissection, depuis un diamètre de 6 à 7/10 de millimètre, jusqu'au volume d'un petit pois.

Il y a d'autres vésicules uniques ou petits kystes à long pédicule, qui ont été très-bien observés et décrits principalement par M. Velpeau ; nous avons rencontré dans nos notes, trois observations de ces vésicules transparentes à pédicule très-long, dont l'une provenait d'une femme âgée, et était attachée au gros intestin, et les deux autres aux ligaments larges de deux autres sujets. L'examen microscopique nous a démontré, que le long pédicule de ces kystes, était formé par des capillaires sanguins non perméables et assez volumineux pour pouvoir reconnaître des fibres musculaires de la vie organique et tous les autres éléments qui entrent dans leur composition. Le pédicule contient en général 3 ou 4 branches capillaires, entourées par une tunique adventive fribillaire ou conjonctive commune et assez épaisse; à l'extrémité du pédicule, nous trouvons une vésicule dilatée par un liquide transparent, qui ne peut être autre chose, à notre avis, qu'une anse capillaire dilatée de la même manière et par le même mécanisme qui préside à la dilatation des villosités choriales, et qui constitue plus tard les môles, hydatiques et l'hydropisie de certaines villosités placentaires.

Nous ferons remarquer en dernier lieu, que la formation de vésicules d'emblée dans l'économie, a lieu dans certaines circonstances pathologiques, d'une manière qu'on ne peut révoquer en doute. Il a été question, dans ces dernières années, d'une certaine espèce de tumeur décrite pour la première fois par M. le professeur Charles Robin, et connue aujourd'hui sous la dénomination de *tumeurs hétéradéniques*. L'une des variétés de ces tumeurs, est constituée exclusivement par des vésicules de formes et de dimensions très-variables, lesquelles se multiplient infiniment de deux manières différentes; par gemmation ou succulation et par interposition, c'est-à-dire par naissance de toutes pièces, parmi les éléments existants.

On peut voir d'après ce qui précède, que les deux dernières opinions émises par les auteurs que nous avons cités, sont soutenables, quant à la formation et au développement des kystes.

Tout ce qu'on connait de plus complet sur la structure des kystes, appartient à M. Ordoñez et a été consigné dans la thèse de M. Herrera.

Les parois des kystes ovariens sont ordinairement formées par deux ou trois couches. C'est une membrane fibro-séreuse, qui peut quelquefois atteindre une épaisseur de plusieurs millimètres ; elle se compose : 1° d'une enveloppe séreuse formée par le péritoine hypertrophié, parcouru par un grand nombre de vaisseaux à la surface interne ; 2° d'une couche fibreuse moyenne, à laquelle adhère la couche séreuse, d'une manière plus ou moins forte ; 3° enfin d'une couche épithéliale qui n'existe pas toujours, mais qui, dans quelques cas, a été constatée par MM. Verneuil, Follin et Ordoñez ; une quatrième couche qui serait musculaire, aurait été décrite par M. Dubreuil (de Montpellier), mais ce fait n'a jamais été observé par d'autres.

La surface externe ou péritonéale du kyste, varie de forme et d'aspect, suivant la nature du kyste : lisse et opaline, luisante dans les kystes uniloculaires, elle est souvent rugueuse, terne, étranglée, bridée dans certains points, dans les kystes multiloculaires, et offre des saillies, des épaississements, des points durs, formés des concrétions calcaires, ou cartilagineuses.

La surface intérieure du kyste, du kyste uniloculaire surtout, est plus ou moins lisse ; elle rappelle assez bien la membrane séreuse des cavités closes et ressemble beaucoup à la surface interne du péricarde. Il est très-difficile de séparer cette couche interne de la couche fibreuse, de façon qu'on pourrait dire à la rigueur des parois des kystes ovariens, qu'elles sont constituées par deux membranes séreuses, séparées par une membrane fibreuse, mais toutes trois intimement confondues.

La cavité du kyste présente des variations infinies. Ou bien elle n'a qu'une poche, ou bien on en rencontre un plus ou moins grand nombre, et suivant ces différents états, la paroi intérieure subit des modifications diverses, qui dépendent de la nature du liquide ou des matières qu'elle renferme. Si le liquide est purulent, elle est fongueuse, tomenteuse, rougeâtre et a l'aspect des membranes pyogéniques; si le liquide est hématique, suivant que le sang est plus ou moins altéré, il se passe dans la poche des phénomènes qui ont été bien décrits par MM. Velpeau et Gosselin pour les hématocèles de la tunique vaginale; tantôt des caillots fibrineux, adhérents aux parois du sac, tantôt des fausses membranes plus ou moins épaisses, formant plusieurs couches stratifiées, etc. Mais seulement il pourrait bien se faire que ces prétendus kystes hématiques de l'ovaire, ne fussent que des hématocèles rétro-utérines enkystées.

En dehors de ces altérations, qui sont liées pour ainsi dire à la nature intime du contenu, il en est d'autres propres à la poche elle-même et qui sont assez communes, ce sont des plaques cartilagineuses ou osseuses, comme incrustées dans les parois du kyste; ce sont des tumeurs fibreuses ou fibro-cartilagineuses plus ou moins grosses; ce sont des végétations mamelonées, etc.

Les veines qui entrent dans la structure des parois des kystes de l'ovaire et qui sont placées entre la tunique péritonéale et la tunique fibreuse, sont plus grosses et plus volumineuses, elles acquièrent quelquefois un volume considérable. Les artères sont peu importantes, cependant il en existe quelquefois à la partie inférieure du kyste, dans le pédicule, qui pourraient donner

lieu à des hémorrhagies graves, si elles étaient ou-
vertes.

Jusqu'à présent, l'étude histologique des kystes de l'o-
vaire, n'a pas été faite d'une manière complète, pour les
différentes espèces de kystes qui peuvent se développer
dans la cavité pelvienne, cependant grâce aux recherches
de M. Ordoñez sur ce sujet, nous pourrons consigner ici
des matériaux très-importants pour l'étude de ce point
d'histologie. Voici la note remise par M. Ordoñez à M. Herrera (thèse de Paris, 1864), sur un kyste trouvé à l'hospice de la Salpêtrière, chez une femme âgée de 60 ans,
et morte de pneumonie dans le service de M. Charcot.
Un dessin, fidèlement reproduit, est placé à la fin de la
thèse de M. Herera, pour l'intelligence de ce point important d'histologie. Nous ajouterons d'ailleurs que l'étude de
cette pièce est venue confirmer les recherches que M. Ordoñez avait déjà faites sur plusieurs pièces intéressantes,
provenant de différents services des hôpitaux de Paris.

Le kyste principal mesure 16 centimètres sur 8 de large,
il est composé de deux membranes parfaitement délimi-
tées l'une de l'autre. La membrane externe est très-résistante, au point qu'on peut facilement l'isoler de l'autre sans
la déchirer. Cette première membrane est très-vasculaire ;
les capillaires sanguins forment des mailles polygones en
général. La trame de cette première membrane est franchement fibreuse, quoique parsemée par des éléments
fibro-plastiques, qui, comme on sait, sont des éléments
embryonnaires des tissus fibreux et fibrillaire. Il est évident que cette première membrane, n'est autre chose que
l'enveloppe péritonéale épaissie et parcourue par un grand
nombre de vaisseaux sanguins.

Il y a un point du kyste où l'ovaire gauche y adhère

vers une de ses extrémités. Cette adhérence a lieu au moyen d'une couche de tissu fibreux, qui se confond avec la trame de la membrane externe. La trompe de Fallope entoure le kyste, de telle façon que son pavillon, après avoir fait le tour du kyste, n'est séparé de l'ovaire que par une distance ne dépassant guère 3 centimètres.

La couche interne du kyste est également formée en totalité d'une trame de tissu fibreux, et parcouru par une série indépendante de capillaires, procédant évidemment de la couche externe, mais affectant des directions différentes et appartenant en propre à cette deuxième membrane. Les capillaires sanguins de cette deuxième membrane pénètrent à l'intérieur du kyste et vont se terminer d'une manière très-digne de remarque. En effet, ces capillaires, après avoir parcouru la partie externe de la deuxième membrane, la traversent et vont s'étaler à la partie la plus profonde, au moyen de groupes composés d'un certain nombre d'anses capillaires très-riches, anastomosées ensemble et présentant, sur leur trajet, toutes les dispositions qu'on peut observer dans la multiplication des vaisseaux capillaires centraux des villosités choriales et placentaires, sauf quelques différences que nous devons signaler, savoir : le bourgeonnement des vaisseaux capillaires, qui se trouvent renfermés dans les villosités choriales et placentaires, se fait en général d'une manière régulière, c'est-à-dire, que les vaisseaux de nouvelle formation conservent en général un diamètre proportionnel, tandis que les capillaires développés à la face interne de la deuxième membrane, présentent à chaque pas des dilatations caractéristiques d'un état pathologique. Ces vaisseaux procédant d'un tronc commun, se subdivisent progressivement, de manière à présenter une disposition telle,

qu'à l'œil nu, on dirait un pointillé sanguin. En examinant
au microscope ce pointillé, on arrive facilement à se convaincre qu'il est constitué par des groupes terminaux de
capillaires sanguins, très-souvent anastomosés ensemble,
dilatés d'une façon très-irrégulière, et présentant absolument l'aspect des capillaires, qui constituent les tumeurs
fongueuses ou végétations du fond de la vessie, ainsi que
certaines tumeurs fongueuses du cerveau et des méninges.

Ces groupes de capillaires sanguins, se rencontrant à
différents états de développement, ainsi que quelques-uns
d'entre eux, présentent nettement la disposition que
nous venons d'indiquer, tandis que d'autres sont déjà
dans un état de régression en quelque sorte; aussi on y
trouve le sang en grande partie décomposé, dans l'intérieur des vaisseaux réduit à une masse granuleuse, donnant une coloration jaunâtre plus intense à la lumière
réfléchie, qu'à la lumière transmise.

A côté de ce pointillé très-rouge, dépendant de la distri-
bution des capillaires à la face interne de la deuxième
membrane fibreuse, on remarque une couche colorée en
jaune safran. Cette couche jaunâtre, examinée au microscope, est composée entièrement de capillaires sanguins de
nouvelle formation, mais à l'état de régression, c'est-
à-dire, que le sang s'y était coagulé, et par le progrès de la
décomposition, réduit en granulations moléculaires, donnant cette coloration jaunâtre dont nous avons parlé précédemment. Cette matière jaunâtre examinée au microscope, se présente sous forme de granulations musculaires,
réfractant la lumière en jaune plus intense que celles des
granulations graisseuses. Parmi ces granulations, on reconnaît une grande proportion de globules rouges de sang,

à différents états d'altération, mais parfaitement reconnaissables ; de sorte que l'étude attentive de cette matière granuleuse conduit à l'évidence, qu'elle est le produit du sang décomposé dans l'intérieur des vaisseaux. Cette évidence ressort non-seulement de la constatation de tous les états possibles d'altération des globules sanguins, mais aussi de la constatation de l'hématoïdine, au moyen de l'éther sulfurique, ainsi que d'autres principes cristallisables du sang, comme la cholestérine, par exemple.

Sur le trajet des capillaires sanguins ainsi altérés et renfermant cette matière granuleuse, on remarque de petits groupes de cristaux de carbonate et de phosphate de chaux et de magnésie. La constatation de ces sels est des plus facile ; il n'y a qu'à ajouter à la préparation microscopique une goutte d'acide sulfurique, pour voir se dégager immédiatement des bulles de gaz acide carbonique, et se former des cristaux caractéristiques de sulfate de chaux et de magnésie. Ces petites masses calcaires se trouvent disséminées, partout où il existe des capillaires à l'état de régression, elles se trouvent tantôt appendues à la paroi des capillaires sanguins, tantôt disséminées entre eux.

L'étude que nous avons faite, de toute la surface interne du grand kyste, nous a permis de constater un fait qui nous paraît offrir une certaine importance, non-seulement au point de vue pathologique, mais aussi au point de vue de l'anatomie et de la physiologie. Ce fait est que, dans les kystes de cette nature, il y a production constante de nouveaux réseaux de capillaires sanguins, et simultanément régression d'autres. Cette régression se fait de trois manières différentes : la première est l'atrophie des capillaires sanguins, déterminée par l'incrustation abondante et successive de ses parois, par des carbonates et des phosphates de chaux et de magnésie, le dépôt de ces sels calcaires commence par de petites granulations moléculaires très-brillantes, mesurant de 1 à 3 millièmes de millimètre de diamètre, lesquelles granulations continuent à s'accumuler successivement dans la paroi des capillaires, arrivent à former des masses parfaitement visibles à l'œil nu, et qu'on peut sentir en promenant les doigts sur la surface interne du kyste. Les anciennes anses vasculaires sont ainsi substituées par le dépôt des sels calcaires.

Le second mode d'atrophie des capillaires sanguins, est encore une substitution, mais une substitution faite par un tissu, qui peut continuer à vivre, à s'accroître et à donner lieu à de nouvelles productions pathologiques. Ce fait qui nous paraît très-important, au point de vue de la physiologie et de la pathologie, est la substitution fibreuse des capillaires. En parcourant la surface interne du grand kyste, nous avons pu aisément suivre tous les degrés de cette substitution, et reconnaître une identité parfaite d'évolution avec d'autres substitutions qui ont été étudiées et signalées par des observations très-compétentes ; nous voulons parler plus spécialement de l'oblitération fibreuse des villosités placentaires, signalée pour la première fois par M. le professeur Ch. Robin, dans une note lue à la Société de biologie le 26 août 1854.

Pour notre propre compte, nous avons eu déjà plusieurs fois l'occasion d'observer de ces substitutions fibreuses des capillaires sanguins, non-seulement dans le placenta, mais aussi dans le péritoine et dans des tumeurs fongueuses du bas-fond de la vessie et des méninges. Il y a donc, dans le cas en question, une véritable oblitération fibreuse des capillaires sanguins.

Le troisième mode de régression des capillaires sanguins, est l'infiltration athéromateuse des parois. Dans ce
cas, il se dépose successivement sur la paroi des vaisseaux,
une grande quantité de granulations graisseuses, jusqu'au
point d'empêcher complétement la circulation dans la
plupart des petites branches qui s'oblitèrent. La paroi des
capillaires disparaît petit à petit, par l'invasion de la matière athéromateuse, et en dernier lieu, il ne reste qu'une
masse jaunâtre, conservant la forme primitive des végétations capillaires.

Couche épithéliale. — Cette membrane, admise par les
auteurs qui se sont occupés de l'histologie pathologique
des kystes de l'ovaire, n'est pas constante, et surtout,
quand elle existe, n'est pas continue. Nous l'avons cher-
chée avec un soin extrême, mais vainement, à la surface
interne du grand kyste représenté dans la planche jointe au
travail de M. Herera. Cette surface était lisse, unie, entièrement formée par une trame très-serrée de tissus
fibreux, parcourue par des capillaires sanguins très-abon-
dants et se terminant en houppe, comme nous l'avons indiqué précédemment, mais nullement revêtue sur aucun
point par de l'épithélium. Cette disposition était tellement
évidente, que nous avons cru, un moment, pouvoir nier
l'existence de la membrane épithéliale ; mais l'étude consécutive que nous avons faite sur l'évolution des kystes
nous a démontré que la couche épithéliale existe en effet,
quoiqu'elle ne soit pas continue dans toute la surface du
kyste. La forme de cet épithélium est, en général, la forme
pavimenteuse ; et, chose digne de remarque, et qui nous a
frappé nous-même, nous avons trouvé, à la surface interne
des petits kystes, un grand nombre de cellules épithéliales
prismatiques à cils vibratiles ; cellules que nous avons

dessinées fidèlement et qui se trouvent indiquées (fig. 5, pl. II, Thèse Herera).

Ces cellules vibratiles ne forment pas une couche à proprement parler ; elles se trouvent en petits groupes de trois à six cellules mélangées à l'épithélium pavimenteux. L'élément épithélial est plus facile à être constaté, au niveau des endroits où se trouvent les anses capillaires terminales, c'est-à-dire, à la surface interne des kystes, mais surtout des petits kystes ne dépassant pas le volume d'une noix.

NERFS. — A la surface externe du grand kyste, nous avons trouvé quelques filets nerveux, particulièrement au voisinage des gros troncs vasculaires. L'existence de ces filets nerveux ne peut présenter aucun intérêt, attendu que ce sont sans doute les nerfs qui se distribuent à l'état normal, dans l'appareil de la génération Les kystes par eux-mêmes n'en possèdent point ; ou, en d'autres termes, nous n'avons pu constater l'existence d'aucun élément nerveux à la surface interne, soit des grands soit des petits kystes.

NATURE DES KYSTES. — Nous avons étudié avec un soin tout particulier les autres kystes de la pièce dont nous venons de décrire le grand kyste, et nous avons constaté l'existence de deux espèces distinctes de kystes, par rapport à leur structure histologique.

Les uns sont constitués par une membrane fibreuse très-fine, très-résistante, demi-transparente, fermée de toutes parts et contenant un liquide très-limpide ou légèrement coloré en jaune. Le kyste adhère aux tissus sur lesquels il repose, au moyen d'un peu de tissu conjonctif lâche, dont la quantité varie d'un kyste, à un autre. En général la partie adhérente du kyste est entourée par un réseau de capillaires sanguins, souvent très-riche, et lequel donne des ramifications plus fines, qui se distribuent en toutes directions à la périphérie du kyste (fig. 4, pl. II, ouvrage cité). Le liquide contenu dans cette espèce de kyste, examiné au microscope, est limpide ou légèrement jaunâtre ; il contient en suspension, un certain nombre de granulations graisseuses et de globules sanguins ratatinés, ce qui nous fait croire que la coloration jaunâtre est due à l'hématosine des hématies qui s'y trouvent altérées et suspendues dans le liquide.

L'application des réactifs, comme l'alcool et les acides, permet de constater la présence d'une grande quantité d'albumine. Il est également facile de constater la présence du chlorure de sodium, du carbonate et des phosphates de chaux et de magnésie ; seulement il nous a été impossible de préciser la proportion de ces principes.

Les kystes de cette espèce offrent très-souvent, à leur périphérie, le phénomène de leur multiplication par le mode de *gemmation ou surculation* ; c'est-à-dire que quand ils sont au-dessous du volume d'une noisette, et même plus tard, on peut constater, à l'aide du microscope à dissection, un certain nombre de petites vésicules ou ampoules, partant de la périphérie du kyste principal et communiquant avec sa cavité par un collet qui se rétrécit de plus en plus, à mesure que le nouveau kyste ou vésicule s'élargit. Dans une pièce pathologique comme celle représentée par notre dessin, il est rare de ne pas trouver un nombre suffisant de kystes, capable de permettre l'étude de tous les échelons de leur multiplication et de leur développement successif.

L'autre espèce de kystes est celle qui nous paraît la plus intéressante, en ce sens que nous croyons qu'elle n'a été indiquée par personne, au moins au point de vue de l'histologie et qu'elle se rencontre aussi dans d'autres organes. Ces kystes sont formés d'une membrane fibreuse, mince, demi-transparente, très-résistante, fermée de toutes parts, et ayant un contenu tout différent de celui que nous avons décrit précédemment. Pour bien les étudier, il faut choisir des kystes ne dépassant pas le volume d'un petit pois ; on les immerge dans une petite quantité d'eau distillée contenue dans un verre de montre, ou simplement sur une bande de verre, et on les examine à un faible grossissement. Le kyste présente alors l'aspect d'une mûre ou d'une fambroise ; seulement, les vésicules sont d'un volume inégal... En le retournant au moyen des aiguilles à dissection, on s'aperçoit que les diverses vésicules qui composent le kyste, sont renfermées dans une membrane commune, et qu'elles roulent facilement dans la cavité, en leur imprimant de légers mouvements. Ces petits corps inclus, sont de volumes et de formes variables, comme on peut le voir dans la figure représentant à un faible grossissement l'aspect d'un des kystes que nous décrivons (fig. 5, pl. II, Thèse Herera).

La membrane d'enveloppe commune, une fois déchirée, il s'échappe de la cavité du kyste, un grand nombre de petits corps d'aspect gélatiniforme, quelques-uns presque transparents, d'autres finement granuleux. La forme de ces corps est en général sphérique ou ovalaire, souvent déprimée dans un sens, et tantôt ils sont simples, tantôt ils présentent d'autres corps à l'état d'inclusion, ou adossés à leur périphérie (fig. 6, pl. II). Ces petits kystes contiennent une grande proportion d'albumine, du chlorure de sodium et quelques granulations calcaires, probablement des carbonates.

Ces petits corps mis en contact avec de l'eau distillée,

se ramollissent facilement et en sont en partie dissous. L'alcool et les acides faibles les rendent très-granuleux, en coagulant leur surface. Leur multiplication a lieu de deux modes différents, c'est-à-dire par le mode de multiplication endogène et par interposition, naissant de toutes pièces parmi les éléments préexistants. Dans le premier cas, on voit dans l'épaisseur de chaque corpuscule bien développé, une ou plusieurs petites masses (fig. 6, pl. II) presque transparentes, sphériques ou ovalaires, lesquelles grandissent successivement à mesure qu'elles approchent de la périphérie du corpuscule contenant, pour devenir libres en suite. Dans le second cas, on remarque parmi les corpuscules simples ou multiples des petites masses libres, identiques à celles que nous venons de décrire à l'état d'inclusion, et présentant des volumes variables suivant l'état de leur développement (fig. 6, pl. II) .

OVAIRES. — Les deux ovaires sont sains ; celui du côté droit comme on le voit (pl. I, od) est à l'état d'intégrité complète ; celui du côté opposé l'est également, quoique de prime abord on soit porté à croire que le grand kyste en dérive. Vers l'extrémité externe de cet organe on voit, en effet, une sorte d'expansion fibreuse (E) qui relie l'ovaire au grand kyste. Mais en examinant attentivement les relations, nous sommes arrivé à l'isoler des parois de ce dernier et à reconnaître que le parenchyme de l'ovaire était entièrement sain, c'est-à-dire libre de kystes ; la surface de ces deux organes examinés avec soin, ne présente rien d'anormal, on peut même apercevoir quelques anciennes cicatrices des corps jaunes.

TROMPES. — La trompe du côté droit est saine en elle-même, ou du moins ses parties les plus importantes, comme le pavillon et la cavité. A la partie externe de la trompe, on voit six petits kys'es (pl. I, 1, 2, 3, 4, 5, 6) placés sur le trajet de cet organe, y adhérant au moyen d'une trame de tissus fibrillaire ou conjonctif, et entourés par un réseau de capillaires sanguins très-fins, facilement visibles à un grossissement faible de 50 diamètres. Relativement à la structure de ces petits kystes, nous renvoyons à la description que nous avons donnée précédemment des différents kystes réputés ovariques ; seulement nous ferons remarquer ici que ceux de notre planche marqués des numéros 2, 3, 5, représentent nettement le mode de multiplication par *gemmation ou surculation*.

La trompe gauche, sans avoir subi des changements très-notables de structure, sauf l'oblitération de sa cavité, s'est allongée considérablement, à tel point qu'elle entoure plus de la moitié de la surface du grand kyste, et son pavillon parfaitement reconnaissable (P, G) n'est séparé de l'ovaire (O, G) que par une distance de cinq centimètres. On remarque ici, entre la trompe et l'ovaire, étalés sur la surface du grand kyste, trois autres petits (7, 8 et 9), dont les détails de structure ont été donnés précédemment.

Liquide du grand kyste. — Le kyste contenait 480 grammes d'un liquide épais, d'une coloration verdâtre, renfermant les substances suivantes :

De l'eau ;

Une grande quantité d'albumine ;

Des globules du sang altérés ;

De l'hématosine ;

Chlorure de sodium ;

Carbonate et phosphate de chaux et de magnésie ;

Une grande proportion de cristaux de cholestérine.

Telle est la description micrographique des kystes

ovariens, donnée par le docteur Ordoñez, histologiste très-distingué.

La forme des kystes de l'ovaire varie, suivant qu'ils sont uniloculaires ou multiloculaires, suivant leur volume plus ou moins considérable. Ordinairement, ils sont arrondis, quelquefois ovalaires, plus rarement déprimés dans certains points. Ceux qui sont multiloculaires présentent des saillies, des bosselures à leur surface, qui sont dues aux cloisons séparant les différentes poches ; d'autres fois ces kystes sont composés de la réunion de plusieurs kystes entre eux ; tous sont fixés dans l'abdomen par un pédicule plus ou moins long, plus ou moins large et d'une grosseur variable.

Leur volume varie suivant l'ancienneté de la maladie, et surtout suivant la nature du kyste ; les kystes uniloculaires se développent moins rapidement que les kystes multiloculaires, mais ils peuvent les uns et les autres acquérir un volume tel que la cavité abdominale en est remplie ; ils peuvent contenir jusqu'à 25, 30 litres de liquide et même davantage. Leur situation dans le ventre n'est pas toujours la même aux différentes époques de leur développement ; au début, alors qu'ils sont peu volumineux, ils sont placés dans le petit bassin, soit à droite, soit à gauche, suivant l'ovaire malade ; mais en se développant, ils remontent peu à peu dans la cavité abdominale, à moins qu'ils ne soient retenus dans le petit bassin, comme on l'observe quelquefois, par des adhérences solides, ce qui peut donner lieu à des accidents très-graves de compression sur les organes environnants.

Leurs rapports avec les organes et les parois de la cavité abdominale varient, et suivant leur volume et suivant qu'ils se développent à droite ou à gauche ; parfois, les kystes offrent cette particularité signalée par M. Huguier, qu'étant nés du côté gauche, ils se placent à droite et masquent par cette singularité leur point d'origine. Le plus souvent, ils sont en rapport immédiat avec la paroi abdominale antérieure. Quelquefois le grand épiploon et même un anse intestinale viennent s'interposer entre le kyste et cette paroi ; mais habituellement ils refoulent les intestins en haut et en arrière, le plus souvent dans l'hypochondre gauche. On comprend que cette disposition doit varier avec le développement du kyste. Les côtés de la cavité abdominale sont ordinairement occupés par les côlons ascendant et descendant. Cette disposition sert beaucoup pour établir le diagnostic entre un kyste de l'ovaire et une ascite, parce qu'elle explique la sonorité qu'on trouve sur les parties latérales dans les kystes de l'ovaire. Au début des kystes, alors qu'ils sont encore dans le petit bassin, ils sont en rapport avec le rectum, la vessie et l'utérus ; dans ce cas, la vessie distendue par l'urine, peut masquer plus ou moins complétement le kyste de l'ovaire. La compression de l'urèthre qui en résulte explique tous les phénomènes de rétention et d'incontinence d'urine, qu'on observe chez certaines femmes atteintes de tumeurs ovariques. Boyer cite un cas (*Traité des maladies chirurgicales*, t. IX, p. 174), où la vessie remontait si haut qu'on a pu croire à l'existence d'une tumeur enkystée du ventre. J'en ai observé un cas semblable dans le service de M. Demarquay, à la maison de santé. M. Ritouret (*Arch. gén. de méd.*, 1863, t. I, p. 108) a publié une observation, dans laquelle la vessie adhérait à la partie antérieure du kyste, de manière qu'en pratiquant la ponction, on aurait pu pénétrer dans cet organe. L'utérus se trouve d'habitude en avant du kyste; quelquefois, mais très-rarement, on le trouve en arrière. M. Cruvelhier a signalé trois fois cette disposition. Cet organe peut prendre des dispositions anormales, dues soit à des adhérences, soit à l'entraînement qu'il subit, lorsque le kyste en remontant dans l'abdomen, l'attire de son côté, d'où il résulte que le fond de l'utérus est entraîné du côté où le kyste a pris naissance; ce qui peut être utile pour le diagnostic, lorsqu'on est dans le doute pour savoir si la maladie a débuté à droite ou à gauche. Lorsque l'utérus, chargé du produit de la conception, remonte dans la cavité abdominale, il repousse les kystes en haut, en arrière et sur un des côtés. J'en ai vu plusieurs exemples, un entre autres, chez une cliente de notre regretté confrère le docteur Legroux. Je ponctionnai le kyste, pour permettre à l'utérus de se développer complétement et empêcher un accouchement prématuré, qui eut lieu à terme et sans accident. La dame était enceinte de six mois, et le kyste renfermait huit litres de liquide.

Les ligaments larges et les ligaments ronds s'allongent ou se raccourcissent, mais ils suivent l'utérus dans ses déplacements. Le ligament large est souvent collé en écharpe de bas en haut, et de dedans en dehors, sur la tumeur à laquelle il adhère ; les plexus sacrés, lombaires, peuvent être comprimés par les tumeurs ovariques et donner lieu à des symptômes que nous indiquerons plus loin; il peut en être de même des vaisseaux iliaques, de la veine cave, d'où résultent l'œdème des membres inférieurs et l'ascite qui compliquent quelquefois les kystes de l'ovaire.

Une des complications du kyste de l'ovaire, des kystes

multiloculaires surtout, ce sont les adhérences dont la solidité et l'étendue sont plus ou moins prononcées. On les rencontre principalement dans les kystes anciens qui ont été le siége de douleurs répétées, d'inflammation, et lorsqu'on pratique l'ovariotomie, où à l'autopsie, on rencontre toutes les altérations qui caractérisent la péritonite : adhérences récentes ou anciennes, injection vasculaire du péritoine, fausses membranes, liquides troubles, purulents dans la cavité péritonéale. Surtout dans les cas de péritonite chronique, les poches des kystes peuvent être enflammées, renfermer du pus mêlé de sang, de grumeaux, de caillots plus ou moins altérés ; elles peuvent s'ulcérer et communiquer avec les organes voisins. Les kystes peuvent se développer à tous les âges, mais c'est surtout de 25 à 50 ans qu'on les observe, et c'est à l'époque de la ménopause qu'ils sont susceptibles de prendre un développement plus rapide. Quoique très-rares, dans l'âge le plus jeune, on en a cité quelques exemples. En 1854, M. Boullard a présenté à la Société anatomique les deux ovaires d'un nouveau-né, sur lesquels on voyait une foule de petits kystes en miniature. Mayer (de Bonn) a trouvé des kystes de l'ovaire sur un enfant de 14 jours. Chaque ovaire avait seize kystes contenant un liquide épais. Ce sont des kystes en miniature, comme les appelait Cazeaux, semblables à ceux qu'on observe aussi quelquefois chez les vieilles femmes. M. le docteur Bailly (*Bulletin de la Société anat.*, Paris, 1854) a trouvé, chez une femme très-âgée, les deux ovaires envahis par de nombreux kystes en voie de formation, depuis le volume de la tête d'une épingle jusqu'à celui d'une noisette ; ils étaient au nombre de dix à douze sur chaque ovaire. Le liquide qu'ils renfermaient était limpide, d'une couleur peu ambrée ; leur paroi était mince et tout à fait transparente. D'autres fois, M. Cruveilhier a trouvé ces petits kystes divisés en plusieurs loges, et, sur un même ovaire, il a pu voir des kystes en miniature, multiloculaires et pluriloculaires, dont les uns étaient remplis par un liquide séreux, les autres par un liquide gélatineux.

Le plus ordinairement un seul ovaire est malade ; cependant on rencontre encore assez souvent des kystes sur les deux ovaires à la fois, mais dans ces cas, ils ne sont pas au même degré de développement, quoique cela puisse arriver quelquefois, ainsi que M. Vidal en a montré un cas à la Société anatomique en 1852. Le kyste de gauche était aussi volumineux que celui de droite ; tous deux étaient multiloculaires et renfermaient différentes espèces de liquides. On a prétendu que les kystes de l'ovaire se développaient plus souvent à droite qu'à gauche ; c'est une erreur que les statistiques ont rectifiée : on les rencontre aussi souvent d'un côté que de l'autre.

La partie la plus importante dans l'étude des kystes de l'ovaire n'est pas tant dans leur volume que dans leur forme, et surtout dans la qualité du liquide qui les remplit ; aussi a-t-on cherché avec raison à établir de nombreuses divisions, au point de vue des moyens de traitement qui peuvent leur convenir.

Les kystes de l'ovaire offrent de nombreuses variétés, suivant le liquide qu'ils renferment, suivant la disposition de leurs différentes poches, suivant la structure de leurs parois, d'où résultent plusieurs divisions importantes au point de vue du diagnostic et surtout du traitement.

Au point de vue de leur structure, on peut diviser les

7

kystes de l'ovaire en deux grandes classes : 1° les kystes uniloculaires ou simples ; 2° les kystes multiloculaires ou composés.

Au point de vue de leur organisation et des liquides qu'ils renferment, on peut subdiviser : 1° les kystes uniloculaires :

1° En kystes hydatiques, lorsque le liquide est clair et limpide comme de l'eau de roche;

2° En kystes séreux, lorsque le liquide est séreux ou ascitique;

3° En kystes hématiques, purulents, suivant que le liquide est coloré, purulent ou semi-purulent, mais non épais, gélatineux et filant. Ces distinctions sont surtout importantes au point de vue du traitement et de la guérison.

2° Les kystes multiloculaires se divisent en kystes à plusieurs poches renfermant un liquide filant coloré ou non, gélatineux, etc.; en kystes prolifères, aréolaires, renfermant des matières grasses, mélicériques, des matières solides ou demi-solides, des masses fibreuses ou fibro-cartilagineuses cancéreuses, calloïdes, encéphaloïdes, etc. On rencontre encore une variété de kystes de l'abdomen, qu'en raison de son contenu, os, poils et dents, etc., on a rangé dans la classe des kystes multiloculaires de l'ovaire... Ces kystes ne sont que des tumeurs enkystrées embryonnaires, qui ont pour origine, les uns, une *grossesse extra-utérine*, les autres, des kystes par inclusion. Comme ces kystes ont souvent été confondus avec les kystes de l'ovaire, nous en dirons un mot, après avoir parlé des kystes uniloculaires et multiloculaires de l'ovaire.

Les kystes uniloculaires ou simples consistent dans

une seule poche, due à la dilatation d'une seule vésicule de Graaf ; on les rencontre moins souvent que les kystes multiloculaires. Leur accroissement est ordinairement lent, et leur capacité est des plus variables, depuis un verre et même moins à leur début, jusqu'à plusieurs litres, 20, 30 et même plus ; ils présentent une forme régulière, arrondie, ovalaire et ordinairement sans adhérences aux parties environnantes, ce qui cependant a lieu quelquefois lorsqu'ils ont acquis un volume considérable. Si on les rencontre plus rarement dans la pratique que les autres variétés de kystes, cela tient à ce que les malades ne s'en aperçoivent que lorsque la tumeur a pris un développement déjà considérable, et à ce moment le kyste simple a souvent perdu son caractère pour devenir kyste multiloculaire. Quelquefois les kystes simples sont cloisonnés et divisés en trois ou quatre loges séparées, ou communiquant ensemble par des ouvertures plus ou moins larges. Les kystes ainsi disposés ont été considérés comme kystes simples, uniloculaires, parce qu'ils ne présentaient dans leur structure ou dans leur voisinage aucune tumeur anormale, mais ils se trouveraient mieux à leur place dans la classe des kystes multiloculaires, parce que ces kystes en vieillissant deviennent kystes multiloculaires, et que souvent à leur racine on trouve une infinité de petits kystes à l'état rudimentaire, et que le cloisonnement provient d'un kyste qui, probablement, à son début, a été primitivement multiloculaire.

Quand les kystes uniloculaires ont encore un petit volume, la grosseur d'un œuf, du poing, ils échappent souvent à l'attention des médecins et des malades, à cause de leur siége qui est dans le petit bassin, mais plus tard, en se développant, ils gagnent le détroit supérieur du bassin et se logent dans une des fosses iliaques ; dans la grande majorité des cas, ils sont situés du côté de l'ovaire qui leur a donné naissance.

L'intérieur des kystes uniloculaires est ordinairement lisse, parfois on y rencontre de petits mamelons plus ou moins nombreux, des tumeurs végétantes plus ou moins volumineuses placées à la base du kyste, ce qui dénote leur tendance à devenir kystes multiloculaires. La poche qui les forme est fibreuse, résistante et recouverte d'une couche péritonéale hypertrophiée, et enfin dans quelques cas on rencontre une couche épithéliale interne, si les kystes ont leur origine dans l'ovaire ; mais, s'ils se sont développés dans les vestiges du corps de Wolff, ce qui serait le cas le plus commun d'après M. Ordoñez, alors leurs enveloppes présentent une épaisseur moins considérable, et ceci serait d'accord avec l'opinion émise par M. Hirtz, qui pense que l'épaisseur des parois est en raison directe du volume de la tumeur. Leur couche interne, d'après M. Follin, est formée de cellules très-régulièrement arrondies, à contours nets, transparents et sans granulations intérieures, renfermant un noyau très-visible sans le secours de l'acide acétique, caractères spéciaux des cellules épithéliales qui revêtent la face interne des canaux glandulaires de l'organe de Wolff.

Leur contenu est le plus souvent de la sérosité citrine claire, ressemblant au liquide ascite ; mais il est quelquefois clair, limpide comme de l'eau de roche, et c'est cette limpidité du liquide qui nous a fait établir la variété des kystes hydatiques de l'ovaire, plutôt que la présence d'acéphalocystes qu'on rencontre très-rarement dans les kystes de l'ovaire ; c'est aussi parce qu'ils guérissent facilement et souvent, après une seule injection iodée, que

nous en avons fait une variété des kystes uniloculaires.
Dans quelques cas le liquide est coloré, couleur café ou
chocolat, purulent, sans être épais, huileux ou filant, ce
qui constitue la variété des kystes uniloculaires hématiques et purulents, offrant les meilleures conditions de
guérison. Mais il arrive quelquefois que le liquide,
quoique le kyste soit uniloculaire, est épais, gélatineux,
huileux, coloré, et qu'il offre toutes les nuances du contenu des hématocèles, du sang mêlé d'une certaine quantité de sérum, du sang plus ou moins pur, un liquide
noirâtre, brunâtre, une bouillie ressemblant à du chocolat au lait. On y rencontre aussi un liquide albumineux à la manière du blanc d'œuf, ou consistant et col-
lant à la manière de l'eau de gomme. Enfin, certains
kystes, surtout les kystes hématiques, renferment de la
cholestérine en plus ou moins grande quantité. Là ne se
bornent pas les particularités à enregistrer ; en effet, de
séreux qu'il était, le liquide, après une ou plusieurs
ponctions, peut se transformer en liquide gélatineux,
hématique ou purulent ; de même aussi le liquide peut
reprendre les caractères de la sérosité après avoir été
hématique ou purulent. Ces modifications sont excessivement rares, lorsque le liquide est primitivement gélatineux ou filant ; pourtant quoiqu'elles aient été niées,
la science en possède quelques faits authentiques et nous
avons constaté plusieurs fois cette modification. Voici le
langage de M. Cruveilhier sur ce point : « Il est rare de
voir un liquide, filant à la première ponction, devenir
séreux aux ponctions suivantes, mais pour être rare, le
fait n'en existe pas moins et nous ne l'avons jamais observé que lorsque le kyste avait été soumis aux injections
iodées et modifié par elles.» Telles sont les modifications

que peuvent présenter les kystes uniloculaires séreux,
hématiques ou **purulents**.

Les kystes multiloculaires sont constitués par un
nombre plus ou moins considérable de poches distinctes,
sans communication les unes avec les autres. Ils sont plus
fréquents que les précédents. Le nombre des loges est
très-variable, il y en a quelquefois deux, trois ou quatre,
dix, quinze, vingt et un plus grand nombre. Parmi ces
poches, il y en a qui sont plus développées, d'autres
au contraire qui existent à l'état rudimentaire ; à côté d'un
grand kyste, d'une poche unique très-vaste, d'une poche
mère enfin, il y a pour ainsi dire une pépinière de petits
kystes, de forme et de volume différents et renfermant
des liquides de toute nature. C'est cette disposition d'un
grand kyste, au milieu de plusieurs autres kystes plus petits, et qui ne peuvent être reconnus sur le vivant, qui a
fait prendre pour des kystes uniloculaires, des kystes qui
étaient multiloculaires. Il en résulte quelquefois qu'on à
a peine vidé la grande poche, que les autres kystes qui
sont à sa base grandissent et se développent à leur tour,
et que si on vient à faire une nouvelle ponction, croyant
reponctionner le même kyste, on est tout étonné de voir
s'écouler un liquide différent, qui provient d'un kyste de
nouvelle formation. Quelquefois, plusieurs kystes peuvent
offrir un même volume ou à peu près. M. Paget (*Lectures
on Surgical Pathology*, 1863, p. 416), explique la formation
de ces kystes par le développement simultané de plusieurs
vésicules de Graaf, pressées les unes contre les autres, et
ayant une enveloppe générale formée par la membrane
propre de l'ovaire ; ces différentes loges peuvent communiquer entre elles, ou bien rester séparées par une membrane fibreuse, ce qui est le cas le plus rare. Une autre

variété de kystes multiloculaires, appelés kystes prolifères, aurait pour origine, non pas cette juxtaposition, mais seraient contenus dans d'autres plus volumineux et développés par endogène, sur la membrane interne. D'autres fois, une cavité principale contient dans son intérieur, suivant M. Ordoñez, un grand nombre de petites poches qui nagent dans le liquide qui la remplit ; c'est là un autre mode de formation des kystes multiloculaires qui n'a pas encore été bien étudié.

Nous rangerons ici les kystes aréolaires ou vésiculaires. Ce sont des loges plus petites, remplies de liquide gélatineux, communiquant entre elles ou séparées par des cloisons formées par deux lames de tissu fibreux très-résistant et demi-transparent, présentant l'aspect d'une ruche à miel. Dans le premier cas, la disposition du kyste rappelle assez bien la disposition des tissus érectiles ; dans le second, elle ressemble plutôt à une grappe de raisin dont tous les grains seraient rapprochés les uns des autres. Une autre forme de kyste aréolaire observée par M. Cruveilhier (*Anatomie path. du corps humain*, liv. XXV, texte de la planche I) serait le développement endogène du tissu aréolaire dans un kyste multiloculaire, à grandes loges. Ici, de la face interne de la poche, naissent des végétations sphéroïdales plus ou moins considérables, d'un volume variant entre celui d'une aveline et celui d'une grosse pomme de reinette, à structure aréolaire ; dans une partie de leur étendue, les parois du kyste présentent elles-mêmes, dans leur épaisseur, une sorte de gâteau aréolaire, représentant assez bien la forme et l'aspect du placenta. Un grand nombre d'auteurs, parmi lesquels se trouvent M. Cruveilhier, considèrent, et avec raison, les kystes aréolaires, comme une variété de cancer ; c'est aussi l'opinion de Spencer Wells.

La variété des kystes multiloculaires composés n'offre rien de spécial dans leur siége, leurs rapports, leurs adhérences aux organes voisins, leurs complications, mais ils doivent être étudiés surtout dans leur structure et la nature du liquide qu'ils renferment ; encore le plus souvent leur contenu est-il le même que celui des kystes multiloculaires ou aréolaires.

La structure de ces kystes offre des particularités variables. Assez fréquemment leurs parois sont constituées par un tissu aréolaire, se présentant à la coupe sous l'aspect de cellules d'une ruche à miel et dont les mailles communiquent ordinairement entre elles, et renferment un liquide filant, visqueux, qui s'écoule avec difficulté. Quelquefois ces aréoles contiennent une matière calloïde ou une matière semblable, par la couleur et la consistance, à du miel blanc. Ce tissu aréolaire se trouve comme infiltré dans l'épaisseur des parois du kyste, ou bien il forme par places comme des gâteaux ressemblant au gâteau placentaire. Les kystes qui sont ainsi combinés avec les tissus aréolaires et entourés par lui, sont uniques ou multiples, petits, renfermant un liquide visqueux, gélatiniforme, ou plus spacieux et remplis par de la sérosité. Ces kystes renferment des liquides plus ou moins épais ou semi-liquides ; ils peuvent se composer de matières grasses, mélicériques, ressemblant à du beurre, à de la pommade ; d'autres fois le kyste contient du sang coagulé plus ou moins épais, plus ou moins consistant ; dans d'autres cas, on rencontre des masses encéphaloïdes, colloïdes, fibreuses, fibro-plastiques, etc. Le plus ordinairement ces kystes, composés de matières solides, ont des parois altérées par les mêmes éléments pathologiques. Le tissu fibreux très-condensé, d'aspect cartilagineux, d'une épaisseur considérable et variable, dans les différents points, est le tissu de prédilection de la poche kystique.

Enfin nous rangerons dans la classe des kystes composés, ceux dont la paroi interne est criblée de tumeurs végétantes plus ou moins grosses, ou qui existent en même temps que d'autres produits pathologiques, masses fibreuses, encéphaloïdes, etc., etc. Sur la face interne de la paroi du kyste, on voit une série de tumeurs variables, les unes grosses comme une framboise, les autres du volume d'une aveline, d'une orange et même plus. Ces corps polypiformes sont ordinairement constitués, surtout quand ils sont de petites dimensions, par un amas de cellules épithéliales, au centre desquelles existe un noyau plus ou moins dur; d'autres fois, par un tissu fibreux, voire même un tissu encéphaloïde ou aréolaire.

Il est encore une variété de kystes qui, en raison de leur siége rapproché de l'ovaire, pourraient bien appartenir à cet organe, ainsi que nous l'avons indiqué en parlant de l'origine des kystes de l'ovaire; nous voulons parler des kystes dont le siége paraît être dans le ligament large ou dans la trompe; ces kystes, indiqués et décrits pour la première fois, par M. Velpeau, dans le *Dictionnaire en trente volumes*, dit M. Bauchet, ont été étudiés plus tard par les auteurs du *Compendium de médecine* et par M. Huguier; on leur donne pour siége ou pour point de départ, soit le tissu cellulaire du ligament large, soit l'organe de Rosenmüller, dernier vestige du corps de Wolff (Follin), soit les vaisseaux qui constituent le plexus pampiniforme; ils ne sont pas rares, et leur volume varie entre celui d'une tête d'épingle, d'un pois, d'une noisette, d'une noix ; rarement ils acquièrent des dimensions plus grandes ; ils renferment, comme les kystes de l'ovaire, tantôt de la sérosité, tantôt un liquide filant, visqueux, tantôt un liquide sanguinolent ; quand ils sont tout petits, on les voit très-bien par transparence, en étalant et soulevant le ligament large, du côté de la lumière, ils sont parfois pédiculés, parfois sessiles. M. Verneuil prétend, et M. Houël, a dit-il, trouvé exacte cette assertion, que ces kystes sont surtout sessiles chez l'enfant, et pédiculés chez l'adulte. Les kystes pédiculés ont d'abord été sessiles et leur pédicule ne s'est formé que peu à peu. Le pédicule peut se rompre et alors le kyste devient libre dans l'abdomen.

Dans d'autres circonstances, le liquide renfermé dans cette petite poche disparaît ; ses parois reviennent sur elles-mêmes et constituent un petit polype fibreux. Cette production peut elle-même se détacher et constituer un corps étranger de la cavité péritonéale. M. Luys a présenté à la Société anatomique un petit kyste qu'il avait trouvé dans l'abdomen, libre de toute adhérence ; peut-être cette petite tumeur avait-elle pour origine une de ces productions dont je viens de parler dans le ligament large ou l'aileron de la trompe ; peut-être était-ce un ovule non fécondé échappé de l'ovaire, et tombé dans l'abdomen où il avait continué de croître.

On pense encore que la trompe, son canal, son pavillon peuvent être le siége d'une dilatation kystique, et cette altération peut exister seule ou se rencontrer coïncidant avec un kyste ovarique ; il s'agissait probablement de tumeurs semblables dans les cas rapportés par madame Boivin et Dugès (*Traité pratique des maladies de l'utérus et de ses annexes*. Paris, 1833, t. II, p. 580) et M. Follin, et dans lesquels des kystes se vidaient par l'utérus ; il en est de même d'un fait décrit par Morgagni (lettre xxxiiie). Une femme laissait écouler par le vagin et par jour, une livre de liquide environ ; à sa mort on trouva la trompe très-dilatée et contenant environ 130 litres d'un liquide glaireux. Je connais cinq dames qui sont dans ce cas ; chez deux le liquide coule continuellement et chez les trois autres l'écoulement ne se fait qu'au moment ou après les règles, toutes sont atteintes d'un kyste ovarique ; j'en connais plusieurs autres chez lesquelles on n'a jamais pu constater aucune tumeur ou tuméfaction de l'ovaire, et qui rendent par le vagin, mais surtout au moment des rapports conjugaux, de l'eau, ainsi qu'elles l'appellent, eau qu'elles ne confondent pas avec des fleurs blanches, et en quantité assez grande pour en être incommodées et pour mouiller leur linge dans une grande étendue : ces tumeurs ont été étudiées d'une manière toute particulière par M. Ad. Richard (*Mémoires de la Société impériale de chirurgie*, t. III, p. 121.). Se développent-elles primitivement et d'emblée dans la trompe, ou bien sont-elles, comme nous le pensons, constitués par le liquide provenant d'un kyste ovarique qui s'épanche dans le canal de la trompe de Fallope? tous ces prétendus kystes des trompes ne sont-ils pas de véritables kystes de l'ovaire? et cela paraît d'autant plus probable, que souvent dans ces kystes tout est confondu, l'ovaire, le ligament rond et la trompe. M. Bauchet qui a cherché à donner l'explication de cette confusion dans son mémoire sur l'anatomie pathologique de ces tumeurs, pourrait bien avoir fait une autre confusion, en voulant considérer ces tumeurs comme distinctes des kystes de l'ovaire. Les preuves sur lesquelles il s'appuie, pour établir une distinction entre ces tumeurs, seraient les suivantes ; elles formeraient de chaque côté ou d'un seul côté de l'utérus, une masse plus ou moins considérables, fluctuante, transparente ; l'ovaire ferait un relief sur la poche, et à un examen superficiel, on pourrait penser que c'est un kyste limité à une des loges de l'ovaire. Ces kystes seraient plus bleuâtres, plus transparents, la membrane qui les recouvre serait plus mince ; le kyste de la trompe serait refoulé presque toujours en arrière de l'utérus et occuperait principalement le petit bassin. Cependant la poche pourrait être plus ou moins épaisse suivant le volume du kyste, mais le plus souvent elle est réduite à une lamelle fibro-séreuse mince ; le liquide serait constitué par de la sérosité, et cela se concevrait d'autant mieux, que la membrane interne de la trompe tiendrait à la fois des membranes muqueuses et des membranes séreuses, mais plutôt de cette dernière. Toutes ces raisons me paraissent de peu de valeur pour établir l'existence de ces kystes des trompes, d'autant mieux que chez plusieurs de nos malades, le liquide est loin d'être séreux, qu'il est glaireux comme chez la malade de Morgagni et laisse sur le linge, quand il est sec, des traces qui ressemblent à du sperme. C'est donc encore un point à vérifier de nouveau.

En disséquant la tumeur, dit encore M. Bauchet, on retrouve le ligament rond et l'ovaire que l'on détache aisément ; la trompe est oblitérée vers la cavité utérine et du côté de la cavité péritonéale. On peut, dans quelques cas, arriver jusque dans la poche, en introduisant un stylet fin par la cavité utérine, déboucher l'ouverture de la trompe et alors vider le kyste. D'autres fois et le plus souvent, l'obstruction est complète. Ces oblitérations dues au développement du kyste, dans le canal de la trompe, ne prouvent nullement que primitivement, le kyste n'a pas eu son point de départ dans l'ovaire, comme nous l'avons dit au commencement de cet article.

Une même trompe peut présenter plusieurs kystes échelonnés comme des grains de chapelet ; cette circonstance plaiderait en faveur de notre manière de voir, en montrant qu'un ovule échappé de l'ovaire peut s'arrêter dans la trompe, l'oblitérer et empêcher ensuite d'autres ovules d'aller plus loin. Ce qui pourrait encore venir à l'appui de notre opinion, c'est le siége du kyste qui se rencontre le plus souvent dans le pavillon ; c'est là, dit M. Bauchet, son siége de prédilection.

Quand le kyste occupe le pavillon et le canal, on trouve une tumeur plus grosse et en longeant cette tumeur, un canal qui ressemble à une circonvolution intestinale ; la grosse tumeur, c'est le pavillon ; la circonvolution, c'est le conduit de la trompe, dilaté.

Dans certains cas, on rencontre un kyste ovarique et un kyste de la trompe sur une même pièce ; ces deux tumeurs communiquent entre elles et se vident l'une dans l'autre; quand on presse la tumeur ovarienne, elle s'affaisse et le liquide passe dans la trompe et réciproquement ; est-il donc si illogique de penser, dans ces cas, que deux vésicules de Graaf, deux poches se sont développées simultanément ou même l'une après l'autre, et que celle qui se trouvait le plus rapprochée de la trompe a été chassée par celle de l'ovaire et repoussée jusque dans la trompe ou son canal? qu'elle a même pu se pédiculiser, pénétrer dans le canal et s'y fixer, après la rupture du pédicule? Comme dans ce cas et lorsque les kystes ont acquis un certain développement, tout est confondu, l'ovaire, le ligament rond et la trompe, il est bien difficile de décider d'une manière absolue et satisfaisante comment les choses ont eu lieu. Un fait que M. Bauchet a vu dans le service de M. Gosselin, prouve que des kystes de la grosseur d'un grain de blé peuvent se pédiculiser : pourquoi n'en serait-il pas de même pour les kystes de l'ovaire, qui, ainsi pédiculisés, pourraient cheminer soit dans le pavillon, soit dans la trompe, soit dans l'abdomen? Il se passerait ici les mêmes phénomènes que ceux qu'on observe pour les grossesses tubaires et les grossesses extrautérines. Voici le fait rapporté par M. Bauchet. (*Mémoires de l'Académie impériale de médecine*, t. XXIII, p. 59.)

Une femme avait succombé à un cancer du foie. A l'autopsie, on trouve, d'un côté, un petit kyste gros comme une noisette, et qui avait pour siége le pavillon d'une des trompes ; et, de l'autre côté, deux petites tumeurs liquides, transparentes, grosses comme des grains de blé, *appendues par un petit pédicule, étroit, mince*, et qui avaient leur origine bien évidente dans les franges du pavillon. Les franges du pavillon sont bien rapprochées de l'ovaire, puisqu'elles le touchent en arrière. Ne pourrait-on pas supposer que ces deux petites poches, à pédicules minces et étroits, pouvaient bien avoir pris naissance dans l'ovaire? Nous le répétons, de nouvelles recherches devront être faites sur ce point d'anatomie pathologique.

En général, tous les kystes de l'ovaire, qu'ils soient simples ou composés, uniloculaires, multiloculaires ou tubo-ovariques, etc., se développent lentement et n'ont aucune tendance à disparaître spontanément. Il faut, pour les guérir, que l'art intervienne.

Il est d'autres tumeurs de l'abdomen qui peuvent simuler les kystes de l'ovaire, et que les auteurs ont confondues avec eux; cette confusion vient et de l'anatomie pathologique de ces tumeurs et de leur siége. J'en ferai une classe à part, sous le titre de kystes anormaux de l'ovaire.

Ces tumeurs sont de plusieurs ordres : ou bien ce sont des kystes embryonnaires, ou bien des hématocèles rétro-utérines enkystées (tumeurs enkystées du péritoine). Quant aux tumeurs hydatiques, semblables à celles qu'on rencontre dans le foie, la rate et ailleurs, les auteurs qui en parlent, à propos des kystes de l'ovaire, disent bien que cette variété de kyste est très-rare dans cet organe. Il y a probablement un malentendu sur ce point, car jusqu'à présent on n'a pas constaté anatomiquement, que je sache, ces tumeurs hydatiques de l'ovaire. Pour mon compte, en désignant, dans mon traité d'*Iodothérapie*, certains kystes de l'ovaire sous le nom de kystes hydatiques de l'ovaire, je n'ai eu d'autre but que d'appeler l'attention sur une variété de kystes uniloculaires, remarquable par son contenu, qui est clair, limpide comme de l'eau de roche et en tous points semblable au liquide qu'on rencontre dans les véritables kystes hydatiques ; je n'ai point voulu dire que ces kystes étaient véritablement hydatiques ; ce qui les caractérise surtout, c'est la facilité très-grande avec laquelle ils guérissent, à la suite d'une seule injection iodée.

Les tumeurs enkystées embryonnaires sont variables ; les unes ont pour point de départ une grossesse *extra-utérine*, les autres une *inclusion*. Les premières donnent lieu, par leur présence, à la formation d'un kyste reposant sur l'ovaire, dans la trompe, dans son pavillon, dans le tissu utérin, dans le péritoine, etc., et constituent les grossesses tubaires, tubo-ovariennes, péritonéales, etc. Lorsque nous nous occuperons du diagnostic des kystes de l'ovaire, nous chercherons à déterminer les caractères cliniques qui les séparent des kystes de l'ovaire proprement dits. Les secondes, les kystes fœtaux par inclusion, méritent d'être étudiés avec soin, parce qu'ils ont toujours été confondus jusqu'à présent avec les kystes de l'ovaire et pris pour des kystes ovariques, renfermant des poils, des os, des dents, etc., etc. Ils ont pour siége de prédilection l'ovaire chez la femme, et le testicule chez l'homme. Dans les faits que l'on a décrits, on rencontre une enveloppe kystique, formée de tissu cellulaire et de tissu fibreux, offrant quelquefois, comme dans les véritables kystes de l'ovaire, des points cartilagineux, des plaques ostéo-calcaires. La face externe est assez intimement unie aux parties environnantes ; la face interne est plus ou moins anfractueuse, rarement lisse et polie. L'intérieur du kyste contient du sang, des caillots, des paquets de fibrine, de la sérosité, quelquefois en aussi grande quantité que dans un véritable kyste de l'ovaire (12 à 15 litres), et au milieu de ce magma, de ce liquide, on trouve des morceaux d'os, ordinairement informes, des dents, des poils, de la peau, etc., mais c'est principalement dans les parois de la poche, que les os, les dents sont comme incrustés ; on y trouve encore des matières grasses semblables à de la pommade, à du vieux beurre, etc.

Le volume de ces tumeurs est variable, on en a vu qui avaient à peine la grosseur d'une noix, d'autres avaient la grosseur des deux poings, d'une tête d'adulte et même celle d'une grossesse à terme, à cause de la grande quantité de liquide qu'elles renfermaient. J'ai opéré, en 1856, une jeune comtesse, âgée de 20 ans, non mariée, vierge, atteinte d'un kyste pileux, qui contenait 8 à 9 litres de sérosité. Cette jeune fille a été vue et examinée par un grand nombre de médecins et de chirurgiens très-distingués, par MM. Cruveilhier, Velpeau, Rayer, Jobert (de Lamballe), Daralde, etc.; tous avaient diagnostiqué un kyste uniloculaire de l'ovaire gauche. La ponction faite laisse écouler 8 litres d'un liquide séreux, lactescent, et renfermant quelques globules de pus. Une injection iodée à parties égales est pratiquée, il n'en résulte aucun accident.

Mais, le kyste vidé, nous constatons, au sommet de l'utérus, l'existence d'une tumeur dure, comme fibreuse, aplatie, ayant le volume d'un gros œuf de poule. Pendant presque une année cette jeune fille se crut guérie tant sa santé s'était améliorée; mais au bout de ce temps, elle éprouva plusieurs signes d'inflammation dans son kyste et on fut obligé de revenir à une seconde ponction qui donna issue à 5 litres de matière purulente. Une injection iodée est faite comme la première fois; dans l'espace de deux ans, sept nouvelles ponctions suivies d'injections iodées devinrent nécessaires, et à chaque fois il sortait un litre, un litre et demi de pus seulement, la malade se portait bien d'ailleurs, elle était fraîche, et avait considérablement engraissé; le kyste était considérablement revenu sur lui-même et offrait à la main le volume d'une grosse pomme de reinette; après la neuvième ponction et la neuvième injection, voyant que du liquide, en petite quantité, il est vrai, mais du liquide purulent se reformait toujours dans ce kyste considérablement revenu sur lui-même, je pris la résolution d'y laisser une sonde à demeure; c'était le 7 avril 1859. Le 29 juin 1859, lorsque la malade quitta Paris, pour retourner chez elle, le kyste offrait le volume d'un œuf de poule, et laissait écouler par la sonde dans les vingt-quatre heures, une cuillerée à café environ de matière séro-purulente. La santé était excellente et le kyste n'était nullement douloureux ; mais toutes les injections essayées pour tarir cette sécrétion, qui était toujours purulente, n'amenèrent aucun résultat, et l'on constatait facilement, à la manière dont ressortaient les injections, qu'il n'existait plus de cavité du kyste, mais seulement un trajet fistuleux de $0^m,09$ à $0^m,10$. Dans le courant de janvier 1860, cette malade revint à Paris se mettre entre les mains d'un homœopathe qui avait promis guérison ; heureusement qu'il n'eut pas l'idée d'enlever la sonde, mais on cessa les injections, que les globules devaient remplacer... Alors la suppuration augmenta, le pus devint de mauvaise nature, et l'état général devint moins bon : appétit nul, amaigrissement, symptômes de fièvre hectique, etc. Appelé de nouveau, je fis des injections iodées, la suppuration diminua, devint de meilleure nature, et l'état général s'améliora considérablement, mais la guérison radicale ne venait toujours pas. Un jour en changeant la sonde, je trouvai qu'elle était remplie de cheveux blonds longs et très-fins, et je reconnus aussitôt à quelle cause il fallait attribuer la difficulté de la guérison et à quelle espèce de kystes j'avais affaire. A l'aide d'une petite brosse, faite sur le modèle de celles dont on se sert pour nettoyer les bouteilles, que j'introduisis par la sonde, dont le bout pénétrant dans le kyste, était coupé en bec de flûte, je retirai, à plusieurs reprises, une pelote de cheveux de la grosseur d'une noix au moins, mais malgré toutes ces précautions je ne pus parvenir à guérir ce kyste pilifère ou par inclusion ; peut-être que l'ovariotomie aurait pu donner un bon résultat dans ce cas particulier, mais à cette époque on parlait beaucoup de cette opération, mais on n'osait pas la tenter.

Ces kystes fœtaux par inclusion, renferment dans certains cas des dents en nombre plus ou moins considérable et quelquefois dans des proportions vraiment curieuses; M. Bauchet pense que ceux qui ont trouvé ces dents en grande quantité, ont pris ces dents pour des morceaux d'os venant de différentes parties du corps du fœtus. Tels sont les faits de Cleghorn, cités par Meckel (44 dents), de Ploucquet et Autenrieth (plus de 300 dents). On a rencontré des os maxillaires, des ongles, des poils ; j'ai présenté, à la Société de chirurgie, les pièces anatomiques d'une jeune fille de 18 ans, morte à l'hôpital de la Pitié, dans le service de M. Mesnet, qui avait dans l'ovaire droit un kyste à parois épaisses de la grosseur d'un fœtus à terme, et adhérant dans presque toute son étendue aux parties environnantes ; il renfermait un peloton gros comme les deux poings de cheveux ou poils rouges et blonds enchevêtrés, non adhérents aux parois du kyste, une boucle de ces cheveux, formant anneau, est enroulée autour d'une bride, à laquelle elle n'adhère pas. Au-dessous de ces cheveux est un os volumineux, dur, aplati et sans forme bien déterminée; cet os qui est presque aussi large que la paume de la main ressemble, par son extrémité supérieure, à un omoplate, et, par son extrémité inférieure, qui est divisée en trois branches très-aiguës, aux apophyses du maxillaire inférieur. Cette production osseuse est placée dans l'épaisseur de la paroi profonde du kyste, à laquelle elle adhère d'une manière très-intime; elle est recouverte de toutes parts par un tissu dur, fibreux, comme cartilagineux ; il y avait encore dans ce kyste un liquide contenant de l'albumine, des grumeaux d'albumine concrétée, et une grande quantité de matière grasse, huileuse et de la cholestérine. (*Bulletin de la Société impériale de chirurgie*, t. X, p. 133.) — Cette jeune fille aurait eu, à l'âge de 7 ans, un commencement de tuméfaction dans la fosse iliaque droite; peu à peu le ventre, qui était toujours douloureux, aurait pris un développement si considérable, qu'à l'âge de 12 ans, on aurait fait une ponction qui aurait donné 12 à 15 litres d'un liquide jaunâtre.

Les poils, bien plus fréquents que les dents, se développent dans la graisse, et les dents au milieu de kystes remplis d'une matière gélatineuse ; on trouve encore dans ces kystes une matière grasse, onctueuse, huileuse, ressemblant à du beurre rance ou à de la pommade, ou encore à de la moelle épinière ramollie ; parmi tous ces kystes, les plus fréquents sont ceux constitués par une poche fibreuse formée aux dépens du tissu de l'ovaire.

Cheston parle d'un ovaire droit, contenant une dent canine, adhérente à une partie cartilagineuse (*Comment. lips.*, t. XV, p. 39). Ruich a trouvé sur une femme, dont l'ovaire était très-dur, une tumeur contenant une dent molaire et quelques autres dents (*Th. anat.*, t. II, p. 29). Lauverjat a rencontré une mâchoire armée de neuf dents sorties de leurs alvéoles, aussi blanches et aussi dures que celles d'un enfant de 8 à 10 ans (*Nouvelle méthode de pratiquer l'opération césarienne*, p. 14). Tyron trouva un os d'une figure singulière (*Trans. phil.*, n° 2, art. 14). Vanderwich vit un petit os difforme, dur et creux, couvert en dehors d'une peau analogue au périoste, en dedans d'une membrane analogue à la dure-mère (t. II, obs. 37, p. 281). Blumenbach a rencontré dans l'ovaire d'une jeune femme un nombre considérable d'os, n'ayant aucune ressemblance avec les os humains, et égalant en force et en grosseur ceux d'un individu de 20 ans (*Med. Bibl.*, § 1, 152). Une tumeur, présentée à la Société philomathique, en 1825, renfermait : 1° plusieurs livres de graisse jaunâtre, assez semblable à de la graisse d'oie, à de la graisse ordinaire, extraite par ébullition et figée depuis quelques heures ; 2° une grande quantité de poils libres dans la masse adipocireuse, ayant jusqu'à 3 pouces de long et de couleur châtaine ; 3° un corps organisé, complétement séparé de la graisse sus-indiquée, par quelques brides celluleuses. Dans ce dernier corps on reconnut des os, des portions de muscles et de la peau recouverte de poils analogues aux précédents. Ces parties ressemblaient à des parties du crâne et de la face d'un enfant, quoiqu'il fût difficile de reconnaître avec certitude aucun des organes qui composent l'extrémité céphalique du tronc du fœtus à l'état normal. Cette pièce a été recueillie sur le cadavre d'une femme ayant eu plusieurs enfants ; et morte d'une maladie étrangère à l'altération de l'ovaire. Un kyste, vu par M. Velpeau, en 1825, renfermait de la graisse molle et blanche, mêlée de poils châtains ; le tout était renfermé dans un kyste, dont la surface interne présentait, d'espace en espace, tous les caractères de la peau ; au fond de ce sac, il y avait une dent canine et deux molaires parfaitement développées quant à leur couronne, et disposées sur une espèce de ligne courbe, comme sur une mâchoire ; elles n'avaient pas de racines. Les poils sont adhérents ou libres, leur couleur est en général rousse, blonde ; les poils de certains kystes pileux de l'ovaire présentent de très-grandes différences de longueur, depuis quelques lignes jusqu'à plusieurs pieds ; il en est qui ne le cèdent pas aux cheveux les plus longs (*Anat. path.*, l. XVIII, pl. V); on trouvera encore dans les Bulletins de la Société anatomique plusieurs de ces exemples de kystes pilifères présentés, en 1847 et 1854, par MM. Trélat et Perret. Ces kystes pileux peuvent rester stationnnaires pendant un grand nombre d'années, et c'est presque toujours le hasard qui les a fait découvrir, chez des femmes qui n'avaient accusé ni gêne, ni douleur du côté de la région pelvienne.

Comment expliquer la formation des kystes pileux de l'ovaire? la nature de l'organe dans lequel se trouvent le plus souvent ces productions osseuses, pileuses et dentaires, et qui est l'atelier de la génération, l'époque de la vie à laquelle elles se développent le plus souvent, la circonstance qu'elles ont été souvent précédées par le coït, enfin, les cas assez nombreux de grossesse ovarienne, ont déterminé plusieurs physiologistes, dit Meckel, à les considérer comme des débris d'un fœtus qui se serait développé dans l'ovaire; mais une pareille hypothèse est absolument inadmissible, car la disparité totale qu'on observe souvent entre ces productions anormales, sous le rapport du nombre, de la forme et du volume, et le fait remarquable que les poils, les os et les dents sont les seules parties qu'on rencontre ainsi, tandis que dans les grossesses extra-utérines toutes les parties du fœtus se conservent longtemps, prouvent assez que l'acte générateur, s'il en a fallu un pour les produire, n'a au moins pas donné naissance à un fœtus complet, et s'est borné à déterminer le développement des seules parties qu'on trouve. Quoiqu'il puisse bien arriver que, dans une foule de cas, le développement, non-seulement de ces formations plus parfaites, mais encore de toutes les formations anormales que l'on rencontre dans l'ovaire, ne s'opère qu'à la suite d'un accouplement qui ne suffit pas pour donner naissance à un organisme normal, à cause de l'état maladif d'un ou des deux parents, de leur âge avancé ou d'une autre cause qui affaiblit en eux la faculté génératrice, cependant, on ne saurait admettre que le concours de l'homme soit nécessaire pour déterminer leur production, puisqu'on les a rencontrées chez de très-jeunes filles, dont les organes génitaux étaient parfaitement intacts, et qu'on les trouve aussi dans d'autres parties du corps, non-seulement chez la femme, mais même chez l'homme.

Si elles sont plus communes et plus parfaites dans l'ovaire que dans tous les autres organes, c'est parce que l'activité plastique est plus énergique dans cette glande ; il n'en faut pas conclure que l'union sexuelle doit nécessairement les avoir précédées, et encore moins qu'elles sont les débris d'un fœtus ovarien détruit. (J.-F. Meckel, *Mémoires sur les poils et les dents qui se développent accidentellement dans le corps;* dans *Journ. compl. du dict. des sciences méd.*, t. IV, p. 122 et 217.)

Ces kystes pileux ou fœtaux peuvent contracter des adhérences avec les parties environnantes, s'enflammer et s'ouvrir à l'extérieur. Cette variété de tumeurs offre plutôt cet accident, que les kystes ovariques proprement dits.

Les tumeurs enkystées du péritoine ont souvent été prises pour des kystes de l'ovaire et ont été appelées kystes hématiques de l'ovaire ; elles ont pour siége la cavité péritonéale et sont presque toujours le résultat d'hématocèles rétro-utérines enkystées, ou d'inflammation du péritoine, comme les hydropisies enkystées de cette membrane; elles sont limitées par des adhérences établies entre les deux feuillets de la séreuse abdominale et peuvent être placées dans l'une des fosses iliaques ; alors elles offrent tous les caractères des kystes ovariques, et on ne les reconnaît qu'à la ponction, si l'on n'a pas pris le soin d'examiner minutieusement les antécédents des malades, comme nous le dirons lorsque nous nous occuperons du diagnostic différentiel.

A côté de ces kystes péritonéaux, périto-utérins, viennent se placer les kystes séreux et hydatiques du mésentère. On trouve des exemples de ces tumeurs, qui pendant la vie ont été prises pour des tumeurs ovariques, et dont on n'a reconnu la véritable nature qu'à l'autopsie. M. Mesnet a présenté à la Société anatomique, en 1851, un kyste du mésentère siégeant vers la terminaison de l'intestin grêle, ayant la forme d'une demi-sphère et la grosseur d'un œuf.

Les kystes acéphalocystes du mésentère, des épiploons du bassin et du petit bassin, sont bien plus fréquents que les kystes séreux. On en rencontre beaucoup d'exemples dans les *Bulletins de la Société anatomique;* on en rencontre un exemple remarquable dans l'ouvrage de M. Cruveilhier ; la tumeur, dans ce cas, avait été prise pour un kyste ovarique, et avait donné lieu à une erreur de diagnostic. J'ai vu plusieurs exemples de ces kystes hydatiques ; en 1837, la femme d'un architecte, âgée de 28 ans, vint me consulter pour une tumeur globuleuse du volume des deux poings, située dans le côté gauche, au-dessous des fausses côtes. Cette tumeur peu douloureuse à la pression était médiocrement mobile ; mon ami le professeur Nélaton l'examina avec moi à plusieurs reprises, et sans que nous pussions nous prononcer sur la nature de la tumeur ; la sortie par les selles de nombreuses hydatides, la diminution, puis la disparition rapide de la tumeur, vinrent nous apprendre quelle était sa nature.

Chez une autre femme que j'ai opérée dans le service de M. Briquet, à la Charité, il existait également une tumeur hydatique, qui avait été prise par plusieurs chirurgiens pour un rein mobile, pour un kyste du foie, pour un abcès, pour un engorgement ramolli des ganglions mésentériques. Cette tumeur était molle, élastique, résistante, située entre le nombril et les fausses côtes du côté droit, elle n'était et n'avait été le siége d'aucun travail inflammatoire, et la malade n'y sentait ni battements ni élancements, ni douleurs ; la fluctuation qui, selon moi, était très-évidente, était niée par tous les assistants, et attribuée à un phénomène d'élasticité. Il fut décidé que pour éclairer le diagnostic, je ferais une ponction exploratrice; il sortit plein un crachoir d'un liquide clair comme de l'eau de roche, et la guérison s'ensuivit. Cette tumeur était un kyste hydatique, dont le siége était probablement dans les replis du péritoine.

Enfin je me bornerai, pour terminer ce qui a rapport aux caractères anatomiques des tumeurs liquides pouvant simuler les kystes de l'ovaire, à mentionner certains abcès froids, les kystes des reins, certains abcès volumineux du foie, de la rate, etc., etc.

Outre les altérations anatomiques dont nous venons de faire l'énumération, les kystes de l'ovaire sont encore exposés aux altérations suivantes, *aux adhérences*, aux ouvertures spontanées dans certains canaux, à l'inflammation, à la formation de plaques gangréneuses, à la rupture avec péritonite et ascite consécutives.

Si les kystes de l'ovaire peuvent être libres de toute

adhérence avec tous les organes de l'abdomen, il arrive fréquemment aussi qu'on les trouve fixés dans différents points par des adhérences plus ou moins intimes, plus ou moins solides et anciennes. Ces adhérences se rencontrent principalement quand les kystes sont anciens, volumineux et multiloculaires ; elles sont presque toujours le résultat de l'inflammation ou d'une irritation produite par le contact prolongé du kyste, dans le même point. Elles peuvent dépendre quelquefois, mais non constamment, de ponctions qui ont été pratiquées, quand le kyste vidé n'abandonne pas le point où la ponction a été faite, ce qui arrive souvent pour les kystes multiloculaires. Ce sont donc les organes peu susceptibles de se déplacer, occupant une position fixe dans la cavité abdominale, qui présentent ces adhérences avec les kystes ovariens ; rarement ces tumeurs ont des adhérences avec la paroi abdominale, quand elles sont uniloculaires, et lors même que l'art est intervenu, plus rarement encore avec l'intestin grêle et la vessie. Les organes qui adhèrent le plus souvent aux kystes de l'ovaire, sont l'épiploon, le gros intestin, les uretères, l'utérus, la trompe, le ligament rond. Ces adhérences sont parfois peu étendues, se bornent à quelques filaments faciles à rompre ; d'autres fois elles sont très-larges, très-solides, et fixent d'une manière très-intime les kystes à certaines parties des organes abdominaux, desquelles il est difficile ou même impossible de les séparer.

Sous ces adhérences, les parois du kyste et les parois des organes s'amincissent, et plus tard, il peut se former des communications plus ou moins étendues entre ces poches et les organes voisins ; ces ouvertures se produisent dans quelques cas, par suite de l'amincissement graduel des parois qui se touchent, mais plus souvent sous l'influence d'un travail phlegmatique, qui a déjà déterminé ces adhérences. C'est ainsi qu'on trouve des kystes de l'ovaire communiquant avec l'intestin, avec la vessie, le vagin et même l'extérieur. M. Bauchet, dans son travail sur l'anatomie pathologique des kystes de l'ovaire, en cite une observation remarquable qui a été recueillie dans le service de M. Chassaignac. Ces perforations ont lieu le plus souvent dans le rectum, le cœcum, et l'iliaque du côlon. M. Bauchet cite l'observation d'une jeune dame, dont le kyste de l'ovaire se serait ouvert dans le vagin; mais les détails qu'il donne laissent beaucoup de doute dans l'esprit, et sont de nature à faire croire que sa malade avait un kyste tubo-ovarien. M. Larrey a rapporté un cas dans lequel un kyste de l'ovaire s'ouvrit dans la vessie, et celle-ci à l'extérieur à travers la paroi abdominale antérieure. M. Jarjavay a montré, en 1852, à la Société anatomique, un kyste pileux de l'ovaire, placé au-devant de l'utérus et sur les parois latérales de la vessie. Ce kyste s'est ouvert à la partie inférieure de la paroi abdominale antérieure, à 0^m,03 au-dessus du pubis (*Bull. de la Société anat.*, 1852, p. 202). Boyer a rapporté plusieurs exemples d'ouvertures accidentelles de tumeurs enkystées, à travers les parois du ventre. Nous devons dire que ces ouvertures spontanées sont très-rares pour les kystes de l'ovaire, elles sont au contraire très-communes pour les grossesses extra-utérines, les kystes pileux et les abcès de toute sorte; or quand le kyste de l'ovaire suppure, il rentre dans la catégorie de ces tumeurs ; les trajets fistuleux, dans ces cas, n'offrent rien de particulier. Dans la presque totalité des cas, c'est l'inflammation qui prépare ces commu-

nications des kystes avec les organes ou les parties environnantes.

Quelquefois après un travail spontané, d'autres fois à
la suite de manœuvres chirurgicales, on trouve le kyste
rempli de pus; dans certains il est crémeux, bien lié;
le plus souvent il est séreux, visqueux, sanieux, mêlé
de sang, de grumeaux ou de caillots plus ou moins altérés. La surface interne du kyste reste lisse ou bien
offre l'aspect et les propriétés des membranes pyogéniques des abcès.

Dans quelques circonstances, cette inflammation marche avec une rapidité et une intensité redoutables et détermine la formation de plaques gangréneuses étendues
ou limitées; M. Cruveilhier en rapporte plusieurs exemples remarquables; les ulcérations gangréneuses sont
occasionnées par une trop forte distension ou par une
inflammation du sac; tel est le cas cité par M. Barth
(*Bulletin de l'Académie de médecine*, 1856, t. XXI et XXII),
tel est celui de M. Bailly (*Bulletin de la Société anatomique*, 1854). Quand les ruptures sont spontanées sans
inflammation du kyste et par suite d'une distension trop
considérable, la guérison peut s'ensuivre; M. Bonfils (de
Nancy) en a signalé un exemple remarquable (*Bulletin
de l'Académie de médecine*, décembre 1843). Dans un travail publié par M. Camus, dans la *Revue médicale* (novembre 1854), sur la rupture spontanée ou accidentelle
du kyste, ce médecin a rassemblé plusieurs observations
intéressantes; de notre côté, nous avons vu, avec le docteur Hupier, une femme guérir radicalement d'un kyste
rompu, par un coup de pied qu'elle avait reçu dans le
ventre.

Les kystes de l'ovaire peuvent exister en même temps

que des tumeurs fibreuses des organes voisins et notamment de l'utérus ; ces kystes se rapprochent sans doute cliniquement des kystes ovariques composés, mais ils en diffèrent anatomiquement en ce sens que les tumeurs solides sont parfaitement distinctes du kyste lui-même, avec lequel parfois, elles n'ont pas même contracté d'adhérence ; il peut arriver aussi que l'existence de ces tumeurs passe inaperçue pendant la vie, aussi longtemps que le kyste est rempli de liquide ; dans certains cas, c'est le kyste qui constitue l'affection principale ; dans d'autres le kyste n'est qu'un épiphénomène, qu'une lésion sans importance, comparée à la lésion principale ; alors le kyste est très-petit et la tumeur solide au contraire très-volumineuse.

Enfin, de même que les kystes ovariques peuvent donner lieu à un épanchement de liquide dans la cavité péritonéale, de même et plus souvent, les tumeurs fibreuses peuvent être le point de départ d'une ascite plus ou moins considérable. Je signalerai encore quelques autres productions qui peuvent quelquefois simuler jusqu'à un certain point les kystes de l'ovaire ou les compliquer, telles que les tumeurs de la rate, le cancer des intestins, la grossesse, certains noyaux d'induration résultant du phlegmon des ligaments larges, d'inflammation chronique de l'épiploon, du mésentère; mais je reviendrai sur ces productions lorsque je m'occuperai du diagnostic différentiel des kystes de l'ovaire.

CHAPITRE VI

DIAGNOSTIC DES KYSTES DE L'OVAIRE

Tous les kystes de l'ovaire peuvent-ils être traités de la même manière? L'expérience basée aujourd'hui sur des faits nombreux a établi que la manière de les traiter devait varier suivant la nature de chaque kyste; que les uns réclamaient les injections iodées, que les autres pouvaient être traités par la sonde à demeure et les injections iodées; que d'autres, et c'est le plus grand nombre, ne pouvaient guérir que par l'ovariotomie et qu'enfin il y en avait quelques-uns qu'on était forcé d'abandonner, parce qu'ils étaient complétement au-dessus des ressources de l'art. Ainsi, au point de vue du traitement, nous diviserons les kystes de l'ovaire en quatre catégories :

1° Les kystes uniloculaires simples, renfermant un liquide clair, séreux, etc.

2° Les kystes uniloculaires simples, mais renfermant un liquide épais, filant, gélatineux, huileux, etc.

3° Les kystes multiloculaires, sans complication grave, n'offrant pas d'adhérences, ou des adhérences dont la destruction est possible.

4° Les kystes uniloculaires ou multiloculaires compliqués d'adhérences tellement intimes avec les parties environnantes, qu'il est impossible de les détruire, ou compliqués de dégénérescence cancéreuse, etc.

Les kystes simples, uniloculaires, mobiles, sans complication aucune, ceux dont les parois sont minces et sans altération aucune, renfermant un liquide clair, séreux, sanguinolent et même purulent, quelle que soit la quantité du liquide contenu, guérissent souvent avec une grande facilité, par une simple ponction et une simple injection iodée, quelle que soit leur ampleur; quelquefois même après ce mode de traitement, ils ne laissent aucune trace de leur existence appréciable au toucher, à travers les parois abdominales.

D'autres kystes, quoique simples et uniloculaires, lorsqu'ils renferment un liquide épais, filant, gélatineux, n'offrent plus les mêmes chances de guérison, et les injections iodées ne les guérissent que très-rarement; pour arriver à leur guérison, il est indispensable que le liquide qu'ils renferment soit profondément modifié, qu'il cesse d'être huileux, graisseux ou filant. Ces kystes ne guérissent jamais après une seule ponction et une seule injection iodée. On est souvent obligé de faire un certain nombre d'injections, dans le but de modifier la nature du liquide sécrété, pour arriver à la guérison qui, dans ces cas, est toujours très-rare, parce qu'il est souvent impossible de changer la nature filante du liquide. C'est cette variété de kystes qu'on peut traiter par la sonde à demeure et les injections iodées, traitement toujours très-long et très-pénible, et qui doit engager à préférer l'ovariotomie, d'autant mieux que cette variété de kyste fournit par cette opération de très-beaux résultats.

La troisième classe de kystes, c'est-à-dire les kystes multiloculaires, quelle que soit la nature de leur contenu, qu'il soit séreux, limpide, ce qui est rare, épais, visqueux, filant, ce qui est l'ordinire, ne sont pas susceptibles de guérir radicalement par les injections iodées ; il faut, dès le principe, recourir à l'ovariotomie si cette opération n'est pas empêchée par des contre-indications qu'il est toujours dangereux de négliger.

Comme les kystes absolument uniloculaires ne sont pas les plus communs, qu'il existe souvent à leur base, qui est formée par le corps de l'ovaire, de petits kystes à l'état rudimentaire, qui peuvent se développer à leur tour et faire croire à la récidive d'un premier kyste guéri par l'injection iodée, ou s'il arrive que les injections iodées répétées huit ou dix fois n'ont aucun résultat, ou bien si pendant le traitement on remarque que le liquide se modifie, et que de séreux qu'il était, il devienne épais, filant, etc., on doit supposer ou que de nouveaux kystes se sont développés ou que celui qu'on a injecté ne récidive avec autant d'opiniâtreté, que parce qu'il n'est pas simple ; alors il doit rentrer dans la classe des kystes multiloculaires, et l'ovariotomie seule peut en triompher.

Il est donc important, lorsqu'on se trouve en présence d'un kyste, de savoir quelle est sa véritable nature, afin de pouvoir le soumettre au traitement qui lui convient plus particulièrement. Cette circonstance de savoir quelle espèce de kyste présente un malade avant l'opération, préoccupe et doit en effet préoccuper beaucoup ceux qui, comme nous, pensent que les injections iodées doivent toujours être employées, de préférence à tout autre traitement, pour les kystes uniloculaires séreux ; pour ceux au contraire qui veulent que tout kyste, quelle que soit sa nature et son contenu, soit traité par l'ovariotomie. Cette distinction des diverses variétés de kystes n'a pas la même importance... elle n'en a même aucune pour ceux qui considèrent les injections iodées comme plus dangereuses que l'ovariotomie ; mais cette dernière opinion, contredite par les nombreuses guérisons obtenues par les injections iodées, prouve que ceux qui l'ont mise en avant, n'ont jamais pratiqué ces injections d'une manière convenable et dans les cas où elles conviennent.

Quoi qu'il en soit, le diagnostic de chaque variété de kyste peut, sinon toujours, au moins dans l'immense majorité des cas, être posé d'une manière presque absolue ; en suivant les règles que nous allons exposer, on peut facilement reconnaître, d'abord, si l'on est en présence d'un kyste de l'ovaire, ensuite si ce kyste est uniloculaire avec liquide séreux ou purulent, ou coloré, ou épais, gélatineux, ou bien, s'il est multiloculaire et à plusieurs loges avec liquide séreux ou épais, s'il y a complication d'une ascite, d'une grossesse normale ou extra-utérine, d'une hydropisie enkystée du péritoine, d'une tympanite, d'une tumeur fibreuse dégénérée ou non, d'une hématocèle rétro-utérine, d'une tumeur abdominale quelconque, etc. On peut même, dans les kystes multiloculaires, indiquer le nombre de poches ou de loges qui correspondent à la paroi antérieure de l'abdomen, les différentes espèces de liquides contenus dans les poches, leur grandeur relative... bien plus, il est souvent possible de reconnaître si des adhérences existent entre le kyste, les parois et les viscères de l'abdomen. Comme on le voit, au point de vue de la méthode que l'on doit choisir pour traiter un kyste de l'ovaire, un diagnostic précis est de la dernière importance ; il nous paraît donc très-utile, avant de parler du traitement qui convient à chaque variété de kyste, de faire connaître les symptômes qui peuvent servir à faire reconnaître d'abord un kyste de l'ovaire et ensuite la variété à laquelle il appartient.

En lisant les auteurs, il paraît aisé de distinguer les unes des autres les tumeurs de l'abdomen; cependant des erreurs de diagnostic, commises trop souvent, montrent que les tumeurs enkystées des ovaires sont parfois enveloppées de tant d'obscurité, qu'il est quelquefois très-difficile de les reconnaître. On ne saurait donc trop faire d'efforts pour arriver à une connaissance plus exacte de ces maladies, puisque les méprises qui peuvent avoir lieu ont, au point de vue du traitement, des conséquences souvent fâcheuses. Bien que les symptômes spéciaux qui appartiennent aux kystes de l'ovaire, à leur différent degré de développement, à leur espèce, à leurs complications, soient assez nombreux et assez évidents dans la plupart des cas, les erreurs de diagnostic sont encore si communes que nous croyons devoir insister sur les moyens d'exploration, à l'aide desquels on peut, sinon toujours, au moins dans l'immense majorité des cas, reconnaître ces kystes.

Disons, d'abord, que les signes qui servent à reconnaître les kystes de l'ovaire, varient suivant que le kyste est petit et à son début, suivant qu'il a acquis un développement plus ou moins considérable, suivant qu'il est simple ou multiloculaire, suivant enfin qu'il est compliqué d'une autre maladie.

La période de début, qui est celle qui s'écoule depuis l'instant où la production morbide prend naissance jusqu'au moment où elle devient accessible au toucher, ne fournit que des signes très-incertains et de peu de valeur, parce que le mal peut rester à l'état latent d'une manière absolue ; quelquefois cependant, les malades accusent une douleur sourde, vague, un embarras, une gêne, une pesanteur, une espèce de tiraillement dans une des régions iliaques, parfois des élancements ; ces symptômes sont souvent le résultat d'une turgescence, d'une irritation de l'ovaire, et se manifestent surtout soit avant, soit pendant les époques menstruelles ou à la suite d'une longue course, d'une fatigue quelconque : d'autres fois, ces symptômes ne deviennent sensibles qu'à la pression ou dans certains mouvements. Ces premiers signes, il est vrai, n'ont pas une grande valeur au début, au point de vue du diagnostic de la tumeur ovarique, qui n'existe pas encore pour ainsi dire, mais plus tard, lorsque la tumeur sera confirmée, qu'elle aura pris un certain développement, qu'elle sera accessible au toucher, par une voie ou par une autre, que le ventre aura pris du développement, quoique conservant une forme uniforme, ces signes acquerront une signification très-importante, puisque en faisant connaître le côté où le kyste a commencé, ils indiqueront à l'opérateur le côté où la ponction devra être pratiquée, si c'est un kyste susceptible d'être traité par les injections iodées.

Plus tard, quand le kyste grossit, apparaît, dans une des régions iliaques, une tumeur plus ou moins indolente, appréciable au toucher, arrondie ou lobulée, et qui offre une résistance égale, élastique ; il arrive souvent que cette tumeur dépasse le pubis, et même s'élève jusqu'à l'ombilic, sans que la malade ait soupçonné son existence, et c'est alors que le médecin, appelé pour la première fois, constate quelquefois difficilement le côté où elle a pris son origine ; c'est alors que les signes subjectifs que nous avons énumérés plus haut, peuvent avoir leur importance. — Au bout d'un certain temps, le ventre offre un développement uniforme et a le volume d'une grossesse avancée. Si la femme est jeune et s'est exposée à devenir enceinte, elle se trompe volontiers sur cette augmentation du ventre, ou bien elle se figure qu'elle engraisse, et ce n'est que quand le kyste a acquis un volume considérable, que sa durée a dépassé les limites naturelles d'une grossesse, alors que la tension de l'abdomen devient de plus en plus grande, que la sensation d'un liquide qui se déplace a lieu, que les troubles fonctionnels des viscères abdominaux, la gêne de la respiration, etc., etc., ne laissent plus de doutes aux malades, qu'elles reconnaissent, malgré un état de santé ordinairement bon, qu'elles sont hydropiques.

Mais il est, pour le médecin, des signes spéciaux qui caractérisent ces kystes ovariens, à leurs différentes périodes de développements. Quand on est consulté au début de la maladie, on doit porter toute son attention sur la forme du ventre ; on reconnaîtra souvent, en l'examinant avec soin, qu'il est plus saillant d'un côté que de l'autre. S'il est uniforme, c'est en palpant le ventre, en le déprimant, qu'on découvrira, dans certains cas, l'existence de la tumeur, et qu'on pourra la limiter, la déplacer, en la portant du côté où elle a pris naissance ; chez les jeunes filles et chez les femmes qui n'ont point eu d'enfants et chez celles qui, quoique ayant eu des enfants, sont douées d'un certain embonpoint, il devient quelquefois difficile de constater la tumeur à son début, et de savoir de quel côté elle a commencé, parce que, en même temps que la tumeur s'accroît, le côté opposé se remplit du paquet intestinal qui y est refoulé, de sorte que l'abdomen est également tendu ; c'est alors que la percussion pratiquée avec soin sur tous les points du ventre indique une tumeur dans un des côtés du ventre et les intestins refoulés dans l'autre; et quand les parois du ventre présentent une certaine laxité, ordinaire aux femmes qui ont fait des enfants, et que le ventre n'est pas trop volumineux, la tumeur peut se déplacer dans la position de droite et de gauche que prend la malade, et, assez souvent, fait sentir, en se déplaçant, une sorte d'ondulation.

Une fois la tumeur reconnue dans un des côtés du ventre, il reste à savoir si elle est liquide ou solide. La pression sur cette tumeur, circonscrite et comprimée le long de la fosse iliaque, fera reconnaître une fluctuation plus ou moins évidente et laissera percevoir une dépression élastique, surtout si les parois abdominales ne sont pas trop épaisses, ce qui empêche de la confondre, soit avec une tumeur fibreuse, soit avec un amas de matière fécale ou toute autre tumeur solide, comme une exostose des os du bassin, par exemple. La percussion donne un son mat dans toute l'étendue de la tumeur et souvent la sensation de la fluctuation... Le toucher par le vagin et par le rectum n'apprendra encore rien, parce que la tumeur, encore placée dans la région iliaque et lombaire, n'est pas encore développée dans le petit bassin ; mais dès qu'elle aura acquis un certain développement, le toucher vaginal pourra devenir utile, pour indiquer, si aucun autre signe ne l'avait indiqué, dans quel côté du ventre la maladie a débuté, ou si elle est mobile ou non, parce qu'alors la tumeur, en se développant, attire de son côté le fond de la matrice, et donne à cet organe une position oblique, telle que son col est toujours du côté opposé à son fond, c'est-à-dire que le fond est à droite quand le col est à gauche et *vice versa*. Ce signe est très-important dans certains cas, où il est bon de savoir, pour faire une injection iodée, de quel côté le kyste a commencé. C'est surtout lorsque le ventre a acquis un volume considérable et uniforme, que ce signe a de la valeur, et alors que les malades ne peuvent dire de quel côté la maladie a débuté.

A une époque plus avancée, lorsque le ventre est gros, uniforme et qu'il n'offre aucune inégalité, c'est surtout à la pression, à la percussion, pratiquées dans diverses positions, qu'il faut avoir recours pour établir le diagnostic.

Par la pression, on peut percevoir de la fluctuation, des inégalités, des duretés, que l'œil, ni la main passée légèrement, n'avaient pu faire découvrir. Si les parois abdominales ne sont pas trop épaisses, trop tendues ou œdématiées, on peut, en déprimant le ventre dans tous les points de son étendue, sentir des masses plus ou moins considérables, plus ou moins mobiles, de forme et de volume divers, d'un tissu plus ou moins résistant, tantôt dur, tantôt mou, élastique, fluctuant. Ces masses qui semblent des corps sphériques un peu aplatis, sont parfois si volumineuses, si diversement placées, qu'elles peuvent simuler un déplacement anormal du foie, de la rate ou du rein. Quelquefois la sensation de fluctuation n'est que partielle, peu distincte, et les différentes parties de la tumeur offrent une résistance inégale. Dans ces cas, il existe soit un kyste multiloculaire, soit un kyste ou des tumeurs compliquées d'ascite. D'autres fois, la fluctuation est générale et aussi évidente que dans l'ascite même au dernier degré. C'est à reconnaître la nature de ces différents états, que doit s'appliquer le praticien, ils ont tous des caractères particuliers, spéciaux, qui les font distinguer les uns des autres, et aident à poser les indications du traitement.

Dans l'immense majorité des cas, pour ne pas dire toujours, on peut reconnaître si l'on est en présence d'un kyste, et dire s'il est uniloculaire avec liquide séreux, ou purulent, épais, filant, ou s'il est multiloculaire avec liquide séreux, ou visqueux, gélatineux, et si ce kyste est compliqué d'une ascite, de tumeurs fibreuses, d'une grossesse, etc., ou bien si la maladie n'est qu'une ascite, qu'une hydropisie enkystée du péritoine, qu'une tumeur fibreuse, cancéreuse, enfin si c'est une grossesse, une hématocèle rétro-utérine, etc. On peut même, dans les kystes multiloculaires, indiquer le nombre des poches qui correspondent à la paroi antérieure de l'abdomen. La percussion, aidée de la palpation, de l'auscultation, suffit pour établir tous ces diagnostics.

La percussion est en effet le principel moyen et le plus sûr pour reconnaître un kyste et pour savoir s'il est uniloculaire ou multiloculaire, multiple ou compliqué, si le liquide qu'il contient est séreux clair, ou bien s'il est épais, filant, gélatineux ; s'il existe plusieurs loges dans le kyste, quelle est leur grandeur, leur nombre, et dans quelle étendue elles correspondent aux parois antérieures de l'abdomen. La marche de la maladie, les douleurs plus ou moins vives qu'ont éprouvées les malades, les signes d'inflammation plus ou moins sensibles qui se sont manifestés du côté du ventre, à plusieurs reprises, l'état général de la santé, serviront à indiquer de quelle nature est le liquide, s'il est séreux ou purulent, quelle est sa coloration, etc. Enfin, la palpation aidant fera découvrir, comme nous l'avons dit plus haut, les tumeurs plus ou moins dures qui peuvent compliquer les kystes, et les adhérences qui peuvent exister entre eux et les parties qui les circonscrivent.

Après ces considérations générales sur le diagnostic des kystes de l'ovaire, nous allons aborder les détails et énumérer les signes spéciaux, caractéristiques de chaque variété de kystes et des complications qui peuvent les accompagner. Étudions ceux qui sont les plus simples, les kystes uniloculaires.

Lorsqu'un kyste de cette espèce a acquis un certain développement, ou bien lorsqu'il a envahi toute la cavité abdominale, que le ventre est uniformément développé, ils offrent les symptômes suivants. D'abord la forme du ventre : il est saillant, en pointe, on dirait la femme arrivée aux derniers mois de la grossesse ; les flancs font peu de saillie, quelquefois même ils sont déprimés, ils ne s'évasent pas dans le décubitus dorsal, comme cela s'observe dans l'ascite. Ordinairement la coloration de la peau du ventre est normale, et quelle que soit la position que prennent les malades, toujours la forme de l'abdomen reste la même, ce qui doit être, puisque le liquide est limité par une poche plus ou moins résistante, sur laquelle les changements de position qu'on donne à la malade, ne peuvent avoir aucune influence. A ces signes que l'œil peut constater s'ajoutent ceux qui sont fournis par le palper. Si on percute doucement avec un ou plusieurs doigts, ou mieux si en donnant une petite *pichenette* sur un des points du ventre, n'importe lequel et quelle que soit la position de la malade, le flot du liquide est perçu facilement par l'autre main, appliquée n'importe dans quelle partie du ventre, mais de préférence au point opposé à celui où est faite la percussion, on peut dire que le kyste est uniloculaire, si surtout aux signes que nous venons d'énumérer, la percussion indique une matité dans toutes les parties antérieures, supérieures et inférieures du kyste, et de la sonorité au creux épigastrique, mais surtout dans les flancs, ou parties latérales inférieures du ventre, quelle que soit la position prise par la malade. Il en est ainsi, parce que le kyste, en se développant, refoule dans tous les sens les organes avec lesquels il se trouve en contact, et se porte dans les régions où il éprouve le moins de résistance; les intestins, par exemple, repoussés par la tumeur ovarique qui les recouvre, débordent seulement sur les côtés du kyste, c'est-à-dire dans les flancs, ce qui fait que la sonorité n'est appréciable que dans ces points, tandis que dans tous les points où correspond le kyste on rencontre de la matité ; ce signe a une grande importance quand il s'agit de reconnaître un kyste uniloculaire d'une ascite, car, dans ces cas, la fluctuation seule ne pourrait pas toujours éclairer le chirurgien; mais lorsqu'il s'agit d'un kyste, si on fait coucher la malade, alternativement sur le côté droit et sur le côté gauche, la matité ne se déplace jamais et se trouve toujours dans les mêmes points et dans les points les plus élevés du kyste, et la forme de l'abdomen reste toujours la même. Ces signes sont constants et pourront toujours faire reconnaître une hydropisie enkystée uniloculaire de l'ovaire, d'une ascite. Pour qu'il en fût autrement, il faudrait qu'une communication accidentelle se soit établie entre le kyste et les intestins, et ait donné accès à l'entrée de l'air dans la cavité du kyste, alors il y aurait tympanite et des difficultés pourraient se présenter pour le diagnostic, de même que quand le kyste est compliqué d'ascite ; nous examinerons ces circonstances, en parlant du diagnostic différentiel. Un point, qui peut encore aider pour le diagnostic des kystes uniloculaires simples et exempts de lésions organiques, c'est qu'en général la santé est bonne, malgré le développement considérable du ventre, et qu'il est très-rare de rencontrer les membres inférieurs gonflés ou infiltrés : toutes les fois qu'un kyste offre les conditions que nous venons d'indiquer, il est uniloculaire.

Je n'ai jamais rencontré qu'un cas où cette manière de procéder a été mise en défaut, c'est dans une variété de kystes gélatineux, que j'ai observée avec M. le docteur Putel, chez une de ses clientes. C'était chez une dame âgée d'environ 50 à 60 ans. Son ventre avait un volume considérable, ayant dépassé de beaucoup le volume d'une grossesse à terme. La main explorant à travers les parois abdominales, les trouve lisses, souples sur toute la surface accessible à l'exploration ; le ventre est régulièrement uniforme, plus évasé qu'il n'est habituellement dans les kystes de l'ovaire; la percussion, exercée légèrement dans tous les points du ventre, donnait la sensation d'un liquide très-séreux, et la fluctuation était tellement sensible et tellement nette, en raison de la minceur des parois abdominales, que l'ascite la plus considérable n'eût pas donné lieu à une autre sensation, et que l'on eût bien pu prendre cette maladie pour une hydropisie du péritoine, si d'autres signes n'étaient venus établir qu'on avait affaire à un vaste kyste uniloculaire, à un kyste celluleux, aréolaire. Une ponction, faite avec un gros trocart, ne donna issue, à notre grand étonnement, à aucun liquide. La percussion, pratiquée de nouveau et avec soin, nous laissa convaincus que le contenu de ce kyste était liquide, très-liquide et qu'il s'était passé quelque chose d'inexplicable pour nous, qui empêchait le liquide de s'écouler. La canule du trocart retirée, l'instrument fut enfoncé dans un autre point, du côté opposé. Cette fois encore il ne sortit rien; alors un fil de fer, introduit par la canule du trocart, pénétra dans le kyste, avec la même facilité que si on l'eût enfoncé dans l'eau ; il ne sortit rien encore, mais en retirant le fil de fer de la canule, nous vîmes apparaître une matière gélatineuse, épaisse, non coulante, transparente, de couleur blanc jaunâtre, en un mot de la véritable gélatine, ce qu'il nous fut facile de constater en nettoyant la canule, qui en était remplie. Rien, dans ce cas, ne put nous faire soupçonner la véritable nature du contenu, car la percussion pratiquée avec grand soin, avant comme après les ponctions, nous donna toujours les mêmes renseignements, quelque envie que nous eussions de trouver un signe particulier pour diagnostiquer cette variété de kyste, qui ne fut reconnue qu'après les ponctions. Les seules circonstances qui auraient pu nous éclairer, et qui, une autre fois, devront apporter quelque défiance dans le diagnostic, c'est que cette malade était très-amaigrie, avait la peau sèche, jaunâtre, et offrait à un haut degré les traces de la cachexie cancéreuse ; d'ailleurs toutes les fonctions se faisaient passablement, moins toutefois la gêne apportée dans la respiration par le développement considérable du ventre. Les exemples de cette variété de kyste sont très-rares.

Reste à savoir maintenant comment on pourra reconnaître la nature du liquide renfermé dans un kyste uniloculaire, sa densité plus ou moins grande. Lorsque le liquide est séreux, limpide, en un mot, lorsqu'il doit sortir par la canule du trocart, comme sortirait de l'eau, la fluctuation est franche, nette, facile et sentie dans tous les points de la poche kystique, elle ressemble à celle d'une ascite considérable. Si le liquide est plus dense, épais, visqueux, filant, huileux, la fluctuation, quoique perceptible dans tous les points de l'abdomen, est bien moins franche, bien moins nette; on sent que le flot du liquide arrive à la main appuyée sur le ventre, du côté opposé où a été donné la *pichenette*, d'une manière moins prompte, moins perceptible, plus embarrassée, plus empâtée, si je puis dire; le choc est sensiblement moins net, moins sec; la fluctuation est plus dense; le liquide se déplace avec moins de facilité, on le dirait plus lourd; dans ces cas, surtout lorsque le liquide est trop épais pour donner lieu à une fluctuation très-nette, on le reconnaît en imprimant aux mains appliquées sur ce ventre des mouvements de succussion, et un va-et-vient, qui en pressant alternativement le ventre entre les deux mains, vous fait reconnaître que le contenu du kyste est un liquide offrant une certaine consistance.

Maintenant si les malades ont éprouvé ou éprouvent des douleurs dans le ventre, si elles ont eu des signes d'inflammation, des élancements, si le ventre a été légèrement douloureux à la pression, ou autrement, si les malades ont été sujettes à ce qu'elles appellent des inflammations du ventre ou du bas-ventre, il est probable que le liquide, que le kyste soit uniloculaire ou multiloculaire, aura une coloration plus ou moins prononcée, qu'il sera rougeâtre, séro-sanguinolent, couleur café ou chocolat, etc. C'est surtout dans les kystes multiloculaires, où le liquide est épais, visqueux, de mauvaise nature, qu'il offre ces différentes colorations.

On peut également annoncer avec quelque probabilité, que le liquide du kyste est de nature purulente, toutes les fois que les malades, avec les douleurs dont nous avons parlé plus haut, auront une fièvre continue, lente, de la perte de l'appétit, des vomissements, de la diarrhée, de l'amaigrissement, des douleurs dans le ventre et surtout dans le kyste ; en un mot, tous les signes de la fièvre hectique, ou qui annoncent des foyers de suppuration.

L'existence et la nature d'un kyste une fois reconnues, on doit se demander quels sont les rapports intimes qu'il a contractés avec les organes environnants, et de quel côté il a débuté, si c'est à droite ou à gauche, ce qui n'est pas toujours facile, quand le ventre a acquis un grand développement. Alors il faut remonter au début et chercher à savoir quels symptômes ont existé ; si la tumeur s'est manifestée à droite ou à gauche, de quel côté il y a eu malaise, embarras, douleur, tiraillement, élancement dans le ventre ; aidé de ces renseignements que les malades ont quelquefois remarqués, on peut, avec quelque probabilité, arriver à connaître quel a été l'ovaire affecté ; mais si ces renseignements viennent à manquer ou laissent quelque doute, ce qui est le plus ordinaire, il faudrait avoir recours au toucher vaginal, parce que la position oblique du col de l'utérus, quand la matrice n'a pas contracté d'adhérences, peut faire reconnaître de quel côté le kyste a pris naissance. Nous l'avons déjà dit, dans les kystes ovariques qui ont pris un certain développement, le fond de la matrice, entraîné, attiré, du côté où le kyste s'est développé, prend une position oblique telle que le col de cet organe se trouve toujours du côté opposé au kyste, c'est-à-dire que si le col est à droite, le kyste a pris naissance à gauche et *vice versa*. Il me resterait à indiquer comment on reconnaît si un kyste est libre ou adhérent, et si les adhérences sont pariétales ou viscérales ; mais pour ne pas me répéter, je ne m'en occuperai qu'en parlant des kystes multiloculaires.

On pourrait croire, d'après tous les signes que nous venons de passer en revue, pour établir le diagnostic des kystes uniloculaires, que les erreurs de diagnostic sont difficiles à commettre ; cependant nous en connaissons de nombreux exemples , et parmi ceux que nous avons observés, nous allons citer les suivants.

Une demoiselle de 50 ans, après s'être fait traiter inutilement pour une hydropisie par tous les charlatans du monde, vint me trouver, me priant de la guérir d'un kyste de l'ovaire ; elle connaissait des personnes que j'avais guéries de cette affection par les injections iodées. Sur ma remarque qu'elle pouvait bien avoir une autre hydropisie qu'une hydropisie enkystée de l'ovaire, elle me répondit qu'elle en était sûre, puisque deux médecins très-distingués des hôpitaux de Paris, qu'elle me nomma, lui avaient affirmé qu'elle était atteinte d'un kyste de l'ovaire, et que, d'ailleurs, l'un d'eux lui avait déjà fait une ponction, qu'alors mon examen était inutile. Plein de confiance dans le diagnostic de mon savant confrère, et rassuré par le dire de la malade qui paraissait avoir une connaissance parfaite de sa maladie par toutes les consultations qu'elle avait prises, je me rendis chez elle, au jour dit, accompagné de mon confrère le docteur Delarue. J'avais fait préparer une injection, comme si j'avais eu affaire à un kyste de l'ovaire, et, ne songeant pas même à vérifier le diagnostic de mes confrères des hôpitaux, je fis une ponction qui donna issue à plus de 20 litres de liquide séreux. Le liquide évacué, je crus à un kyste simple, uniloculaire et exempt de toute adhérence. Je fis une injection iodée, mais, au premier jet poussé avec confiance, la malade jeta un cri si pénétrant, ressentit une douleur si vive, qu'à l'instant même je reconnus que j'avais fait une injection iodée (à portion égale) dans la cavité péritonéale. Bref, une péritonite générale purulente s'ensuivit et compromis gravement les jours de la malade, qui, heureusement, finit par s'en tirer.

Outre que cette observation prouve que les praticiens les plus habiles peuvent prendre une ascite pour un kyste uniloculaire de l'ovaire, elle prouve encore que les péritonites aiguës suppurées, dues à une injection iodée, peuvent être suivies de guérison, pour peu qu'on ait la hardiesse d'évacuer le pus par des ponctions comme je l'ai fait dans ce cas et de faire de nouvelles injections, comme dans les abcès chauds. Un autre point, que je

crois devoir faire remarquer au point de vue du diagnostic, c'est que la douleur si vive qu'éprouvent les malades, au moment de l'injection, est un signe certain,
mais qui, malheureusement, annonce trop tard qu'on a
commis une erreur de diagnostic, et qu'on a pratiqué
une injection iodée dans le péritoine, croyant la faire
dans un kyste ovarique. Mais je le repète, il est toujours
facile, dans un cas de ce genre, et pour peu qu'on
veuille s'en donner la peine et bien tenir compte de tous
les signes, de reconnaître un kyste uniloculaire, d'une
hydropisie ascite, et c'est un tort de s'en rapporter aveu-
glément au diagnostic des autres, lors même que leur
réputation de savoir est authentiquement établie; en
voici encore un exemple remarquable, cette fois c'est un
kyste de l'ovaire qui était pris pour une ascite.

Une pauvre femme de la rue de Fourcy, n° 4, à Paris, nommée Li-
vret, munie d'une lettre de recommandation d'un professeur de médecine, vint me trouver pour être traitée par les injections iodées ; le
savant confrère qui me l'adressait me l'envoyait comme étant affectée
d'une ascite. Cette femme, dont le ventre avait acquis un volume considérable, était un objet de commisération dans tout son quartier, et
parmi les médecins des bureaux de bienfaisance qui l'avaient examinée
et soignée maintes et maintes fois, les uns croyaient à une hydropisie
enkystée de l'ovaire, les autres à une ascite. Cette femme, âgée de
48 ans, d'une constitution sèche, nerveuse, était très-amaigrie. Réglée
à 14 ans, mariée à 19, elle a eu dix enfants. Ses règles sont encore
régulières et les fonctions digestives se font bien. Il y a 8 ans qu'elle est
accouchée pour la dernière fois, et depuis cette époque son ventre a
commencé à se développer et a pris au bout d'une année le développement d'une grossesse à terme. Pendant un certain temps, quoique
les règles vinssent régulièrement, elle se crut enceinte. Pendant plusieurs années, elle fut soumise inutilement à une foule de remèdes, qui
n'ont pas empêché le ventre d'augmenter et qui ont détérioré sa santé :
elle est si grosse qu'elle peut à peine marcher ; elle est oppressée,
sans appétit et a des digestions difficiles... A l'examen, je trouve tous
les signes d'un kyste uniloculaire de l'ovaire, renfermant une grande

quantité de liquide séreux... Je m'empressai de faire connaître mon diagnostic au savant professeur qui m'avait adressé cette malade, auprès de laquelle il voulut bien m'assister pendant l'opération. Je retirai 25 litres d'un liquide limpide, clair comme de l'eau de roche, liquide qui ne se rencontre que dans les kystes hydatiques. Le liquide écoulé, on ne constata aucune tumeur dans le ventre, ni dans les parois du kyste. Une injection iodée à portion égale, poussée dans le kyste, ne produisit pas la moindre douleur. Une semaine après, cette femme était guérie et vaquait à ses occupations. Cette malade, qui était maigre, chétive, souffrante au moment de l'opération, a repris ses forces, de l'embonpoint, et est devenue enceinte malgré son âge avancé et est accouchée heureusement d'un bel enfant qu'elle a allaité et qu'elle est venue me montrer, me priant de la placer comme nourrice.

A ces deux exemples, je pourrais encore joindre plusieurs autres cas très-remarquables d'hydropisies des ovaires, prises pour des ascites, qui tous ont été guéris par les injections iodées, entre autres ceux de MM. Danyau et Foutés, Hulot, Cruveilhier, etc., etc. Je me bornerai seulement à rapporter le cas suivant, parce qu'il a été soumis à l'examen de deux professeurs de la Faculté de Paris et de M. Cazeaux, membre de l'Académie de médecine.

Une jeune fille du Midi, brune, bien constituée, bien réglée, âgée de 20 ans environ, vint à Paris, pour y chercher des soins contre une tumeur abdominale, qui depuis quelques mois faisait des progrès incessants. Elle avait été adressée à M. le professeur Cazeaux. Ce savant confrère provoqua une consultation, où je fus appelé avec deux professeurs de la Faculté. M. Cazeaux avait parfaitement reconnu un kyste ovarique uniloculaire, et demandait une consultation plutôt pour savoir si l'on devait soumettre cette jeune personne à une ponction suivie d'une injection iodée, plutôt que pour avoir un avis sur la maladie... Mais les avis furent partagés. L'un de nos maîtres diagnostiqua une ascite, et l'autre, sans vouloir se prononcer, déclara qu'il fallait faire une injection iodée, qu'il y eût ascite ou kyste de l'ovaire. Appelé à donner mon avis, je me trouvai un moment incertain entre le diagnostic si précis de M. Cazeaux et celui des deux autres consultants, mais après avoir examiné de nouveau la malade, je me rangeai au diagnostic de M. Cazeaux.

J'opérai cette jeune fille, dont le kyste renfermait 14 à 15 litres de liquide séreux et la guérison a été radicale, ainsi que j'ai pu le constater plus de deux ans après, avec M. Cazeaux, pendant un voyage de cette jeune fille à Paris.

Les circonstances qui pendant un moment m'avaient fait hésiter, étaient les suivantes. La malade étant couchée sur le dos, le ventre offrait un développement uniforme; elle ne pouvait dire de quel côté avait commencé la maladie; lorsque son ventre avait commencé à grossir, il lui avait paru uniforme dans tous les points; comme nous avions affaire à une jeune fille, je n'osai la toucher et lorsqu'on percutait le ventre, voici ce que l'on observait.

La fluctuation était bien nette et bien sensible dans tous les points du ventre, ce qui indiquait un liquide clair et séreux, mais la matité offrait des différences, soit que l'on percutât à droite ou à gauche; ainsi à droite et en haut, sonorité, qui était remplacée à gauche par une matité très-prononcée; cette sonorité était surtout remarquable à droite, lorsqu'on faisait placer la malade sur le côté gauche, de telle sorte qu'en examinant superficiellement, on pouvait croire à un déplacement de liquide dû à la position de la malade, et diagnostiquer une ascite, tandis que cette sonorité était due au refoulement à droite des intestins par la tumeur qui s'était développée à gauche; mais si on prenait la précaution, et c'est ce que je fis à un second examen, de faire coucher alternativement la malade sur le côté droit et sur le côté gauche, on reconnaissait bien vite qu'il n'y avait point de déplacement de liquide du côté gauche, et que la matité existait toujours à gauche au sommet de la tumeur, quoique la malade fût couchée sur le côté droit et que dans cette position, le côté droit laissât encore entendre une sonorité marquée. Voici pourquoi les choses se passaient ainsi, et devaient se passer ainsi, c'est que le kyste qui était placé à gauche, quoique déjà fortement développé, n'avait pas encore envahi la totalité de la cavité abdominale, et qu'en refoulant les intestins à droite, il gardait une position relative, et que le son clair, au lieu d'être perçu à l'ombilic, comme dans l'ascite lorsqu'on percutait, l'était principalement du côté opposé à la tumeur.

En tenant compte de toutes les particularités que nous avons passées en revue, on arrivera à peu près sûrement au diagnostic des différentes variétés de kystes qui peuvent se former dans les ovaires. Étudions maintenant les caractères particuliers que présentent les kystes multiloculaires au point de vue du diagnostic.

A leur début, et avant qu'ils aient acquis un certain volume, les kystes multiloculaires ne présentent pas d'autres signes que ceux offerts par les kystes uniloculaires; mais à mesure qu'ils prennent de l'accroissement, ils se signalent par des caractères particuliers que nous allons faire connaître. Ainsi quand le flot du liquide n'est pas perçu dans tous les points d'un kyste, quel que soit le point où l'on exécute la percussion, on peut dire à coup sûr que le kyste est multiloculaire, et qu'il renferme un liquide très-épais, très-dense, très-filant; alors le flot du liquide est divisé en autant de surfaces circonscrites qu'il y a de loges ou poches au contact de la paroi antérieure de l'abdomen, et la fluctuation générale, si je peux m'expliquer ainsi, n'a pas lieu; il n'y a que des fluctuations locales, partielles, limitées par l'étendue en superficie de chaque loge, et dans les seuls points où

ces loges correspondent avec la paroi abdominale. Dans
ces cas, si une pichenette est appliquée sur un point du
ventre, le flot du liquide n'est plus senti dans le point
opposé au lieu où se pratique la percussion, mais seulement dans la circonscription de la loge. On peut, en procédant ainsi, arriver à compter les loges dont se compose
un kyste, au moins celles qui sont superficielles et en
rapport avec la paroi abdominale. Il y a presque toujours
une poche principale, une poche mère, autour de laquelle
sont groupées toutes les autres ; cette disposition particulière est facile à reconnaître par la fluctuation, qui est
sensible dans une étendue plus considérable du kyste.

Dans les kystes multiloculaires, la palpation est aussi
d'un grand secours pour éclairer le diagnostic. Quelquefois des bosselures, des dépressions plus ou moins ap-
parentes, indiquent les divisions du kyste en plusieurs
loges, et en palpant le ventre on arrive quelquefois à les
reconnaître. La présence de tumeurs dans les parois du
kyste, l'épaisseur très-grande des parois, la division en
plusieurs cellules, et la densité du liquide, rendent l'ondulation obscure. La réplétion extrême des kystes, quand
le liquide est épais, donne lieu à une sensation de vibra-
tion remarquable ; ce n'est plus, dans ces cas, à la percussion qu'il faut recourir, mais bien au palper, à la
pression pratiquée de toutes les manières. Dans les kystes
multiloculaires, l'état général de la santé n'est pas
ordinairement très-bon.

Il y a encore quelques cas rares où le diagnostic est
sinon impossible, au moins très-difficile : ce sont les kystes
à deux ou trois loges seulement, d'étendue à peu près
égale ; dans ces cas, si la cloison qui sépare les loges est
mince, la fluctuation générale peut être assez évidente,

pour qu'on puisse les prendre pour des kystes uniloculaires, renfermant un liquide huileux et ayant une certaine densité; nous avons rencontré plusieurs kystes de cette espèce.

Enfin les kystes, qu'ils soient uniloculaires ou multiloculaires, peuvent être libres ou adhérents; il est donc important, au point de vue de l'ovariotomie surtout, de savoir quels sont les rapports intimes qu'ils ont contractés, soit avec les parois abdominales (*adhérences pariétales*) soit avec les organes abdominaux (*adhérences viscérales*).

Ces adhérences peuvent être plus ou moins fortes, plus ou moins étendues, exister sur toute la tumeur et l'emprisonner comme dans une gangue; elles sont ordinairement dues à des inflammations du péritoine. Il y a plusieurs moyens de les reconnaître. T. S. Lee prétend que quand un kyste volumineux n'est pas adhérent aux parois de l'abdomen, il fait saillie entre les muscles droits, quand la malade est assise; cela n'a pas lieu, dit-il, quand la tumeur adhère à l'abdomen. En faisant aller et venir par un mouvement de glissement les parois de l'abdomen sur les parties antérieures et latérales des tumeurs, ou en soulevant ces parois prises à pleines mains, si elles sont relâchées, on peut, jusqu'à un certain point, constater la mobilité qui existe entre ces différentes parties; mais lorsque les adhérences existent aux parties latérales profondes et postérieures des tumeurs, il est tout à fait impossible de reconnaître les adhérences; cependant si en essayant de mouvoir la tumeur dans tous les sens, la malade étant couchée sur le dos, les jambes fléchies, on pouvait y parvenir facilement, ce serait une preuve que le kyste n'aurait pas d'adhé-

rences et qu'il est seulement pédiculé ; un autre signe
peut encore être tiré de cette circonstance, c'est que s'il
n'existe pas d'adhérences, la tumeur peut s'abaisser de
plusieurs centimètres pendant une profonde inspiration.
La sensation particulière de crépitation et de frottement,
que l'on éprouve en palpant les téguments qui recouvrent
la tumeur, annonce l'existence probable d'adhérences
entre la tumeur et le péritoine pariétal; la connaissance
de ces adhérences devient surtout utile et nécessaire dans
les cas où l'on se propose de pratiquer l'ovariotomie.
L'immobilité absolue de la tumeur, le déplacement notable de cette tumeur sous l'influence des mouvements
imprimés à l'utérus, sont des caractères qui peuvent faire
penser qu'il existe des adhérences considérables; un dernier et excellent moyen de reconnaître ces adhérences,
c'est d'abord de vider ce kyste par une ponction ; s'il est
exempt d'adhérences avec les parois abdominales, il se
rétracte, revient sur lui-même, sans entraîner après lui
les parois de l'abdomen.

A l'aide du toucher vaginal, on peut apprécier la mobilité ou l'immobilité de l'utérus. Si cet organe est fixe,
difficile à soulever, il y a de grandes chances pour qu'il
soit adhérent, quoique dans certains cas, il puisse être
comprimé par le kyste qui, en s'étendant jusque dans le
petit bassin, le tient immobile, sans avoir avec lui d'autres rapports que des rapports de contact ; mais même
avec ces renseignements, il est très-difficile de se prononcer sur la présence ou l'absence d'adhérences, car il peut
arriver que celles-ci étant lâches, elles permettent à l'u-
térus une certaine liberté de mouvement. Tout ce qui
vient d'être dit pour le toucher vaginal direct s'applique
au toucher par le rectum ; si la tumeur est mobile, on

peut la soulever, la déplacer et produire une espèce de ballottement ; si elle est immobile ou enclavée dans le petit bassin, il y a impossibilité de la repousser au-dessus du détroit supérieur, quelles que soient les positions variables qu'on puisse faire prendre aux malades, en les examinant couchées ou debout, où en les faisant placer sur les coudes ou les genoux.

L'exploration avec des sondes introduites dans l'utérus, la vessie, le rectum, soit isolément, soit simultanément, pourrait encore, dans quelques cas embarrassants, servir à éclairer le diagnostic sur le siége probable de la tumeur, sur sa mobilité.

Enfin une dernière circonstance qu'il ne faut pas perdre de vue et qui peut permettre de soupçonner l'existence des adhérences, c'est que leur formation est souvent le résultat de l'inflammation. Alors, lorsque les malades déclarent qu'elles ont éprouvé des douleurs fixes dans le ventre ou dans un point du ventre, douleurs qui deviennent plus fortes au toucher ou dans certains mouvements, on doit se tenir sur ses gardes, et craindre que le kyste n'ait contracté des connexions dans ces points douloureux, car toutes les fois que le péritoine est le siége d'une inflammation, il y a presque certitude de l'existence d'adhérence entre le kyste et les organes abdominaux. Quoiqu'il paraisse facile de distinguer les kystes uniloculaires des kystes multiloculaires, il arrive même à des praticiens très-habiles de confondre entre elles ces deux affections. En voici un exemple remarquable qui a été publié dans le journal *le Progrès*, n° 56, année 1858, p. 261.

Une jeune femme vint à Paris, pour consulter au sujet d'une tumeur qu'elle porte dans le ventre. Les médecins de son pays qui l'ont examinée à plusieurs reprises, ont déclaré son mal au-dessus des ressources de l'art, et l'ont engagée à ne rien faire et surtout à ne se soumettre à aucune opération, à moins de vouloir s'exposer à la mort. Cette jeune femme, âgée de 27 ans, mariée depuis neuf ans, a eu un enfant il y huit ans; les règles sont régulières et la santé très-bonne. Depuis trois ans environ, le côté gauche du ventre est le siége de douleurs fixes; il a augmenté peu à peu de volume et offre aujourd'hui le volume d'une grossesse de sept à huit mois. Les fonctions digestives et respiratoires sont gênées.

A son arrivée à Paris, la malade est adressée à un médecin des hôpitaux, praticien d'une grande expérience et d'une habilité rare, il trouve l'affection suivante : « Le ventre a le volume d'une grossesse de « huit mois au plus, *la tumeur est due à une agglomération de kystes* « *ovariens, formant une tumeur sphérique, inégale...* nous conseillons « à madame de s'en tenir à l'usage d'une ceinture abdominale. »

Trois autres consultants, parmi lesquels sont deux professeurs de la Faculté, sont appelés successivement et en dehors les uns des autres, à donner leur avis.

L'un diagnostique *un kyste à parois épaisses, probablement unique,* et conseille une injection iodée si le liquide *sort bien fluide :* l'autre reconnaît un kyste de l'ovaire, *uniloculaire* et sans lésion organique, et, *si le liquide est séreux,* conseille l'injection iodée.

Le troisième diagnostique un *kyste uniloculaire de l'ovaire gauché, contenant un liquide un peu épais, légèrement filant et probablement de couleur chocolat. Ponction et injection iodée.* C'était le véritable diagnostic.

A la palpation, cette tumeur était ovoïde, globuleuse, et la percussion indiquait qu'elle était fluctuante dans tous ses points, mais que la fluctuation n'était pas nette, que le flot du liquide n'arrivait pas d'une manière brusque au point opposé à celui où était pratiquée la percussion; de plus cette tumeur était depuis longtemps douloureuse au toucher.

1° La perception du flot du liquide dans tous les points de la circonférence de la tumeur devait faire diagnostiquer un kyste uniloculaire; 2° l'espèce d'embarras, d'empâtement qu'on constatait dans l'oscillation imprimée au liquide qui n'arrivait pas d'une manière franche et nette comme dans l'ascite, à la main opposée à celle qui percutait, indiquait que le liquide de ce kyste était un peu épais et filant; 3° enfin les douleurs que la malade avait éprouvées dans ce kyste depuis plusieurs années, dénotaient que ce kyste avait été le siége d'une inflammation chronique, et par conséquent le liquide secrété devait être coloré.

Une ponction fut pratiquée et vint justifier ce dernier diagnostic... En raison du liquide qui n'était pas parfaitement séreux, plusieurs ponctions et plusieurs injections iodées devinrent nécessaires, mais la guérison fut obtenue.

Dans ce cas, le diagnostic a divisé des hommes dont le talent et l'expérience ne sauraient être contestés, et il est évident qu'un examen plus attentif de toutes les circonstances qui accompagnaient ce kyste eût permis à tous de porter un diagnostic exact.

L'observation suivante est encore la preuve qu'il n'est pas toujours facile de reconnaître la véritable nature de certaines tumeurs abdominales.

Une jeune fille de 16 ans est admise à l'Hôtel-Dieu le 16 septembre 1856, pour une rétention d'urine, avec développement considérable du ventre; elle a été réglée à 12 ans et demi, sans accidents; à 15 ans, les règles se supprimèrent à la suite d'une vive émotion. Peu de temps après le ventre grossit, et une douleur sourde, profonde, que la pression augmentait, se manifesta dans le côté gauche; le ventre se développa aussi rapidement que dans une grossesse ordinaire. Toutes les autres fonctions se font bien, la santé est très-bonne, et elle n'a pas d'autre infirmité que son gros ventre et une rétention d'urine, qui oblige de la sonder soir et matin, ou de la mettre au bain, où elle urine facilement.

Le ventre offre un développement uniforme; à la vue on dirait une grossesse à terme. La percussion décèle de la sonorité dans le flanc droit et au dessus du nombril; dans le flanc gauche, matité absolue, sensation élastique à la pression, point de fluctuation. L'auscultation faite avec soin ne fournit aucun signe. Les seins de cette jeune fille sont d'un volume ordinaire, et n'ont éprouvé aucun changement, ni physique, ni physiologique... ils sont fermes, sans dureté, ni mollesse et ont toute la fraîcheur de ceux d'une vierge. Les parties génitales

sont celles d'une jeune fille sage, elle affirme n'avoir jamais eu aucun
rapport génital; la membrane de l'hymen n'existe pas, elle a été touchée plusieurs fois et examinée au spéculum; le col de l'utérus est
long, effilé; le toucher ne fait reconnaître aucun ballottement, et par le
rectum on ne constate rien de particulier. La matrice est dans sa position normale et a un volume ordinaire. Une sonde introduite dans la
vessie ne fait rien découvrir. Cette jeune fille marche difficilement, le
tronc renversé en arrière, comme une femme sur le point d'accou-
cher.

Incertain sur la nature de la maladie, Blandin, dans le
service duquel elle est placée, convoque plusieurs de ses
collègues pour l'examiner. Le professeur Roux, à un premier examen, croit à une grossesse normale; mais à un
second, il refuse de porter un diagnostic, rappelant que
bien des jeunes filles ont accouché à terme, quoiqu'elles
soutinssent qu'elles ne fussent pas enceintes.

Le docteur Montain, chirurgien de Lyon, croit aussi à
une grossesse, mais à une grossesse extra-utérine, et attribue la sonorité du flanc droit à la formation de gaz
dus à la mort de l'enfant.

Récamier, médecin de l'Hôtel-Dieu, refuse son diagnostic, cependant il pense qu'il pourrait bien exister dans
la fosse iliaque gauche une tumeur due aux matières fécales.

Robert, chirurgien des hôpitaux de Paris, ne trouve aucune raison, pour croire plutôt à l'une qu'à l'autre des
maladies indiquées ci-dessus, il trouve le cas embarras-
sant et ne se prononce pas.

Jobert, chirurgien de l'hôpital Saint-Louis, suppose,
mais sans l'affirmer, qu'il existe un épanchement sanguin, une tumeur développée dans le péritoine; il introduit une sonde de femme dans la cavité utérine.

D'autres médecins présents à cet examen, croient à un
amas de sang dans l'utérus.

Blandin, qui soigne la malade et l'examine tous les jours, est disposé à admettre une hydropisie enkystée de l'ovaire gauche, à cause de la matité que l'on rencontre dans cette région...

En résumé, tous les consultants, après plusieurs examens, restent dans le doute, même Blandin, quoiqu'il admette l'existence d'un kyste ovarique.

Cette jeune fille séjourne à l'hôpital pendant plus d'une année, conservant sa fraîcheur de jeune fille et son état habituel d'embonpoint ; son ventre n'a ni diminué, ni augmenté ; seulement quand elle se remue, elle dit sentir un flot de liquide dans son ventre, ce que j'ai cru constater à plusieurs reprises, en imprimant un mouvement de succussion brusque. La pression cause toujours une douleur assez vive dans le côté gauche du ventre. Les règles ne sont pas revenues et la rétention d'urine persiste.

J'ai appris depuis que cette malade, sortie de l'hôpital, s'était mariée, qu'elle avait éprouvé quelque temps après son mariage, des pertes considérables, comme une fausse couche, que peu à peu son ventre avait diminué, que la rétention d'urine avait cessé, que les règles s'étaient régularisées, qu'elle n'a jamais eu d'enfants, mais que sa santé, plus de vingt ans après cette maladie, était très-bonne, et qu'elle ne conservait dans son ventre aucune trace de tumeur.

Cette observation, qui a une grande importance, au point de vue du diagnostic des tumeurs abdominales, a été publiée avec des détails, dans la *Gazette médicale de Paris* (année 1840, p. 347), sous le titre : *Histoire d'une hydropisie de l'ovaire, prise pour une grossesse normale, une grossesse extra-utérine, un amas de matière fécale et diverses autres tumeurs.* Elle prouve, que si quelquefois des erreurs ont lieu, faute de connaissance ou par trop de précipitation, elles arrivent encore quelquefois, quelque précaution que l'on prenne. Ainsi chez cette jeune fille, on a vu plusieurs praticiens très-distingués convenir qu'ils ne pouvaient affirmer qu'il existait plutôt telle maladie que telle autre, tout en portant cependant le diagnostic qui leur paraissait le plus probable, d'après les apparences et les signes que présentait cette jeune fille. Était-il possible chez cette malade de reconnaître la nature de l'affection qui existait réellement? pouvait-on avec quelque raison croire à l'existence d'une grossesse proprement dite, d'une grossesse extra-utérine, avec mort et décomposition du fœtus, d'une accumulation de matières fécales dans le rectum ou le côlon, d'un épanchement sanguin dans l'épaisseur du péritoine ou hématocèle rétro-utérine, d'un amas de sang dans la cavité utérine, enfin d'une hydropisie enkystée de l'ovaire? était-il possible enfin d'arriver au véritable diagnostic? Je vais examiner toutes ces questions les unes après les autres; la discussion à laquelle je vais me livrer sera utile pour le diagnostic différentiel des tumeurs qui peuvent être confondues avec les kystes de l'ovaire.

Chez cette jeune fille, ceux qui crurent qu'il y avait une grossesse normale et qu'il fallait attendre avant que d'agir, s'appuyèrent sans doute sur la suppression des règles depuis plusieurs mois, sur le développement uniforme et rapide du ventre, à la suite de cette suppression, sans aucun trouble de fonctions, sur l'absence de douleurs dans cette cavité, sur la fraîcheur, sur la santé si belle de cette jeune fille, sur son âge, enfin sur l'idée qu'elle pouvait avoir quelque intérêt à cacher sa grossesse... Ceux qui pensèrent à une grossesse extra-utérine, se fondaient aussi sur toutes les raisons que nous venons d'énumérer, ensuite sur ce qu'il existait une grande matité dans le flanc gauche, sur la douleur qu'y déterminait la pression, l'état normal du col de l'utérus, enfin sur l'absence de tout phénomène physiologique du côté des mamelles. De plus, la sonorité remarquable qui existait dans tout le côté droit du ventre, jointe aux signes précédemment décrits, firent penser qu'il existait une grossesse compliquée de la mort du fœtus, dont la décomposition avait donné naissance à des gaz et par conséquent à l'intumescence du ventre et à la tympanite.

Ces raisons de part et d'autre n'étaient pas tout à fait sans fondement, mais ni les uns ni les autres ne devaient en conclure ce qu'ils en concluaient, parce qu'il y a des jeunes filles ou des jeunes femmes qui peuvent avoir un gros ventre, une suppression des règles, offrir en apparence tous les signes de la grossesse, sans être enceintes. La rétention des règles, l'hématocèle rétro-utérine, l'hydropisie ascite ou enkystée, la tympanite, les tumeurs développées dans les ovaires, etc., nous en offrent d'assez fréquents exemples ; ces affections peuvent se présenter avec le plus grand nombre des signes de la grossesse. Ce n'est donc point le développement du ventre, ni sa forme, ni la cessation des règles qui doivent toujours affirmer la grossesse, ce n'est pas non plus l'âge de la personne, ni les rapports sexuels qu'elle a pu avoir, puisqu'on rencontre des femmes qui offrent toutes ces conditions, sans qu'on soit en droit pour cela de conclure que c'est une grossesse. Toutes les circonstances que je viens d'énumérer doivent bien à la vérité se rencontrer dans la grossesse, mais l'absence des circonstances suivantes, chez cette jeune fille, devait rendre plus circonspect dans le jugement que l'on avait à porter.

L'idée d'une grossesse, au moins d'une grossesse normale, devait être rejetée, puisqu'en touchant le col, on ne le trouvait point effacé, comme il aurait dû l'être dans une grossesse de sept à huit mois ; au contraire, il était long d'un pouce à peu près, son ouverture était resserrée, les seins n'avaient éprouvé aucun changement. En touchant la malade placée sur les genoux, on ne sentait pas le ballottement qui accompagnerait la grossesse, et l'utérus paraît avoir son volume ordinaire. Par le rectum, on sent la matrice dans sa position ordinaire, et elle ne paraît pas avoir augmenté de volume. Le défaut des mouvements perceptibles d'un fœtus de sept à huit mois, en effet, jamais la malade n'a ressenti aucun mouvement, ni battement dans le ventre, et l'auscultation ne fait entendre ni bruit placentaire, circulatoire ou autre.

Était-ce une grossesse compliquée de mort du fœtus ? mais l'absence de symptômes généraux, l'état de santé de la malade, sa fraîcheur, son embonpoint, l'état de l'utérus, sa position, etc., devaient faire rejeter cette opinion.

Il était également impossible d'admettre une rétention des règles dans l'utérus, l'existence d'un polype ou d'un corps fibreux utérins, d'une môle ou d'un faux germe, puisque l'utérus avait son volume normal et qu'il n'avait pas changé de position ; de plus, l'introduction d'une sonde de femme dans la cavité utérine avait levé tous les doutes, en même temps qu'elle avait démontré qu'il n'y avait ni hydrométrie, ni tympanite utérine. Dans ces cas, d'ailleurs, il y a toujours une altération si profonde de la santé, que la méprise devient par cela même presque impossible, quand on y réfléchit un peu ; ainsi il était donc bien évident que le siége de la maladie n'était pas dans l'utérus.

Il reste donc à examiner si ce développement du ventre était dû à une accumulation de matières fécales ou à toute autre tumeur de l'abdomen, à une hématocèle rétro-utérine, à une tumeur fibreuse ou squirrheuse, à une tympanite ou enfin à une hydropisie enkystée de l'ovaire.

Le diagnostic, porté par Récamier, d'un amas de matières fécales dans l'intestin, pouvait-il être admis ? La régularité des selles chez cette jeune fille, qui avaient lieu toutes les vingt-quatre heures, l'état des matières fécales qui n'indiquaient ni de la constipation ni de la diarrhée, l'absence de coliques, la régularité des digestions, l'absence dans la région iliaque gauche de dureté, de bosselures, d'inégalités causées par les matières fécales accumulées et durcies dans l'intestin, l'examen du rectum, etc., devaient éloigner cette idée.

Il est impossible de soupçonner les raisons sur lesquelles M. Jobert se fondait, pour dire que ce pouvait être une tumeur résultant d'un épanchement sanguin qui se serait organisé dans l'abdomen ; rien dans les renseignements commémoratifs ne permettait de soutenir cette opinion, pas plus que celle d'une hématocèle rétro-utérine ; chez cette jeune fille, les règles s'étaient arrêtées subitement à la suite d'une émotion vive, et une douleur, assez forte à la pression seulement, se faisait sentir dans la région iliaque gauche. Mais la marche de la maladie n'avait pas été celle de l'hématocèle ; au début, il n'y avait eu ni nausées, ni vomissements, ni frissons et fièvre intense, ni décoloration de la peau ; la douleur éprouvée par cette malade ne se manifestait que par une pression assez forte ; elle ne ressemblait ni à des coliques, ni à ces douleurs expulsives qui ont lieu dans les hématocèles rétro-utérines, et la consistance de la tumeur, qui était molle, résistante, n'offrait pas ces bosselures, ces reliefs, ces noyaux que l'on rencontre dans l'hématocèle ancienne. Le toucher eût indiqué une tumeur placée à la partie postérieure de l'utérus, plus ou moins fluctuante, et séparée du doigt par les parois du vagin. Il n'y avait aucun trouble dans les voies digestives, point de constipation. En résumé, le diagnostic de l'hématocèle rétro-utérine repose sur l'abondance du flux menstruel, la marche rapide des accidents, leur ressemblance avec ceux d'une péritonite, le développement énorme et subit de la tumeur, l'état anémique presque instantané, la projection du col de l'utérus en avant, la présence d'une tumeur rétro-utérine et le caractère des douleurs que les malades comparent aux douleurs de l'accouchement. Rien de semblable n'a été observé chez cette jeune fille, dont le début du mal a été si insidieux, qu'elle n'a pu l'indiquer.

Pouvait-on croire à une tumeur fibreuse ou squirrheuse ? Le caractère de mollesse, d'élasticité, de résistance, de même que l'âge de la malade, devait faire écarter la première de ces affections ; quant à la seconde, il était impossible d'y songer, en tenant compte de la marche de la maladie, de la santé si florissante de cette jeune fille, et de l'étude de tous les symptômes qu'elle présentait.

Reste donc une hydropisie enkystée de l'ovaire gauche ; c'est cette maladie que Blandin avait supposée, à cause de la matité de la région iliaque gauche, de la douleur qu'on déterminait dans le point par la pression. L'âge de la malade, l'état de sa santé générale, la marche de la maladie, étaient des raisons qu'il donnait, sans vouloir cependant affirmer son diagnostic. En suivant la méthode d'exclusion comme nous venons de le faire, on arrivait en effet à cette maladie, à un kyste de l'ovaire, et c'était la maladie qui existait réellement ; il y avait matité dans la région iliaque gauche, douleur à la pression, résistance et élasticité dans le point où existait la matité, sonorité très-prononcée dans le flanc droit ; le ventre avait grossi graduellement, etc. Il est vrai que ce dernier signe ne pouvait avoir une valeur bien grande, mais ce qui en avait une plus grande, c'est que cette tumeur, quoique le ventre fût uniforme et symétrique, n'occupait que le côté gauche du ventre et avait, en se développant peu à peu, refoulé les intestins à droite, ce qui rendait compte de la matité à gauche et de la sonorité à droite. Il est vrai qu'on n'y sentait aucune fluctuation, seulement la malade prétendait y sentir comme un flot de liquide. Avec ces signes et en l'absence des phénomènes caractéristiques des autres maladies que nous avons passées en revue, il était difficile de ne pas diagnostiquer un kyste de l'ovaire.

Quelquefois on rencontre des complications accidentelles, qu'il n'est pas toujours facile de soumettre à des règles générales, mais qu'une investigation attentive peut cependant faire reconnaître, comme, par exemple, la grossesse qui survient chez une femme déjà affectée d'une tumeur ovarique et chez qui les deux états se masquent réciproquement. D'autres fois l'ascite coïncide avec un kyste de l'ovaire ou avec des tumeurs fibreuses, squirrheuses, etc. Dans l'observation suivante, il s'agit d'un kyste compliqué d'une grossesse.

Une jeune femme de 26 ans, jouissant habituellement d'une bonne santé et ayant eu deux enfants, se crut enceinte une troisième fois, en voyant son ventre se développer; mais le terme de l'accouchement étant passé, on reconnut une hydropisie de l'ovaire droit, qui, dans l'espace d'une année, l'obligea à subir quatre ponctions; au moment de la quatrième ponction, cette dame, qui ne s'en doutait pas, était enceinte. Le ventre ayant pris de nouveau un volume considérable, cette malade vint s'adresser à moi, pour être traitée par les injections iodées. Elle était alors enceinte de sept mois environ, et ne croyait avoir qu'une hydropisie, qui en effet existait en même temps que la grossesse. Cependant, elle avait remarqué cette fois que son ventre s'était développé plus lentement, qu'il était plus uniforme, que ses règles, qui avaient toujours été régulières, avaient cessé de paraître depuis plusieurs mois; enfin que son sein était devenu plus gros, plus sensible, et qu'elle avait éprouvé des malaises, des dégoûts et un affaiblissement qu'elle n'avait jamais ressentis à chaque retour d'hydropisie; et si ce n'était la sensation d'un flot de liquide qu'elle éprouve dans le ventre, elle se croirait enceinte.

L'absence des règles, le développement plus considérable des seins, leur sensibilité, les malaises et les dégoûts que la malade avait éprouvés, étaient des circonstances dont il fallait tenir compte, et qui devaient appeler l'attention du côté de l'utérus. En percutant le ventre, je constatai de la matité dans toute son étendue, excepté au-dessus de la région ombilicale, qui était sonore comme dans l'ascite ; la fluctuation était partielle et n'était perçue que dans le flanc droit, à la partie inférieure duquel on trouvait un peu de sonorité. La percussion indiquait donc qu'il y avait une tumeur fluctuante à droite, et une tumeur solide à gauche, c'est-à-dire qu'il y avait un kyste à droite, et une tumeur à gauche, ne renfermant pas de liquide ; mais de quelle nature pouvait être cette tumeur placée à gauche? Était-elle fibreuse, squirrheuse? était-ce un kyste renfermant un liquide épais, un kyste multiloculaire offrant une poche fluctuante à droite, et plusieurs loges étroites, aréolaires à gauche? était-ce une grossesse? L'âge de la malade, les phénomènes qu'elle avait éprouvés du côté des seins, l'absence des règles depuis

plusieurs mois, devaient faire réfléchir et engager à chercher, si, en effet, il n'y avait pas une complication de
grossesse ; l'auscultation du ventre apprit bien vite qu'il
en était ainsi, aussi bien que les mouvements de l'enfant,
qui étaient perceptibles à la main, mouvements que la
malade avait attribués au déplacement de l'eau de son
hydropisie. Deux mois après cet examen, un enfant fort
et vigoureux vint au monde à terme. Traitée plus tard
par les injections iodées, cette dame a guéri radicalement.

Cette complication d'un kyste ovarique avec une grossesse, n'est pas très-fréquente. Je n'en ai rencontré que
cinq cas, celui que je viens de citer, et un autre qui a été
vu par MM. Bretonneau et Trousseau, et que j'ai opéré
avec succès, un troisième avec M. Dicharry, un quatrième
chez une cliente de M. Legroux, médecin de l'Hôtel-Dieu,
et pour laquelle il m'avait fait appeler, et une dernière
avec M. le docteur Tiger. Dans ces cas, les signes de la
grossesse et ceux du kyste sont tellement caractérisés,
qu'il faudrait de la part du médecin, une grande préoccupation, une exploration bien imparfaite, ou une grande
ignorance, pour commettre une erreur de diagnostic.

D'autres fois, c'est l'ascite qui coïncide avec l'hydropisie de l'ovaire, et surtout l'ascite chronique, avec épaississement du péritoine ; dans ce cas, on peut éprouver de
l'embarras pour établir le diagnostic. Assez ordinairement, dans les kystes compliqués d'ascite, lorsqu'on palpe
avec soin les parois du ventre, la main, en déprimant le
ventre, rencontre derrière la couche du liquide ascitique,
une ou plusieurs tumeurs, peu dures, quelquefois molles,
dans lesquelles on sent même de la fluctuation. Si malgré
un examen attentif il arrivait qu'on restât encore dans le

doute, on aurait encore les caractères du liquide, après la ponction, pour éclairer le diagnostic; et enfin si le liquide lui-même était insuffisant, les phénomènes produits par l'injection iodée apprendraient, d'une manière certaine, s'il y a hydropisie enkystée compliquée d'ascite; d'autre part, que la ponction soit faite au hasard, pour un kyste ou pour une ascite, si le ventre conserve un certain volume après la ponction, on peut reconnaître l'état des choses. En effet, si le kyste a été ponctionné et vidé, l'ascite reste; si c'est le liquide de celle-ci qui est évacué, le kyste, débarrassé du liquide qui l'entoure, apparaît dans toute son étendue et avec tous ses caractères particuliers; dans l'un comme dans l'autre cas, la ponction est donc quelquefois nécessaire pour assurer le diagnostic. Presque toujours dans les cas où il existe un kyste compliqué d'ascite, les membres inférieurs sont infiltrés, les parois du ventre œdématiées et l'état général de la santé, dans de mauvaises conditions. Parmi plusieurs faits de ce genre que j'ai observés, je citerai le suivant.

Une jeune dame, qui aujourd'hui jouit d'une excellente santé, portait depuis longtemps une tumeur dans le ventre; les renseignements qu'elle donnait et l'ensemble des symptômes, se rapportaient parfaitement à une hydropisie de l'ovaire. Son médecin habituel, M. O'Rorke, avait fait appeler M. le professeur Malgaigne pour l'opérer. La ponction n'avait vidé qu'incomplétement le ventre et l'injection iodée qui avait été pratiquée avait été excessivement douloureuse, et avait amené des suites qui retinrent la malade au lit pendant plusieurs semaines, preuve qu'il y avait eu péritonite, due à l'injection iodée poussée dans le péritoine; appelé à donner des soins à cette malade par M. O'Rorke, qui déjà avait assisté à la première ponction, pratiquée à gauche, je fis les remarques suivantes : le ventre était très-volumineux, et plus gros qu'à une grossesse à terme; prévenu de ce qui avait eu lieu lors de la première opération, je n'hésitai pas, en raison des douleurs que la malade avait éprouvées au moment de l'injection iodée, à dire qu'il devait y avoir une ascite, ce qui fut établi par les signes suivants : la malade étant couchée sur le dos, on ne percevait aucune sonorité dans les flancs, et cette sonorité était à peine sensible dans l'espace compris entre l'ombilic et le creux épigastrique ; si l'on faisait coucher alternativement la malade sur le côté droit et sur le côté gauche, le liquide se déplaçait, et la percussion donnait à gauche de la sonorité, tandis qu'à droite il existait une matité très-prononcée ; il y avait aussi un commencement d'infiltration des membres inférieurs ; ces signes m'indiquaient donc qu'il y avait d'abord une ascite. La matité qu'on trouvait à droite et qui ne se déplaçait pas, quelle que fût la position donnée à la malade, apprenait qu'il existait dans ce point une tumeur, que la percussion faisait reconnaître fluctuante, et d'ailleurs les renseignements fournis par la malade, qui affirmait que son ventre avait commencé à grossir du côté droit, ne pouvaient laisser aucun doute ; il y avait donc une ascite consécutive à un kyste de l'ovaire. D'un autre côté, lorsque la malade était couchée sur le dos, en déprimant fortement le ventre pour déplacer le liquide de l'ascite, on sentait très-distinctement, qu'il y avait une tumeur assez volumineuse, située plus profondément du côté droit. Je commençai par débarasser le peritoine du liquide qn'il contenait ; puis le kyste de l'ovaire étant devenu très-apparent, je le ponctionnai à son tour, du côté droit, et l'injectai de teinture d'iode ; ce kyste étant revenu sur lui-même, le ventre s'est trouvé complétement vide ; la guérison a été obtenue après quatre ponctions et autant d'injections iodées, et l'ascite ne s'est pas reproduite.

Un des cas les plus remarquables que j'aie observés dans ce genre, c'est celui d'une vieille femme de 77 ans, que j'ai opérée avec le docteur Tiger ; elle était affectée d'une ascite considérable et de deux kystes inégaux en volume, l'un à droite, l'autre à gauche. Après la ponction et l'injection plusieurs fois répétées de ces kystes, l'ascite a disparu, et cette malade guérie, a pu prolonger son existence jusqu'à 85 ans. Les signes qui servent à faire reconnaître l'ascite, doivent donc être étudiés avec soin, quand cette maladie existe en même temps qu'un kyste de l'ovaire.

D'autres fois ce sont des tumeurs fibreuses et l'ascite qui viennent ensemble compliquer les kystes de l'ovaire ;

dans ces cas, les méprises sont encore faciles à commettre, et les kystes de l'ovaire, pris pour des tumeurs
fibreuses, sont souvent méconnus. Ici, la palpation et la
percussion ont une grande importance, car si la dernière
fait reconnaître la présence et le siége du liquide, la première indique en pressant assez fortement les parois de
l'abdomen, qu'il existe derrière le liquide des tumeurs
plus ou moins dures, plus ou moins élastiques ; mais
dans ces cas, le meilleur moyen de s'éclairer est de faire
une ponction, pour enlever le liquide ascitique toujours
facile à reconnaître, alors il devient plus facile, en se
souvenant des signes particuliers qu'offrent les kystes et
les tumeurs fibreuses, de diagnostiquer ces tumeurs entre
elles. D'ailleurs, dans ces cas compliqués, on remarque
souvent un mauvais état de la santé générale et de toutes
les fonctions.

Plusieurs maladies peuvent encore être prises pour des
kystes de l'ovaire. Nous allons en parler en traitant du
diagnostic différentiel.

CHAPITRE VII

DIAGNOSTIC DIFFÉRENTIEL DES KYSTES DE L'OVAIRE

ET DES TUMEURS ABDOMINALES QUI PEUVENT LES SIMULER.

Les maladies qui peuvent simuler les kystes de l'ovaire ou qui peuvent être simulées par ces derniers, sont l'ascite, l'hydropisie enkystée du péritoine, les tumeurs fibreuses, la grossesse, la grossesse extra-utérine, l'hématocèle rétro-utérine, la tympanite, des tumeurs fibroplastiques du mésentère, les abcès et tumeurs de la fosse iliaque, les tumeurs hépatique, splénique, rénale, cœcale, la rétention d'urine, les reins flottants et les kystes de ces organes, etc. Toutes ces maladies, au point de vue du diagnostic, sont loin d'avoir la même importance et de présenter les mêmes difficultés ; nous allons les passer en revue dans l'ordre que nous venons d'indiquer.

Ascite. — Cette maladie est celle avec laquelle on confond le plus souvent les hydropisies enkystées de l'ovaire ; on évitera cette erreur en se rappelant que dans l'ascite le ventre se développe toujours d'une manière uniforme, que la matité siége aux parties les plus déclives, que la sonorité se trouve aux parties les plus élevées et qu'elle varie ainsi que la matité, suivant les positions que prend la malade. La fluctuation est toujours très-évidente. Le moyen le plus sûr, après avoir palpé le ventre pour s'assurer si l'ascite n'est pas due à une tumeur abdominale, est d'avoir recours à la percussion ; celle-ci donne dans l'hydropisie enkystée, comme nous l'avons déjà dit, de la matité dans toutes les parties qui correspondent au kyste et de la sonorité dans les flancs ; dans l'ascite au contraire le ventre est mat dans les flancs, la malade étant couchée sur le dos et sonore à son sommet, parce que dans l'ascite, les intestins flottent à la surface du liquide et restent en haut, quelle que soit la position du corps, tandis que dans l'hydropisie enkystée, ils sont placés au-dessous du kyste et sur les parties latérales. Dans l'ascite, quand on fait placer la malade soit sur le côté droit, soit sur le côté gauche, le liquide se déplace et suit la position ; la sonorité est toujours appréciable du côté opposé à celui sur lequel est couchée la malade. Dans les kystes, qu'on fasse coucher la malade à droite ou à gauche, la matité ne se déplace jamais et reste toujours dans le même point. Un autre signe qui est rare dans les kystes de l'ovaire et à peu près constant dans l'ascite, surtout lorsque les maladies ont une certaine durée, c'est qu'il y a infiltration des membres inférieurs, œdème des parois abdominales et qu'on trouve souvent du côté du foie, du cœur et des autres viscères de l'abdomen, des lésions organiques caractéristiques.

Un caractère non moins important pour le diagnostic différentiel de l'ascite, se tire des variations de forme que subit l'abdomen dans les changements d'attitudes. Si la malade est dans le décubitus dorsal, les flancs deviennent saillants ; si elle est dans le décubitus latéral gauche, c'est le flanc droit qui s'affaisse et le gauche qui proémine ;

le contraire se passe, quand au lieu d'être placée dans le décubitus latéral gauche, la malade se place dans le décubitus latéral droit.

Un point qui peut embarrasser, c'est quand il existe en même temps un kyste ou plusieurs kystes de l'ovaire, avec une ascite ; dans ce cas, on trouve en effet tous les signes de l'ascite que nous venons de passer en revue, mais on constate aussi en même temps, qu'au-dessous de la couche du liquide qui se déplace très-facilement, suivant les positions qu'on fait prendre à la malade, il existe une tumeur plus ou moins dure, qui ne change pas de place et qui offre tous les signes des kystes de l'ovaire; et lorsqu'on presse sur le ventre et qu'on déprime fortement les parois abdominales, on sent en déplaçant la couche de liquide, qui dans ces cas donne également lieu à une ondulation très-évidente, qu'il existe plus profondément une tumeur résistante qui s'oppose à une dépression plus considérable des parois abdominales ; c'est souvent cette tumeur elle-même qui est la cause de l'ascite, par suite de la compression qu'elle exerce sur les vaisseaux sanguins de l'abdomen et de la gêne qu'elle apporte à la circulation abdominale. Bien que ces signes paraissent très-nets, il faut s'attendre à être plus d'une fois embarrassé pour le diagnostic, et ce sont les kystes uniloculaires qui offrent souvent, à l'examen clinique, les difficultés les plus sérieuses.

Hydropisie enkystée du péritoine. — Cette maladie se reconnaît aux caractères suivants. La fluctuation est bien plus difficile à percevoir, elle est bornée, circonscrite, superficielle, et ne s'obtient jamais que dans les mêmes points. Les intestins sont placés au-dessous, et n'occupent pas, comme dans l'ascite, les points les plus élevés de l'abdomen. Dans cette espèce, que j'ai rencontrée deux fois chez l'homme et une seule fois chez la femme, le liquide est en nappe et s'amasse dans une poche étendue quelquefois de l'appendice xyphoïde au pubis et d'un hypochondre à l'autre, soit dans plusieurs poches ou kystes formés par le péritoine, qui, séparés les uns des autres, par des dépressions très-sensibles, sont placés très-superficiellement, dans l'épaisseur de la paroi abdominale ; tous les phénomènes de distension, de fluctuation dus à la présence du liquide, se passent dans le cours de cette affection comme dans l'ascite ; seulement l'ondulation n'est pas très-sensible, et rappelle plutôt la fluctuation d'un vaste abcès superficiel. Le ventre n'est jamais très-volumineux, sa forme est évasée et il n'est jamais saillant et développé comme dans les kystes de l'ovaire. Le liquide n'éprouve pas de déplacement comme dans l'ascite, et la tuméfaction du ventre est limitée et se localise dans telle ou telle région déterminée, et ne s'étend jamais à tout l'abdomen. L'hydropisie enkystée du péritoine est toujours le résultat d'une péritonite ; elle a un développement lent ; la tumeur qu'elle forme se porte plus en dehors que l'ascite, et sa limitation donne l'idée qu'elle est superposée au-dessus des intestins. Il y a moins de gêne dans la respiration, il n'y a pas de déplacement des intestins comme dans l'ascite, et jamais d'infiltration des extrémités inférieures.

Tumeurs fibreuses. — Il est souvent fort difficile, impossible même, de se prononcer entre un kyste et une tumeur fibreuse ou squirrheuse : il est donc très-intéressant de les étudier au point de vue du diagnostic. A leur début, le diagnostic de ces tumeurs est extrêmement difficile, et ne devient possible que lorsque déjà elles ont pris un certain développement. C'est surtout avec les kystes multiloculaires qu'on les confond le plus souvent, à cause des bosselures et des inégalités qu'elles présentent assez souvent. Cependant elles offrent des signes et donnent lieu à des phénomènes qui doivent empêcher de les méconnaître. D'abord, ces tumeurs se développent en général avec une grande lenteur, restent souvent stationnaires, arrivées à un certain point de grosseur, et ne produisent aucun dérangement sur la santé, lors même qu'elles ont acquis un volume assez considérable. Le plus souvent, les malades n'éprouvent d'autre mal que la gêne occasionnée par le poids et le volume de ces tumeurs. En général, elles présentent une dureté et une irrégularité qui peuvent suffire à les faire reconnaître, mais elles ont quelquefois une forme si régulière, si arrondie, elles présentent une élasticité telle, qu'elles font croire à l'existence d'une fluctuation profonde, et qu'on peut les prendre pour des kystes uniloculaires, renfermant un liquide épais, et c'est ce qui est arrivé plusieurs fois. Nous en citerons quelques exemples. Lorsqu'elles ont acquis un certain volume, elles offrent à la palpation une élasticité particulière qui les rend susceptibles de revenir sur elles-mêmes, lorsqu'on les presse brusquement ou qu'on les saisit entre les deux mains; si alors on essaye de leur imprimer alternativement et en sens opposé un mouvement de pression, dans le but de chercher la fluctuation, on sent un défaut de résistance, semblable à celui que ferait éprouver un gros ballon de caoutchouc ayant des parois épaisses; la sensation qu'on éprouve dans ce cas est souvent prise pour de la fluctuation, et on se figure alors qu'il existe une poche à parois épaisses, renfermant un liquide plus ou moins épais et on diagnostique un kyste de l'ovaire, et comme cette sensation d'élasticité peut se rencontrer dans tous

les points explorés de la tumeur, on va quelquefois jusqu'à croire que ce kyste est uniloculaire ; cette sensation
d'élasticité est si trompeuse, que des tumeurs fibreuses
de cette nature, examinées sur une table après avoir été
extirpées et débarrassées de toute enveloppe, donnent à
ceux qui les palpent et les pressent, la sensation d'une
fluctuation si évidente à la main, qu'on n'est sûr qu'elle
n'existe pas, qu'après avoir coupé la tumeur dans tous les
sens...

Le premier signe qui peut faire éviter cette erreur, et
qu'il ne faut jamais perdre de vue, quand on veut se
mettre en garde contre cette élasticité trompeuse des
tumeurs fibreuses ou squirrheuses, c'est que jamais la
percussion *pratiquée légèrement*, comme lorsqu'on donne
une *pichenette*, ne laisse percevoir la moindre fluctuation, et l'absence complète de la fluctuation, dans un
point quelconque de ces tumeurs, est déjà une grande
présomption pour penser qu'il n'existe aucun liquide
dans la tumeur et qu'elle est formée de tissu dur et com-
pacte. Si d'ailleurs, malgré toutes les précautions prises
pour reconnaître la véritable nature d'une tumeur, on
restait dans le doute, et qu'on fût décidé à faire une opération, l'ovariotomie par exemple, il faudrait faire une
ponction avec un trocart ordinaire ; la pénétration de cet
instrument dans la tumeur, outre qu'elle ne donne issue
à aucun liquide, fait éprouver à la main qui pousse l'instrument une sensation particulière spéciale, caractéristique, qui vient promptement et sûrement éclairer le
diagnostic.

Un autre signe qui a son importance pour aider au
diagnostic, et dont il faut tenir compte, c'est que ces tumeurs, surtout lorsqu'elles ont des dépendances intimes

avec l'utérus, occasionnent des dérangements dans les règles et donnent lieu à des pertes de sang considérables, ce qui s'observe rarement dans les kystes de l'ovaire, qu'ils soient uniloculaires ou multiloculaires... Elles sont presque toujours placées sur la ligne médiane, montant directement vers l'épigastre. Elles gênent souvent la miction et la défécation, et provoquent souvent l'ascite par la compression directe qu'elles exercent sur les vaisseaux du bassin. Si ces tumeurs occasionnent des douleurs, des élancements, de la fièvre, de l'amaigrissement, si la peau devient jaune et sèche, si, en un mot, les malades offrent tous les signes d'une cachexie cancéreuse, on doit craindre une transformation de mauvaise nature, et diagnostiquer une tumeur squirrheuse, plutôt qu'un kyste de l'ovaire.

Comme ces tumeurs fibreuses proviennent souvent de l'utérus ou de ses ligaments, elles font corps avec lui ; on peut s'assurer de cette union intime, en combinant le toucher vaginal avec le palper hypogastrique ; on constate que l'utérus et les corps fibreux ne font qu'une seule et même masse, par les mouvements qui sont communiqués d'une main à l'autre, de haut en bas, si l'on déprime fortement l'hypogastre ; et de bas en haut, si l'on soulève brusquement l'utérus avec le doigt placé dans le vagin. Par le fait de cette solidarité, un corps fibreux en se développant déforme l'utérus et le dévie dans un sens ou dans l'autre. C'est ainsi qu'on trouve en même temps, tantôt un prolapsus, tantôt une antéversion, une rétroversion ou une latéro-version. Si dans ces cas on pratique le cathétérisme utérin, on trouve souvent la cavité utérine considérablement augmentée. Il arrive, dans ces cas, des écoulements plus ou moins abondants d'un liquide filant, albumineux, transparent, s'échappant du vagin par ondées, ce qui n'a pas lieu dans les kystes de l'ovaire, à moins qu'ils ne soient tubo-utérins, mais alors, ils offrent des signes qui servent à les différencier des tumeurs fibreuses.

Il me serait facile de multiplier les exemples des erreurs de diagnostic, auxquelles des tumeurs fibreuses ont donné naissance. Je me contenterai de citer les deux exemples suivants, parce qu'ils ont eu de nombreux témoins :

Un jour je fus mandé à l'hôpital Necker par le docteur Delpech, médecin des hôpitaux, pour opérer une malade qu'on croyait atteinte d'un kyste ovarique uniloculaire. Cette femme était à l'hôpital depuis plusieurs semaines ; elle avait été examinée et réexaminée par un grand nombre de médecins distingués, et toujours la maladie avait été considérée comme un kyste de l'ovaire. Cette malade pouvait avoir de 30 à 35 ans. Elle jouissait d'une bonne santé et n'éprouvait d'autre gêne que celle que lui causait son ventre, qui était celle d'une grossesse à terme; les règles étaient régulières et toutes les autres fonctions normales. A mon arrivée, je trouvai tout préparé pour l'opération, mais en examinant la tumeur de cette femme, je reconnus qu'elle était fibreuse. J'avoue qu'au premier abord, et en n'y regardant pas avec soin, on pouvait parfaitement bien faire une erreur de diagnostic, car cette tumeur présentait, à la palpation et à la pression alternées, une élasticité si remarquable et si prononcée, qu'il était difficile de se défendre de l'idée de la fluctuation, qu'on croyait sentir dans tous les points de cette tumeur. Mais cette fluctuation n'était qu'apparente et la percussion pratiquée légèrement, *par des pichenettes*, n'en donnait pas la moindre sensation… Toujours est-il que grâce à ces phénomènes d'élasticité si sensibles, et pris pour de la fluctuation, mon diagnostic fut contredit par toute l'assistance, dans laquelle se trouvaient plusieurs chefs de service très-instruits et très-bons cliniciens, MM. Natalis Guillot, Monneret, Lenoir, etc. Sur l'insistance de mes savants confrères, qui, après un nouvel examen, restèrent convaincus qu'il existait de la fluctuation, et par conséquent un kyste de l'ovaire, je fis une ponction avec un gros trocart, celui dont je me sers pour la ponction du kyste de l'ovaire. Rien ne sortit par la canule, au grand étonnement de tous ceux qui avaient examiné la malade. Cette première ponction ne fut pas suffisante pour enlever les doutes de mes confrères, et après un nouvel examen fait avec tout le soin possible, ils décidèrent qu'il fallait pratiquer une seconde ponction, dans un autre point où la fluctuation leur paraissait tellement évidente, qu'ils ne doutaient pas de voir s'écouler du liquide; rien encore ne sortit. Enfin une troisième ponction fut encore pratiquée, mais du côté opposé, et resta sans résultat comme les deux premières. J'ajouterai que chez cette malade, les parois de l'abdomen étaient très-amincies.

Je ferai remarquer en passant que les ponctions dans les tumeurs fibreuses, même avec un gros trocart, n'ont jamais de suites fâcheuses, et que chez cette malade, il n'est survenu aucun accident, pas plus que chez deux autres malades, l'une du docteur Costilhes et l'autre du docteur Trèves, qui toutes deux avaient des tumeurs fibreuses qui furent ponctionnées pour des kystes de l'ovaire. Deux fois, par suite d'erreur de diagnostic, j'ai pratiqué l'ovariotomie pour des tumeurs fibreuses, persuadé que les tumeurs que je voulais extirper étaient des kystes multiloculaires de l'ovaire; les deux malades sont mortes, l'une d'hémorrhagie, l'autre de péritonite.

Dans le premier cas que j'ai opéré en février 1859, à Saint-Germain, assisté de MM. Danyau, Cazeaux, Leclerc, Lamarre, etc., il s'agissait d'une tumeur fibreuse dégénérée et que j'avais prise pour un kyste multiloculaire. C'était chez une femme de 47 ans arrivée au marasme le plus complet, et dont toutes les fonctions s'accomplissaient très-mal. L'opération nous fit reconnaître notre erreur de diagnostic. Avant l'opération aucun des assistant n'avait émis le moindre doute sur la possibilité d'une erreur de diagnostic, qui par suite de plusieurs signes que nous allons indiquer, était d'ailleurs facile à commettre. D'abord cette tumeur s'était développée très-rapidement; la pression exercée sur elle donnait la sensation d'une élasticité telle, qu'il était difficile de ne pas croire à une fluctuation profonde, et semblable à celle qu'on rencontre dans certains kystes ovariques multiloculaires et aréolaires; de plus, cette tumeur était enveloppée d'une couche de liquide ascitique qui donnait lieu à une fluctuation réelle. L'organisation de cette tumeur était telle, que débarrassée de tout ce qui l'entourait, parois abdominales et liquide ascite, la palpation donnait encore l'idée d'une fluctuation profonde, qui laissait croire encore à un kyste multiloculaire. La sensation éprouvée par la main qui enfonce le trocart au moment de l'opération put seule rectifier le diagnostic, et apprendre que c'était une tumeur fibreuse, devenue squirrheuse. Son ablation donna lieu à une hémorrhagie, que rien ne put conjurer, et la malade succomba quelques heures après l'opération. (*Bulletin de la Société de chirurgie*, t. II, IIe série, p. 687, 1862.)

Cette observation montre qu'il y a des tumeurs fibreuses volumineuses qui, quoi qu'on fasse, peuvent en imposer pour certains kystes multiloculaires et qu'il est utile, lorsqu'on se décide à pratiquer l'ovariotomie, si la malade n'a jamais été ponctionnée, de faire une ponction exploratrice. C'est, dans certains cas, le seul moyen à notre disposition, pour reconnaître la véritable nature d'une tumeur abdominale. La sensation que la main éprouve, lorsqu'on enfonce un trocart d'un volume ordinaire dans une tumeur fibreuse, est telle que lorsqu'on l'a ressentie une première fois, on ne peut plus l'oublier. Ce signe fourni par le trocart est de la dernière importance, puisqu'il pourra toujours, dans un cas douteux, empêcher de commettre une erreur de diagnostic, et par suite de pratiquer une opération inutile et souvent très-dangereuse. Souvent la texture des tumeurs fibreuses est telle, qu'elles paraissent, même aux plus exercés, être le siége d'une fluctuation évidente, alors même qu'on examine ces tumeurs après leur ablation et placées sur une table. L'élasticité particulière dont elles sont douées en impose tellement à la main de ceux qui les palpent, qu'ils ne veulent admettre l'absence d'un fluide quelconque dans l'intérieur de la tumeur, qu'après l'avoir incisée profondément ; dans un cas que nous avons observé avec cinq ou six confrères très-distingués, la fausse sensation de la fluctuation était si caractérisée, que la tumeur extirpée et placée sur une table fut trouvée, à la palpation, soigneusement pratiquée par MM. Danyau, Follin, Verneuil, Thomas (de Tours) et plusieurs autres, offrir tous les signes de la fluctuation, alors même que ceux qui examinaient cette tumeur fibreuse savaient qu'elle ne contenait pas une goutte de liquide. Du vivant de la malade, cette tumeur avait été prise pour un kyste multiloculaire ; si dans ce cas, comme dans le premier que nous avons cité, nous avions pris la précaution, avant de pratiquer l'ovariotomie, de faire une ponction, nous aurions évité d'abord une erreur de diagnostic et ensuite une opération qui a emporté la malade. Une ponction faite dans une tumeur fibreuse, avec un trocart de volume ordinaire, est ordinairement sans danger aucun, ainsi que nous l'avons observé un assez grand nombre de fois.

GROSSESSE. — Les kystes de l'ovaire ont souvent fait croire à des grossesses soit utérines, soit périutérines, et celles-ci ont été plusieurs fois prises pour des kystes de l'ovaire. La première erreur est de beaucoup plus commune que la seconde ; elle a lieu surtout chez les jeunes femmes ou chez les femmes déjà d'un certain âge, très-désireuses de devenir mères. Dès que leur ventre prend le moindre développement, elles se croient enceintes, puis l'imagination s'en mêle, et dès lors elles se figurent ressentir les mouvements de l'enfant et tous les autres signes subjectifs. Induit en erreur par ces faux renseignements, le médecin, se trompant lui-même, finit par conclure à une grossesse, bien que les signes pathognomoniques fassent défaut. Les deux signes qui contribuent le plus à accréditer l'erreur, ce sont : et le ballottement que fournissent quelquefois les tumeurs et les renseignements fournis par la femme.

La seconde erreur a lieu chez les jeunes filles ou les femmes qui craignent d'être enceintes, ou qui espèrent dissimuler leur grossesse. Mais dans l'un et l'autre cas, le médecin doit toujours se tenir en garde contre les récits des malades, et ne se prononcer qu'après un examen réfléchi. Pour les jeunes femmes ou les jeunes filles, ce qui fait le plus communément donner dans le piége, et supposer une grossesse qui n'existe pas, c'est le développement progressif et considérable du ventre; il y a des gens si prévenus, qu'il leur suffit de savoir qu'une jeune fille a le ventre gros, n'a plus ses règles depuis plusieurs mois, qu'elle est jolie, intelligente, etc., pour qu'ils décident qu'elle est enceinte. Je conviendrai bien avec eux qu'il est plus ordinaire aux jeunes filles et aux jeunes femmes d'être enceintes, lorsqu'elles sont dans les conditions que je viens de dire, que d'avoir une autre maladie, une hydropisie de l'ovaire, une tumeur fibreuse ou une ascite, etc., par exemple; mais comme il est fort possible que le contraire arrive, je dis que lorsqu'il est question de juger, ce n'est pas par l'âge ou les discours des malades qu'on doit le faire ou par les apparences, mais par la maladie elle-même.

Quand un kyste de l'ovaire se montre chez une jeune fille ou chez une jeune femme, un des premiers signes est en effet le développement du ventre. Si ce développement est uniforme, et si la tumeur qui y donne lieu n'est pas plus saillante dans une des régions iliaques que dans l'autre, et si elle s'élève au-dessus du pubis, qu'elle offre dans ses différents points une résistance égale, et si en même temps il y a suppression des règles, on peut quelquefois, au début de la maladie, rester dans le doute, car alors la percussion indique la présence des intestins, aussi bien à droite qu'à gauche, de chaque côté de la tumeur, et ne laisse percevoir aucune sensation de fluctuation; mais ce doute ne peut être que de courte durée, car la tumeur, devenant plus volumineuse, offrira bientôt des signes spéciaux qui la feront reconnaître. Si c'est une grossesse, 1° les règles seront supprimées, ce qui est très-rare lorsqu'il existe soit un kyste de l'ovaire, soit une tumeur fibreuse ; l'état des seins peut aussi fournir des indications précieuses ; au commencement de la grossesse, ils deviennent plus gros, plus sensibles, tandis qu'ils n'éprouvent pas ces phénomènes lors du développement d'un kyste de l'ovaire. Un observateur distingué a encore fait les remarques suivantes. Dans les kystes de l'ovaire et dans les tumeurs fibreuses, l'apparence des seins, dit-il, n'est pas symétrique, ce qui est l'habitude dans la grossesse ; sur un des seins on trouve plusieurs follicules, sur l'autre, on n'en trouve pas, ou seulement un ou deux ; ils sont de même couleur que les aréoles, et ne deviennent pas blancs quand on les étend, c'est-à-dire quand la peau est tirée d'un côté ; de vraies vésicules, ou des vésicules papilloïdes, c'est-à-dire des follicules blancs, n'ont jamais été trouvées dans les cas de kystes de l'ovaire ou de tumeurs fibreuses, et elles sont communes dans la grossesse.

Mais les signes de la grossesse par excellence sont les mouvements de l'enfant, le bruit fœtal, le bruit de souffle, l'état du col de l'utérus, le ballottement du ventre, la tuméfaction et la sensibilité des seins, etc. ; l'absence des signes qui appartiennent soit aux hydropisies de l'ovaire, soit aux tumeurs fibreuses, soit à l'ascite, etc., empê-cheront de se méprendre plus longtemps. Entre les exemples que je pourrais citer, je rapporterai le suivant. C'est un kyste multiloculaire cancéreux, pris pour une grossesse.

Une dame de 39 à 40 ans, n'ayant jamais eu d'enfants, mais très-désireuse d'en avoir, vit son ventre se développer progressivement en même temps que les règles cessaient de paraitre. Elle se crut enceinte. Un premier médecin consulté, puis un second, pensèrent, d'après le récit de la malade et le développement du ventre, qu'il y avait gros-sesse... L'époque de l'accouchement arrive et on appelle le médecin, qui est un professeur particulier d'accouchement et de maladie des femmes... Il examine la malade, la touche et annonce que l'accouche-ment ne va pas tarder... Tout l'annonce, douleurs assez vives dans le bas-ventre et dans le flanc droit, qu'on attribue au commencement du travail. On attend huit jours, quinze jours, et l'accouchement n'a pas lieu. On suppose alors que la malade aura mal compté, alors on attend encore... Sur ces entrefaites, le médecin qui soigne habituellement la malade étant obligé de s'absenter, la confie à un autre confrère qui espère que l'accouchement ne tardera pas, puisque depuis un mois elle ne cesse d'avoir des douleurs... Cependant rien ne se termine, et la malade de-vient de plus en plus oppressée, sa respiration est gênée, toutes les fonctions sont devenues plus difficiles... On compte de nouveau et, tout calcul fait, on trouve que la malade a dépassé le terme depuis un mois, au moins... Y aurait-il quelque chose d'anormal? Le nouveau médecin appelé examine cette dame avec soin et ne croit pas à une grossesse. Un accoucheur célèbre, M. Cazeaux, est appelé, et il déclare qu'il n'y a pas grossesse, mais un kyste de l'ovaire. La malade, qui ne peut abandonner l'idée qu'elle n'est pas enceinte, qui se figure que les douleurs qu'elle éprouve sont celles de l'accouchement, veut abso-lument voir un autre médecin. Appelé à mon tour, je constate un énorme kyste multiloculaire, ayant : 1° à gauche, une poche principale renfermant 15 à 18 litres de liquide, épais, filant, coloré ; 2° une seconde poche moins grande et 3° une tumeur volumineuse dure, inégale, probablement de mauvaise nature. La malade est maigre, a le teint jaune, flétri, et est très-affaiblie. Une ponction, faite dès le lendemain, à cause de la grande oppression qu'éprouve cette dame, justifie ce diagnostic.

J'ignore sur quels symptômes se basait notre confrère, pour croire à une grossesse dans un cas si facile à reconnaître, et attendre un accouchement pendant plus d'un mois ; probablement sur le développement progressif du ventre, quoiqu'il ne fût pas uniforme, sur la cessation des règles et sur les douleurs éprouvées par la malade ; mais à ces signes, qui en effet doivent se rencontrer dans la grossesse, il en manquait de plus importants et il y en avait d'autres qui auraient dû éclairer un homme instruit. Les signes qui manquaient, étaient les mouvements de l'enfant, le bruit placentaire et le bruit fœtal, l'état des seins qui étaient à peine apparents, mous et flasques... D'un autre côté, le toucher, qui avait été pratiqué à plusieurs reprises, indiquait que la matrice était très-élevée, que le col avait plus d'un centimètre de longueur, qu'il était porté en haut, en arrière et à gauche.

Les signes qui existaient étaient tous ceux d'un kyste de l'ovaire multiloculaire, et de la dernière évidence. C'était une tumeur volumineuse, dure et très-facile à sentir à travers les parois abdominales ; une fluctuation circonscrite, obscure à droite, et une autre à gauche, également circonscrite. C'était l'état général de la malade qui était très-mauvais et annonçait de graves désordres dans toute l'économie, la peau était sèche, jaunâtre, la douleur ressentie dans le flanc droit existait depuis le début de la maladie, et longtemps auparavant que la malade se crût enceinte. Avec de tels signes, une pareille erreur est difficile à comprendre.

M. Tavignot a rapporté (*Mémoire sur l'hydropisie de l'ovaire, Expérience*, 1840, n° 160, page 55) une observation d'une grossesse normale, prise pour un kyste de l'ovaire. Une ponction fut faite et donna lieu à l'avortement et à la mort de la mère. Enfin, dans un autre cas, c'est une femme de 30 à 35 ans, qui cherche à cacher sa grossesse, et demande qu'on la débarrasse, par une opération, d'une tumeur qu'elle porte dans le ventre.

Admise à l'Hôtel-Dieu dans un service de médecine, où elle reste pendant plusieurs mois, et où elle fut soumise, à plusieurs reprises, à l'examen du chef de service et des internes, on diagnostique un kyste de l'ovaire. Un chirurgien de l'hôpital, appelé à son tour, soit pour pratiquer la ponction, soit pour faire l'ovariotomie, suivant qu'il le jugera convenable, diagnostique un kyste multiloculaire et songe à pratiquer l'ovariotomie. Mais avant il désire avoir mon avis sur l'opportunité de cette opération. J'examine cette malade au point de vue de cette opération, et sans chercher à reconnaître s'il existe autre chose qu'un kyste, tant je suis convaincu, par le dire de mes confrères, que cette malade a un kyste de l'ovaire. D'ailleurs toutes les questions qu'on adresse à cette femme sont de nature à faire croire à l'existence de cette maladie : elle a de l'embonpoint, elle est fraîche, colorée, les seins sont gros et ne présentent rien d'anormal ; elle affirme n'avoir jamais eu aucun rapport sexuel, ses règles ont toujours été régulières et elles n'ont cessé que depuis son entrée à l'hôpital. Le toucher indique bien qu'elle n'est pas vierge, mais le col est gros et saillant, le ventre est uniforme et a le volume d'une grossesse de sept à huit mois. Elle accuse de la douleur lorsqu'on exerce une certaine pression dans le côté gauche de l'abdomen ; la percussion, exercée méthodiquement dans tous les points de l'abdomen, ne dénonce pas la moindre fluctuation. La palpation exercée assez fortement fait reconnaître des inégalités, des saillies arrondies, dures, résistantes, que j'attribuai, en l'absence de toute fluctuation, à des tumeurs fibreuses plutôt qu'à un kyste multiloculaire. J'étais tellement influencé par le diagnostic de mes confrères, qui avaient cette malade en observation depuis plusieurs mois, que je ne cherchai même pas à savoir par l'auscultation s'il y avait grossesse ou non. Je diagnostiquai un kyste multiloculaire, compliqué de tumeurs fibreuses, ayant probablement de fortes adhérences, et n'offrant par conséquent que de mauvaises chances pour l'ovariotomie qu'on se proposait de pratiquer. Mon avis fut suivi, et l'ovariotomie fut ajournée, heureusement pour cette malheureuse femme qui, quinze jours après, accouchait d'un enfant à terme.

Grossesse extra-utérine. — Les grossesses extra-utérines présentent encore des difficultés plus grandes que les grossesses ordinaires, que les tumeurs fibreuses. Le point qui paraîtrait avoir le plus d'importance dans cette circonstance, comme commémoratif, ce serait la suppression des règles. M. Ramsbotham, d'après M. Rauth, affirme n'avoir pas une seule fois constaté les règles dans 18 cas de grossesses extra-utérines qu'il a observées. Le docteur Lee (*Medic. chirurgical transact.*, vol. XL), ayant constaté dans l'utérus l'existence de la membrane caduque dans 20 cas de grossesses extra-utérines, et de plus ayant rencontré, dans la grande majorité des cas, un écoulement muqueux, causé par du mucus renfermé en grande quantité dans l'utérus, pense que, toutes choses égales d'ailleurs, un tel écoulement devra faire penser à une grossesse extra-utérine plutôt qu'à un kyste de l'ovaire ou à une tumeur fibreuse. M. Rauth, qui a examiné 28 cas de grossesses extra-utérines, a constaté 7 fois la suppression complète ; 17 fois la suppression au début, durant un temps variable de un mois à trois mois, mais alors hémorrhagie très-abondante ; 2 fois seulement retour normal des règles ; et enfin, dans 2 autres cas, suintement sanguinolent continuel, mais sans importance. Cet auteur attribue la suppression menstruelle, et plus tard l'hémorrhagie, à la membrane caduque qui se forme dans l'utérus même, dans les cas de grossesses extra-utérines. Pour lui, tant que la membrane séjourne dans la matrice, suppression ; dès qu'elle s'en échappe, hémorrhagie, due à l'excitation produite dans l'utérus par la présence de la membrane, et aux efforts d'expulsion qui accompagnent sa chute. Toutefois, nous rappellerons, avec M. Caternault, à la thèse duquel nous empruntons les remarques ci-dessus, que la chute de la membrane caduque est plus rare que ne le suppose l'auteur anglais, car, dans bien des cas de grossesses extra-utérines, elle ne tombe point du tout.

Jusqu'au troisième mois d'une grossesse extra-utérine, ni les signes sensibles, ni les signes rationnels, ne peuvent la faire reconnaître ; à cette époque, quelques signes rares peuvent commencer à appeler l'attention du praticien, comme le lieu qu'occupe la tumeur ou le kyste fœtal, placé dans l'une des fosses iliaques, comme le toucher qui montre que l'utérus n'a éprouvé que de légers changements ; plus tard, vers le quatrième et le cinquième mois, les caractères sont plus tranchés, le kyste, proéminant à la fois dans le haut du vagin et dans le rectum, peut être reconnu par le doigt, qui, dans certains cas, va même jusqu'à distinguer le fœtus ou ses différentes parties ; alors si une tumeur s'est formée promptement dans l'une des fosses iliaques, si elle paraît bosselée, variqueuse, si on peut apprécier les saillies et les mouvements du fœtus, bien que les parois du ventre conservent à peu près leur épaisseur naturelle, pendant que, d'un autre côté, on reconnaît par le toucher que le poids et le volume de l'utérus ne sont pas ou que très-légèrement accrus, que le col n'a pas perdu de sa longueur, quoiqu'il ait changé de position, de direction et même de densité, il est à peu près certain que c'est une grossesse contre nature. Dans ces cas, il n'est pas possible de déterminer le ballottement, comme dans la grossesse normale. D'ailleurs, il est rare que le fœtus continue de vivre au delà du troisième ou du quatrième mois. Alors apparaissent d'autres signes qui peuvent encore éclairer le diagnostic et faire reconnaître un kyste fœtal, dans lequel le fœtus peut se décomposer, se dissoudre et se putréfier ; dans ces cas, le kyste peut se transformer en foyer purulent et s'ouvrir dans une cavité muqueuse, et amener la guérison, ou se transformer, se durcir, se pétrifier, comme on le voit dans une observation d'Amand (*Nouvelles observat. sur les accouchements,* p. 58), et faire croire à une tumeur fibreuse ou à un kyste de l'ovaire, si ses transformations offrent moins de densité, comme lorsque l'œuf se remplit d'un liquide, tantôt plus ou moins épais et transparent, de couleur jaune, brune, mais non purulent.

RÉTENTION DU SANG DANS LA CAVITÉ UTÉRINE. — La rétention du sang dans la cavité utérine, par suite de l'occlusion du vagin ou du col, peut parfaitement simuler un kyste de l'ovaire, ou toute autre tumeur abdominale, une grossesse par exemple, et l'augmentation du ventre a été, dans quelques cas, très-considérable, et le globe utérin remontait bien au-dessus de l'ombilic.

Cette rétention menstruelle peut être congénitale ou accidentelle. Dans le premier cas, elle est produite, soit par une imperforation ou un épaississement de la membrane hymen, soit par une seconde membrane située plus avant dans le vagin, soit encore par occlusion congénitale du col.

Dans la rétention menstruelle accidentelle, l'obstacle vient d'une adhérence, soit des parois du vagin, soit des lèvres du museau de tanche.

Dans ces cas, la palpation, la percussion, le volume, la consistance de l'utérus et sa forme, ne peuvent donner que des signes qu'on rencontre dans plusieurs autres tumeurs abdominales, dans les tumeurs fibreuses, intra-utérines, dans la grossesse, etc., et ces signes pourraient d'autant mieux en imposer, que les parois abdominales seraient très-épaisses.

L'absence des bruits cardiaques du fœtus, de ses mouvements actifs, du ballottement, la sensation des parties fœtales par le palper et le toucher vaginal, doivent faire rejeter l'idée d'une grossesse; il est bon de dire, cependant, qu'un médecin pressé et inattentif pourrait, par le toucher, prendre la saillie formée par l'hymen, épaissie pour la poche des eaux, saillante au dehors de la vulve, ou pour un abaissement de la matrice repoussée par la tumeur... C'est ce qui est arrivé à Macauley, dans l'observation que nous allons rapporter.

Si l'obstacle est au col utérin, le col peut se trouver effacé, ramolli, mais on sent une poche fluctuante, ne présentant ni partie fœtale, ni ballottement, et l'utérus ne présente pas de mobilité ; ici on pourrait croire encore à la proéminence à travers le col effacé de la poche des eaux.

Le toucher vaginal et l'examen des parties génitales, faits avec soin, serviront à établir le diagnostic, de même que la manière intermittente dont se développe le ventre. L'augmentation du ventre, dans le cas de rétention du sang dans la cavité utérine, se fait d'une manière intermittente, augmentant beaucoup à chaque époque menstruelle, et diminuant peu à peu dans les intervalles. En résumé, nous croyons qu'avec un peu d'attention, en tenant compte surtout de cet accroissement intermittent de l'abdomen, des douleurs énormes que la femme supporte à chaque époque menstruelle, du toucher pratiqué avec soin et de l'examen des parties génitales, on peut arriver à un diagnostic exact et facile.

A. Paré (*OEuvres*, t. II, XVIIIe livre, p. 750, *Histoire mémorable de Jean de Wier*) rapporte un exemple remarquable d'une rétention des règles, prise pour une grossesse.

Jean Wier, médecin du duc de Clèves, dit qu'il y avait une fille en Chambourg, laquelle avait une taye forte et dure, nommée *hymen*, qui prohiboit que lorsque ses menstrues lui suruindrent, ne peurent estre vacuées, à raison de l'empeschement de cette membrane ; et pour la regurgitation du sang qui remontait en haut, auoit le ventre fort enflé et tendu, et auoit de grandes et extrêmes douleurs, comme si elle eust deu enfanter. Alors les matrones furent mandées, lesquelles la veirent avoir le ventre ainsi dur et tendu et les douleurs si extrêmes, que d'un commun accord, disoient qu'elle estoit grosse d'enfant encore que la pauvre fille leur contredist avecque grands serments, et affirmast n'avoir iamais eu connoissance d'hommes ; et dit qu'il fut appelé, lorsque les femmes ne lui pouuoient plus rien faire et qu'elles en désespéroient à raison des douleurs insupportables, lesquelles avoient desia duré trois semaines, sans luy donner repos ne iour ne nuit, avec quelque suppression d'vrine, veilles perpetuelles et perte d'appetit.

Promptement qu'il fut arrivé, il reconnut la partie malade, où il trouva l'orifice du col de la matrice clos et estoupé par une taye, tellement qu'il n'en pouuoit rien sortir ; et s'enquit de son aage qui était de vingt et vn an, et que iamais n'avait ev ses fleurs ; lors connut ceste tumeur, ne procéder sinon d'vne subite descharge et fluxion de sang vers la région de l'utérus et vaisseaux d'iceluy ; parquoy appela un chirurgien et lui commanda faire une ouverture à ladite taye, et peu à peu en sortit bien huit liures de sang coagulé, noir et jà commencé à se pourrir ; et l'euacuation faite, trois iours après fut de tout guarie.

On trouve dans Smellie, *Observations sur les accouchements*, t. II, p. 18, l'observation suivante du docteur Macauley :

Il y a environ sept ans qu'on me pria de voir une fille âgée pour lors de 19 ans, à peu près, je la pris pour une jeune femme, d'autant plus qu'elle était très-bien formée, et qu'elle paraissait avoir les mamelles fort gonflées ; elle se plaignait de souffrir considérablement et ne pouvait du tout rendre ses urines. Comme elle avait le ventre gros, le pouls fiévreux, et que les douleurs dont elle se plaignait ressemblaient exactement à celles des femmes en travail d'enfant, j'ordonnai qu'on la saignât, qu'on lui donnât un lavement, etc.

Le lendemain, sa mère me mit mieux au fait de l'état de sa maladie, et me dit que depuis quelques mois cette jeune fille se plaignait, cependant par intervalle ; elle ajouta que, pour le présent, il se manifestait dans les parties basses quelque chose qui paraissait chercher une issue. Sur cette information, j'examinai superficiellement la malade, parce qu'on était venu me chercher ; je trouvai le ventre fort distendu, et, à l'entrée du vagin, une résistance que je pris pour la poche des eaux, ce qui me fit annoncer que la femme était en travail, et je la quittai, en disant que la nature terminerait en peu de temps sa maladie. J'y retournai quelque temps après, je trouvai les choses dans le même état ; pendant trois heures rien n'avait avancé. En y refléchissant, je demandai si elle avait toujours été bien réglée ; la réponse fut négative ; et examinant mieux, je reconnus la membrane hymen imperforée et poussée par des liquides. J'incisai alors avec un bistouri, et il s'écoula deux pintes environ d'un sang noir, épais ; à mesure que le sang sortait, l'urine reprenait son cours. Cette opération fut suivie d'un prompt rétablissement, et six mois après elle fut mariée.

Il est certains kystes tubo-ovariens, qui ont été confondus, soit avec une grossesse, soit avec un engorgement chronique de l'utérus. Schmitt en rapporte une observation qu'il a intitulée *signes* de grossesse avec épaississement et dilatation du segment inférieur de la matrice (traduct. de Stoltz ; *Recueil d'observations sur les cas de grossesses douteuses.* Strasbourg, 1829), et qui, selon nous, n'est autre chose qu'un kyste de l'ovaire, communiquant avec l'utérus par la trompe de Fallope, dilatée. Voici cette observation que nous trouvons dans la thèse de M. le docteur Villebrun, 1865.

Une femme de 40 ans, riche, passionnée, adonnée à l'oisivité et faisant bonne chère, d'une forte constitution, à cheveux noirs, yeux gris, peau rude et jaune, maigre et atrabilaire, qui avait accouché quatre fois régulièrement, et avait fait en dernier lieu un avortement, se crut enceinte lorsque, cinq ans après, elle vit manquer une fois ses règles. Elle en douta d'autant moins que toutes ses grossesses précédentes s'étaient annoncées par la suppression de cette évacuation. Elle fut assez étonnée de voir s'établir, dans le courant du mois suivant, un écoulement assez abondant de sang décoloré et séreux. Craignant d'avorter, elle me fit appeler aussitôt. Quelque temps après, l'écoulement cessa, mais il reparut au bout de trois semaines et de même dans la suite, seulement il était plus abondant et se manifestait d'une manière plus irrégulière. Cet écoulement était accompagné de douleurs dans la région sacrée, et, quelques jours avant et après, elle ressentait une pesanteur désagréable dans le bassin, comme si la matrice avait voulu s'échapper, surtout quand elle marchait.

Pendant que le sang coulait, elle était abattue, impressionnable ; elle prenait un extérieur maladif, le sommeil était interrompu, et elle avait des agitations avec des congestions vers la tête. La région hypogastrique s'éleva, les mamelles se tuméfièrent, et, après quelques mois, la femme assura qu'elle ressentait les mouvements de l'enfant.

Je ne doutais pas alors de l'existence de la grossesse ; je craignais seulement, à chaque retour de l'écoulement sanguin, un avortement. Le volume du ventre s'accrut de jour en jour, les mouvements de l'enfant devinrent plus prononcés, d'après le dire de la femme. Cependant, ajouta-t-elle, ils ne sont pas si forts, si fréquents, ni de la même espèce que dans mes grossesses précédentes.

Elle était si loin de douter qu'elle fût grosse, qu'elle engagea une bonne d'enfants, fit préparer les langes et avertit une sage-femme. On ne remarquait rien d'extraordinaire chez elle, sinon *que le ventre s'affaissait chaque fois sensiblement quand elle avait perte*, et que, dans les derniers mois, elle eut tous les huit jours une diarrhée spontanée et sans coliques. Au huitième mois de sa grossesse supposée, je lui fis une visite; le peu de volume de l'abdomen, qui n'était nullement en rapport avec l'époque où elle croyait être arrivée, fixa de suite mon attention. Je ne pus remettre plus longtemps un examen complet; je l'entrepris la femme étant couchée.

Le bas-ventre était médiocrement élevé, sans tension extraordinaire, du reste, ayant la même forme que celui d'une femme enceinte; mais lorsqu'on le pressait fortement, on trouvait qu'il ne contenait rien de semblable à la matrice développée. Par le vagin, je trouvai le segment inférieur de la matrice dilaté, arrondi, ferme, mais avec cela élastique, comme lorsqu'on touche une substance caverneuse, conique. Le col proprement dit était effacé; il se terminait en pointe dans le museau de tanche, ce dernier était à peine marqué par un rebord circulaire; un petit enfoncement lenticulaire à son milieu représentait l'orifice externe. Le tout était dirigé à droite, mais, ni par l'exploration ventrale, ni par l'exploration abdominale, je n'ai pu trouver une trace de fœtus, ni d'un autre corps étranger.

Cette forme particulière de l'utérus me donna quelques inquiétudes. En admettant l'existence de la grossesse, à la vérité la plus vraisemblable de toutes, on ne pouvait concevoir cet état spongieux et élastique du segment inférieur, que par l'implantation du placenta sur l'orifice. En admettant qu'il n'y avait pas grossesse, il fallait croire à une maladie organique de l'utérus, ou à l'existence d'un corps étranger dans la cavité; cependant l'un et l'autre de ces deux états étaient contredits par l'absence d'autres symptômes qui manquent rarement dans ces cas.

Après un mois, je fis une seconde exploration. Le bas-ventre était alors plus mou encore, et *seulement dans la région iliaque gauche, où se trouvait probablement le fond de l'utérus*, plus plein et douloureux à la pression. Le museau de tanche était toujours *dirigé à droite*, fermé mais plus marqué; le col se reformait aussi et reprenait sa figure ordinaire, de même que le segment inférieur de l'utérus, qui était moins dur et moins tuméfié. La malade dit que les mouvements du fœtus étaient plus rares, plus faibles et moins distincts. Je n'hésitai pas alors à la déclarer non enceinte, d'autant mieux qu'elle n'était pas incommodée du reste et qu'elle avait repris de l'embonpoint. La suite confirma pleinement ce jugement et on ne pensa plus à une grossesse.

Je suis tenté de croire que dans ce cas il y a eu un engorgement chronique de l'utérus.

Il nous est difficile de partager l'opinion de Schmitt; et les symptômes éprouvés par sa malade qui était très-hystérique, tels que l'affaissement sensible du ventre à chaque perte qu'elle éprouvait, le placement prétendu du fond de l'utérus dans la région iliaque gauche, le col de l'utérus étant dirigé à droite, l'écoulement de sang décoloré et séreux, tout nous dispose à admettre que cette malade, arrivée à son âge critique, avait eu un kyste de l'ovaire avec communication dans l'utérus par la trompe, communication qui permettait de temps en temps au kyste de se vider, comme il arrive chez les femmes qui ont des kystes tubo-ovariens.

MÔLE ET HYDATIDES DE L'UTÉRUS. — La môle et les hydatides de l'utérus, n'étant le plus souvent que des produits de conception dénaturés, font naître les mêmes phénomènes que la grossesse proprement dite, et peuvent également être pris pour un kyste de l'ovaire; il faut donc avant de se prononcer ne négliger aucun des moyens d'exploration, ainsi que le montrent les faits suivants.

Une primipare de 21 ans, se disant enceinte de sept mois, pour n'avoir pas eu ses règles depuis cette époque, et sentir les mouvements de son enfant distinctement, se présenta à M. Ley, à cause d'un malaise qu'elle éprouvait et un léger écoulement de sang provenant de l'utérus, que des injections astringentes suffirent à faire cesser immédiatement. Mais, un mois après, le même accident ayant reparu, et cédé aux mêmes moyens, un examen s'ensuivit qui donna les résultats suivants:

Seins très-volumineux, avec une aréole très-marquée autour du mamelon. L'abdomen était développé comme à huit mois de grossesse. Aucun battement cardiaque du fœtus ne put être perçu; mais ayant souvent éprouvé ce désappointement, dit l'auteur, il n'en admit pas moins la grossesse, devant cette assurance positive de la femme qu'elle sentait remuer son enfant toutes les nuits, surtout en se mettant au lit, et souvent même dans la journée; qu'elle avait éprouvé beaucoup de maux de cœur, les quatre premiers mois, et que ses règles, jusque-là, avaient toujours été très-régulières auparavant.

En effet, un mois après, il fut appelé pour l'accouchement. La femme était plongée dans la prostration, par suite d'une abondante perte de sang. Douleurs vives, régulières, toutes les trois à quatre minutes, donnant lieu à un écoulement plus abondant de sang ; au toucher, dilatation complète du col ; une masse pulpeuse se présentait, qui fit croire à une insertion du placenta sur le col, et il est de fait que les deux hémorrhagies antérieures venaient à l'appui. L'extrême abondance de l'écoulement du sang et la faiblesse du pouls commandaient d'agir sans délai. Introduisant la main dans l'utérus, pour faire la version et terminer l'accouchement aussi promptement que possible, M. Ley fut fort déçu de ne pas trouver le fœtus, mais une masse immense, pulpeuse, molle, dont une partie était déjà tombée dans le vagin. Elle fut bientôt expulsée en entier, par la continuation des contractions de l'utérus, comme dans l'accouchement naturel. C'était une masse immense d'acéphalocystes, comptant des milliers de vésicules entre elles, comme des grappes de raisin, avec une substance intermédiaire, analogue à celle du placenta. Aussitôt son expulsion, les douleurs et l'hémorrhagie cessèrent, l'utérus revint sur lui et donna un écoulement lochial, comme dans l'accouchement. La sécrétion laiteuse s'établit dès le troisième jour et fut très-abondante, sans la moindre différence dans tous les symptômes de ceux de l'accouchement naturel. (*Méd. Times*, décembre.)

C'était donc là, dit M. Garnier, qui rapporte ce fait dans l'*Union médicale*, page 129, 1867, un véritable accouchement... d'hydatides. Sans être nouveau, ce fait n'a pas beaucoup d'analogues, pour simuler aussi bien dans tous ses détails, et jusqu'à la fin, un accouchement réel ; si l'accoucheur s'est montré crédule, qui n'en ferait autant, en l'absence d'accidents, et l'existence de tous les signes extérieurs indiquant la grossesse et fortifiant les assertions de la femme, qui probablement reposaient sur des sensations réelles ? Car il existe de nombreux témoignages semblables, surtout dans les cas de môle ou d'hydatides. Aurait-il cherché à connaitre la cause de l'écoulement sanguin au septième et au huitième mois, qu'il eût probablement conclu à l'insertion du placenta sur le col, et, en l'absence d'accidents, l'expectation était de règle. Son seul tort est de ne pas avoir assez tenu compte de l'absence des battements cardiaques du fœtus, et ce fait montre la valeur absolue de ce signe, sans lequel on ne saurait affirmer sûrement la grossesse sous peine d'être démenti.

Voici un autre exemple de tumeur hydatique, qui s'ouvrit dans l'intestin, ce qui vint éclairer un diagnostic qui jusque-là était resté incertain.

En 1837, la dame d'un architecte, âgée de 28 ans, et ayant eu un accouchement heureux, vint me consulter pour une douleur qu'elle ressentait dans le côté gauche, au dessous des fausses côtes. En l'examinant, je reconnus l'existence d'une tumeur globuleuse, non adhérente aux parois abdominales, médiocrement mobile, peu douloureuse à la pression, assez profondément située et du volume des deux poings. On pouvait croire à une grossesse extra-utérine, à une tumeur ovarique, à un rein mobile, ou à une accumulation de matières fécales. Mon ami, le professeur Nélaton, l'examina plusieurs fois avec moi, et jamais nous ne pûmes nous prononcer sur la nature de cette tumeur. Après un mois d'examen attentif, nous n'étions pas plus avancés sur le diagnostic que le premier jour, lorsque la sortie par les selles de nombreux hydatiques, l'affaissement et la disparition de la tumeur, vinrent nous apprendre quelle était sa nature.

En voici encore un exemple remarquable que je trouve dans la thèse de M. Villebrun, page 46, 1865 (*Des Fausses grossesses*).

Louise, fille de R..., citoyen d'Arles, mariée jeune, d'une santé florissante, se croyait enceinte. Ses règles étaient supprimées, elle avait des nausées, des vomissements, de l'anorexie et tous les autres phénomènes qui se produisent ordinairement en pareilles occasions. Six ou huit mois après la conception, elle fut prise de grandes douleurs, et accoucha d'une masse membraneuse, formée de bulles aqueuses, comme des œufs de poissons. Ces bulles étaient gonflées, rondes, transparentes, pleines d'un liquide fluide, fétide, et répandues en si grande abondance dans toute la membrane qui leur sert d'enveloppe, qu'il est difficile de s'en faire une idée exacte. En crevant les bulles avec un stylet, il en sortait un liquide fétide, de couleur jaune citron. Quoique très-mince, cette membrane tendue, enroulée sur elle-même, et remplie de ces bulles, ne laissait pas que d'offrir une grande résistance.

Cette femme mit au monde cette masse, au milieu de très-graves symptômes. Elle eut des vomissements, des nausées, de fréquentes défaillances, de la fièvre, du délire, des mouvements convulsifs et des étranglements de l'utérus Cependant, après une médication appropriée, elle recouvra la santé.

HYDROMÉTRIE. — Il est une autre affection qu'on rencontre très-rarement, et dont les signes et la marche se rapprochent beaucoup des môles ou hydatides de l'utérus, je veux parler de l'hydrométrie. Cette maladie a un développement ordinairement rapide, et forme une tumeur globuleuse placée sur la ligne médiane, et donnant lieu à une fluctuation très-prononcée. Ce qui peut la distinguer de la grossesse, des kystes de l'ovaire, etc., c'est qu'au toucher elle n'est susceptible d'aucun ballottement, qu'on ne sent ni mouvements, ni battements, et qu'elle se termine toujours par l'expulsion d'une grande quantité de liquide. Dans ces cas, on trouve le col effacé, ramolli, comme aux derniers moments de la grossesse. Ici, comme dans la grossesse, on observe la suppression des règles, les troubles digestifs, l'augmentation des seins et les sensations de picotement, l'augmentation du ventre, mais les bruits stéthoscopiques sont nuls. Voici une observation qui appartient à M. le docteur Guéniot, et qui est consignée dans la thèse de M. Villebrun.

Madame X, âgée de 41 ans, douée d'une forte constitution, d'un riche embonpoint et d'une santé ordinairement bonne, quoique assez souvent traversée par quelques accidents nerveux, habituellement bien réglée, ayant eu cinq à six fausses couches, dans les premiers temps de son mariage, et jamais d'enfants venus à terme ; sa dernière fausse couche a eu lieu il y a huit à dix mois. Cette femme a été opérée d'une fistule ou abcès de la glande vulvo-vaginale, par incision. Guérison parfaite, après six semaines de traitement. Dans le courant de 1862, cette dame vit cesser ses règles sans cause connue, ou plutôt peut-être à la suite d'un rapport sexuel, mais un seul, d'après son aveu. A partir de cette époque, les différents signes propres à une grossesse se produisirent d'une façon très-marquée, à savoir : dégoûts, appétits bizarres et fantasques, envies singulières, vives affections sans motifs, turgesence et picotements dans les seins.

Ayant été appelé vers le quatrième mois, pour constater l'état de grossesse, il ne fut pas possible de me prononcer; car, par le palper, rien de significatif, la paroi abdominale étant prodigieusement épaissie par la graisse; par l'auscultation rien, et, par le toucher rendu difficile, vu l'épaisseur considérable du périnée riche de graisse, je ne pus rien conclure encore. Le col était très-long, presque comme un col de vierge, ne me paraissait pas ramolli ; mais je ne pouvais en conclure l'absence évidente de grossesse. L'ombilic était toutefois très-déprimé et profond. J'ajournai. Vers le septième mois de la suppression des règles, j'examinai de nouveau, et, malgré la persistance des phénomènes sympathiques, l'absence du bruit à l'auscultation, ainsi que l'absence de ballottement et l'état persistant du col, me firent presque affirmer qu'il n'y avait pas grossesse. Toutefois, je conservais quelques doutes encore, attendu que l'utérus paraissait développé par la percussion et n'était pas mobile. Il était d'ailleurs très-difficilement explorable.

Environ huit mois après le coït unique, qui était soupçonné fécondant, tout à coup, et d'une façon inattendue, une quantité considérable de liquide, un peu gris, roussâtre et très-fluide, s'échappa des parties génitales ; le ventre s'affaissa, et la malade éprouva une défaillance. Je fus appelé en toute hâte, et constatai la diminution considérable du volume de l'abdomen, sa plus grande souplesse. Le liquide écoulé était grisâtre, fluide et fétide... Je touchai et ne découvris rien de particulier ; le col conservait sa longueur et était peut-être plus mou, et faisait supposer que sa cavité pouvait être libre. Je ne trouvai rien autre chose. Le liquide continua de s'échapper pendant quelques jours, après quoi il s'arrêta, et la malade fut guérie en huit jours. Cependant, à l'époque où les règles durent reparaitre, elle éprouva une turgescence de l'abdomen et quelques troubles sympathiques, enfin elles s'établirent complétement, et la malade parut définitivement guérie.

Grossesse hystérique ou nerveuse. — On rencontre quelquefois, chez certaines femmes irritables et très-nerveuses, hystériques, vivement tourmentées du désir d'avoir des enfants, ou chez des femmes non mariées aux approches du retour de l'âge, des phénomènes qui peuvent faire croire à l'existence d'une grossesse, d'un kyste de l'ovaire, ou de toute autre tumeur dans le ventre. Les menstrues se suppriment, des nausées, des dégoûts, des changements dans les seins, dans la digestion, et quelquefois tous les signes rationnels de la grossesse surviennent ; le ventre se gonfle, et parfois les femmes vont jusqu'à soutenir qu'elles sentent remuer l'enfant. Dans presque tous ces cas, le toucher, uni à l'exploration abdominale, suffit pour détruire l'erreur, surtout si l'on tient compte des signes spéciaux à chaque variété de tumeur. Cependant quelque précaution qu'on puisse prendre, les plus habiles tombent quelquefois dans l'erreur. On en trouve de nombreux exemples dans nos traités d'accouchement. Un de nos confrères de province, M. le docteur Dufay (de Blois), a bien voulu me communiquer l'observation suivante. Elle est instructive à plus d'un titre.

Une jeune femme de 18 ans est prise, la première nuit de son mariage, d'une violente hémorrhagie utérine, qui fut combattue avec succès et ne se renouvela pas plus tard. Pendant une année, aucun signe de grossesse, mais avec un vif désir de devenir enceinte. Au bout de ce temps, nausées, vomissements, sensibilité dans le ventre et continuation des règles, qui cependant sont moins abondantes que par le passé, et finissent par disparaître complétement six mois après. Comme je l'ai dit, on désire ardemment une grossesse, et on y croit d'autant plus volontiers, que le ventre grossit régulièrement, que les seins sont devenus plus gros et plus sensibles, que la jeune mère se figure sentir de temps en temps les mouvements de l'enfant. M. Dufay, appelé dans ces circonstances, appuya la main sur le ventre, et constata, en effet, *de petites secousses*, qu'il attribua également aux mouvements d'un fœtus, mais ces mouvements lui paraissaient moins limités et moins brusques que ceux qu'on perçoit dans les grossesses ordinaires, et il attribue cette différence à l'épaisseur des parois abdominales de sa cliente, qui est douée de beaucoup d'embonpoint ; comme il ne peut entendre non plus les battements du cœur de l'enfant, il en accuse encore l'épaisseur de la paroi abdominale... Il constate un bruit de

souffle assez manifeste, qu'il attribue, comme il le fait d'ailleurs remarquer, à la compression des gros vaisseaux.

Au neuvième mois de cette prétendue grossesse, des douleurs dans
le bas-ventre, dans les reins, annoncent un commencement de travail,
puis des douleurs expulsives, assez fortes pour arracher des cris à la
malade, ont lieu pendant deux jours. Le toucher fait reconnaître que
le col est ramolli, diminué de longueur, et admet le bout du doigt.
M. Dufay a recours à l'extrait de belladone pour aider la dilatation :
alors les douleurs diminuent, puis disparaissent complétement. Quelques jours après, la malade fait une chute en avant, dans la rue, et
M. Dufay, appelé environ une heure après, trouve le ventre moins
tendu, fluctuant ; la percussion donne un son sonore à la partie supérieure et mat à la partie inférieure ; absence complète de douleurs
dans tout le ventre. Des purgatifs répétés, des diurétiques, amènent
une diminution rapide de la sérosité épanchée ; et la santé s'est si bien
rétablie, que la malade a eu trois grossesses heureuses ; seulement
l'ovaire gauche était resté le siége d'une douleur qui a disparu au
commencement de la première vraie grossesse.

Notre savant confrère de Blois pense qu'il a eu affaire
à un kyste ovarique, qui s'est rompu au moment où la
malade a fait une chute, et dont le liquide s'est épanché
dans le péritoine ; il attribue les prétendus mouvements
ressentis par la mère, et perçus par la main appliquée
sur le ventre, à des spasmes musculaires qui se sont
renouvelés depuis, la malade étant très-nerveuse ; et les
douleurs expulsives, à une névralgie utérine, qui reparaît
de temps en temps d'une manière intermittente, et simule
parfaitement les douleurs du travail de l'accouchement.
Tous ces phénomènes névralgiques disparaissent toujours sous l'influence des préparations belladonées.

Il est évident que, dans ce cas, toutes les apparences
étaient en faveur d'une grossesse normale ; mais cependant il nous reste quelque doute au point de vue de l'existence d'un kyste de l'ovaire, assez développé pour donner
au ventre le volume d'une grossesse à terme. Si le palper

et la percussion du ventre avaient été faits avec soin,
ils auraient assurément servi à éclairer le diagnostic ;
car un kyste d'un volume aussi considérable ne peut se
dérober à un examen fait attentivement. Un autre point
indiqué dans cette observation, c'est que la rupture de ce
kyste, dont le contenu s'est répandu dans le ventre, n'a
pas déterminé la plus légère douleur ; ce fait serait en
contradiction avec tous les exemples de kystes de l'ovaire
rompus dans le ventre. Ils nous montrent que la rupture
d'un kyste, qu'elle soit spontanée ou accidentelle, détermine toujours de vives douleurs, dans l'immense majorité
des cas des péritonites mortelles ; nous savons, par plusieurs exemples que nous avons observés, que ces ruptures ne sont pas toujours mortelles, mais elles s'accompagnent de douleurs très-vives. Nous sommes d'autant
plus disposé à penser, que la malade de M. Dufay était
atteinte d'une grossesse hystérique ou nerveuse, que cette
malade, qui nous a été adressée par notre confrère, nous
a paru éminemment hystérique, qu'elle en a d'ailleurs présenté tous les signes pendant sa prétendue grossesse, en
déclarant qu'elle sentait de temps en temps les mouvements de l'enfant, que M. Dufay lui-même, en appliquant
la main sur le ventre, a constaté de petites secousses qu'il
a attribuées aux mouvements du fœtus, et que de plus il
a entendu un bruit de souffle assez manifeste, que depuis
il a attribué à la compression des gros vaisseaux, mais
qu'il vaudrait peut-être mieux attribuer à la circulation
des gros vaisseaux, comme ceux qu'on entend dans les
carotides, chez les chlorotiques, ou à ces spasmes nerveux
dont parle M. Dufay, et qui pouvaient agir sur les gros
vaisseaux et les comprimer. Ce qui a pu empêcher, dans
ce cas, de connaître la vérité, c'est que la malade était si

convaincue de ce qu'elle désirait, qu'elle s'est trompée sur sa position, et a trompé son médecin en l'éloignant d'un examen attentif et sérieux ; car, chez une jeune mariée, et en tenant compte de la marche progressive du développement du ventre et des autres phénomènes qui l'ont accompagné, le médecin devait en effet plutôt croire à une grossesse normale qu'à toute autre chose, et si ce n'étaient les phénomènes consécutifs qui ont eu lieu après la chute, il est probable qu'il n'aurait pas eu une autre idée.

On lit encore, dans la *Revue médicale étrangère* du 1er juin 1857, un exemple remarquable d'une fausse grossesse nerveuse. Prietsley parle d'une jeune fille vierge de 17 ans qui se masturbait. Sous l'influence de la masturbation, ses seins ont gonflé, les auréoles ont bruni, les follicules se sont développées, et il se manifesta une tympanite et une boule hystérique.

Physométrie. — La physométrie, ou accumulation du gaz dans la cavité utérine, peut simuler un kyste de l'ovaire, une grossesse, et tromper le médecin inattentif. Cependant la percussion fournit des signes qui doivent empêcher toute erreur, et si une confusion était possible ce serait plutôt avec la tympanite. Si le développement du ventre est le même que dans les kystes de l'ovaire, le son qu'il donne à la percussion est tout à fait différent : dans le premier cas, il y a matité absolue ; dans le second, il y a sonorité. D'abord la physométrie se rencontre ordinairement chez les femmes hystériques, et on sait combien chez ces femmes les contractions spasmodiques des muscles sont fréquentes, ainsi que les contractions utérines ; il est donc important de tenir compte du tempérament de la femme. La percussion donne un son tympanique limité par le globe utérin, et qui est caractéristique, mais il est des cas où ce signe ne peut s'observer, soit à cause de la douleur que cause l'examen du ventre, soit à cause de l'épaisseur considérable des parois du ventre, qui empêchent de percevoir très-clairement le son tympanique par le toucher, combiné au palper. Le signe important est la légèreté de l'utérus, quand on le soulève entre le doigt vaginal et la main hypogastrique; c'est un signe auquel le médecin doit prêter une grande importance pour le diagnostic. De plus, il y a souvent de véritables éructations vaginales, qui doivent mettre le praticien sur la voie. L'observation suivante est extraite du *Journal médico-chirurgical* de Malgaigne, et est due à M. le docteur Pollet (1849, t. VI, p. 303).

Une femme, mère de quatre enfants, dont le dernier âgé de 2 ans, d'une santé habituellement bonne, se disant enceinte de six mois, vient me prier de lui pratiquer une saignée d'usage, qu'elle avait coutume d'avoir à pareille époque de la grossesse. Le ventre était développé comme il l'est à six mois; il y avait suppression des règles, et la femme assurait sentir les mouvements du fœtus. Je pratiquai la saignée, qui me semblait du reste indiquée par quelques signes de pléthore générale. Je ne revis plus la femme qu'au moment de l'accouchement, auquel je fus invité d'assister, pour tirer la sage-femme de l'embarras dans lequel elle se trouvait, à cause des circonstances particulières qui accompagnaient le travail.

Les premières douleurs dataient depuis onze heures environ. Au toucher, je fus surpris de trouver le col flasque, et de ne pouvoir atteindre à aucune partie de l'enfant.

La matrice s'élevait au-dessus de l'ombilic, et était très-sensible à la pression. Je ne pus, par le palper abdominal, rendu très-difficile à cause des douleurs qu'il occasionnait, rien découvrir relativement à la position de l'enfant. Après une heure d'attente, je procédai à une nouvelle exploration. Le résultat fut négatif; l'état de la mère était très-satisfaisant, les douleurs se succédaient très-rapidement, elles devenaient de plus en plus vives. Je me disposais à faire de nouvelles explorations, lorsque, sous l'influence de deux douleurs, qui avaient tout le caractère expulsif, le ventre s'affaissa tout à coup et complétement ; aucun bruit, aucune odeur, aucun produit apparent, ne vinrent nous avertir de cette sorte d'éructation utéro-vaginale. L'affaissement subit du ventre et le retrait de la matrice, qui revint à peu près complétement sur elle-même, sont les seuls phénomènes qui vinrent mettre fin à une tympanite utérine, que j'avais prise pour une véritable grossesse, et qu'on pouvait parfaitement prendre pour un kyste de l'ovaire, puisque tous les signes de la grossesse manquaient, comme le ballottement, la sensation des parties du fœtus, et les signes stéthoscopiques. Il n'y avait que les règles, qui étaient supprimées, et le gonflement des mamelles avec excrétion de lymphe laiteuse, qui auraient pu en imposer. L'évacuation des gaz renfermés dans la matrice fut suivie d'un écoulement leucorrhéique peu abondant.

Tympanite. — Ordinairement une tympanite est facile à reconnaître à la distension générale et uniforme du ventre, à la tension particulière des parois abdominales, à la marche rapide de cette affection, mais surtout à la sonorité qu'on trouve à la percussion dans tous les points de l'abdomen, quelle que soit la position qu'on donne à la malade, aux accidents généraux qui accompagnent la tympanite, qui est le plus souvent symptomatique d'une affection grave. Cependant les erreurs de diagnostic sont encore possibles, ainsi que le montre l'observation suivante, où une tympanite a été prise pour un kyste de l'ovaire.

Il y a quelques années, une pauvre hypochondriaque, âgée d'environ 40 ans, et croyant avoir une grossesse extra-utérine, se fit admettre dans plusieurs hôpitaux de Paris, dans le but de se faire opérer; elle était atteinte depuis longtemps d'une tympanite considérable. Renvoyée des hôpitaux, elle entra chez une sage-femme, et s'adressa à plusieurs médecins, demandant toujours qu'on l'opérât, affirmant qu'elle était enceinte et qu'elle avait perdu des eaux en grande quantité. Elle avait été présentée à la Société de chirurgie, dans la séance du 7 juillet 1857, sur le désir de plusieurs médecins qui pensaient que cette femme était atteinte d'un kyste de l'ovaire ; malgré l'avis de la Société et de plusieurs autres médecins, elle n'en persista pas moins dans son désir insensé de vouloir être opérée, et, chose triste à dire, elle rencontra, non des chirurgiens, mais plusieurs médecins qui eurent le courage de pratiquer une opération, persuadés qu'il existait un kyste de l'ovaire. Voici les symptômes qu'elle présentait :

Le ventre était ballonné, uniforme, et la grande tension des parois abdominales ne permettait qu'une impression fugitive du doigt qui les pressait. Si l'on exerçait une pression plus forte et plus soutenue, on parvenait à déprimer les parois abdominales dans tous les sens, et à s'assurer qu'il n'existait aucune tumeur dans le ventre ; il n'y avait de fluctuation dans aucun point, et la percussion donnait partout un son clair et sonore. Point d'infiltration dans les membres inférieurs, le toucher rectal et vaginal ne fournissait aucune indication ; la matrice était à sa place et n'avait subi aucun déplacement. Son volume était normal. Les digestions se faisaient mal, souvent des vomissements. Cette femme disait avoir des coliques, des douleurs dans le ventre, éprouver continuellement le besoin de rendre des vents, et avoir une constipation continue. Les excréments qu'elle rendait étaient rares, durs, petits comme ceux d'une chèvre ; elle éprouvait de la chaleur, de la soif, de la fièvre ; les membres étaient amaigris. La maladie était une tympanite, due probablement à une lésion organique du tube intestinal ; cette malheureuse femme, que cette maladie avait rendue hypochondriaque, n'avait qu'une idée, celle d'être débarrassée, par une opération, de la tumeur qu'elle croyait avoir dans le ventre. Rien n'avait pu l'en dissuader ; elle eut le malheur de rencontrer deux ou trois médecins, qui, se croyant plus instruits que les autres, restèrent persuadés, je ne sais d'après quel signe, que cette malade avait un kyste de l'ovaire. Ils tentèrent une opération qui emporta la malade et leur montra leur ignorance. L'affection était cancéreuse.

Le défaut de fluctuation, le peu de pesanteur du ventre, qui dans la tympanite ne se déjette ni d'un côté ni de l'autre, la grande tension des parois abdominales, qui ne reçoivent qu'une impression fugitive du doigt qui les presse, l'élasticité générale dont elles sont douées, comme une toile tendue, le son qu'on retire par la percussion, et qui s'entend dans tous les points de l'abdomen, les mauvaises digestions, les gaz et les vomissements, la constipation opiniâtre, la nature et la forme des garde-robes, l'état de la santé générale des malades, et l'absence de toute infiltration des membres, la maigreur extrême, etc., sont autant de phénomènes caractéristiques qui ne permettent pas de confondre la tympanite avec les kystes de l'ovaire, l'ascite, les tumeurs fibreuses ou une tumeur quelconque de l'abdomen.

HÉMATOCÈLE RÉTRO-UTÉRINE. — L'hématocèle rétro-utérine étant une tumeur constituée par le sang des règles, dévié de son cours naturel et épanché dans le cul-de-sac rétro-vaginal, peut en imposer, lorsqu'elle est ancienne, pour un kyste de l'ovaire, une tumeur fibreuse, etc.; mais comme la tumeur qu'elle forme apparaît ordinairement brusquement au moment d'une époque menstruelle, et qu'elle produit les symptômes généraux des hémorrhagies, comme une pâleur instantanée, une sensation de faiblesse générale, les renseignements fournis par les malades, dans ces cas, doivent être d'un grand secours pour le diagnostic. La plupart des malades ressentent en même temps dans le bas-ventre une douleur plus ou moins vive, avec sensation de pesanteur vers le périnée; en outre, on rencontre dans le vagin une saillie anormale, le plus souvent à une petite distance de l'orifice vulvaire, qui refoule l'utérus en avant et l'immobilise dans cette position vicieuse, derrière la symphyse pubienne. La tumeur qu'on sent par le vagin paraît dure, résistante, élastique, fluctuante, signes qui peuvent jeter du doute pour le diagnostic... Si l'hématocèle est volumineuse, on peut constater la tumeur qu'elle forme par le palper abdominal; mais assez ordinairement l'épanchement est trop peu considérable, pour qu'il soit possible de rien découvrir, en déprimant fortement les parois abdominales. Au début, le sang étant encore liquide, on a une sensation de fluctuation; plus tard, quand le sang s'est coagulé, on sent une tumeur plus ou moins dure. Ce sang,

épanché dans le cul-de-sac rétro-utérin, peut s'enkyster et
n'avoir aucune disposition à la résorption, alors il donne
naissance à un kyste sanguin. Quand il a acquis un certain développement, il ressemble d'une manière parfaite
à un kyste uniloculaire de l'ovaire, et si ce n'était le commémoratif, on serait souvent fort embarrassé, pour
reconnaître la véritable nature de la tumeur. Trois fois,
il m'est arrivé de ponctionner des hématocèles rétro-
utérines anciennes, que j'avais prises pour des kystes
uniloculaires; l'issue d'un sang noir plus ou moins épais
m'avertissait de ma méprise, qui, dans ces cas, n'a eu
aucun danger, parce que les injections iodées, quoique
plus douloureuses que dans les kystes, ont toujours
amené la guérison après une seule injection. J'avais eu
la précaution, dans ces cas, de faire plusieurs lavages à
l'eau tiède pour dissoudre le sang qui était quelquefois
grumeleux, épais comme du miel, et le détacher des parois
du kyste, qui, dans ces cas, est formé par le péritoine
épaissi.

Rein mobile. — Une anomalie qu'on rencontre quelquefois, mais bien rarement, est le déplacement des reins
qu'on peut trouver loin de leur siége ordinaire; quelquefois leur situation est tellement déclive qu'ils sont
placés dans le bassin, et alors ils jouissent d'une certaine
mobilité qui peut donner lieu à des erreurs de diagnostic,
en laissant croire que la tumeur qu'ils forment dans un
autre lieu que celui où ils sont ordinairement, appartient
à un autre organe. Ces reins mobiles ont été signalés
sous la dénomination de *déplacement du rein*, de luxation
du rein. François Pedemontanus, cité par Riolan, admettait
ces luxations du rein. L'existence du rein dans la région
ombilicale ou le bassin n'est pas une maladie, c'est un

vice de conformation, un jeu de la nature; il n'en est pas moins vrai que, dans certains cas, des kystes de l'épiploon, ou d'autres tumeurs abdominales ont été pris, pour des reins déplacés ou mobiles; en voici un exemple remarquable :

Une femme de 50 et quelques années est admise à la Charité, dans le service de M. Briquet, pour une tumeur molle élastique, rénitente, située entre les fausses côtes et le nombril du côté droit. Cette femme raconte que plusieurs chirurgiens et médecins des hôpitaux, dans le service desquels elle a demeuré à plusieurs reprises, lui ont dit qu'elle avait un rein mobile. Examinée avec soin par plusieurs médecins, les uns pensent à un kyste du foie, les autres à un abcès, les autres à un engorgement ramolli des ganglions mésentériques. Cette tumeur était circonscrite, sans changement de couleur à la peau, non douloureuse à la pression, et ne gênait les organes environnants que par compression. Elle n'était et n'avait été le siége d'aucun travail inflammatoire, et la malade n'y sentait ni battements, ni élancements, ni douleurs. Les garde-robes et les fonctions digestives étaient régulières; la fluctuation, qui, selon moi, était très-évidente, était niée par les assistants, et attribuée à un phénomène d'élasticité, dont cette tumeur leur paraissait être le siége. En raison du lieu occupé par cette tumeur et du commémoratif, je pensai avoir affaire à une hydropisie enkystée du péritoine, ou à un kyste hydatique, et surtout à cette dernière maladie, parce que, dans les antécédents de la malade, et dans la marche de la maladie, je ne trouvai rien qui pût rappeler une inflammation du péritoine, même locale. Il fut décidé que, pour éclairer ce diagnostic, je pratiquerais une ponction exploratrice, qui, en effet, vint nous confirmer, par la sortie d'un plein crachoir de liquide séreux, clair comme de l'eau de roche, que cette tumeur était un kyste hydatique, dont le siége était probablement dans les replis du péritoine. Je dirai en passant que cette simple ponction a amené une cure radicale.

Quand on considère la position normale du rein, qui est placé de chaque côté du rachis et renfermé, comme dans une gangue, dans une couche épaisse de tissu connectif, quand on se rappelle tous les organes qui l'entourent et les liens qui le fixent dans la place qu'il occupe, on se demande comment, avec de pareils moyens de contention, il peut se déplacer ; toutes les théories qu'on a imaginées pour expliquer ces déplacements qu'il éprouve rarement, quoi qu'en disent certains médecins qui prétendent les avoir rencontrés un grand nombre de fois, ne nous paraissent pas suffisantes, pour rendre compte de ce déplacement qui probablement n'est souvent que le résultat d'une anomalie congénitale, plutôt que d'un déplacement accidentel.

Deux fois j'ai rencontré et opéré des kystes de l'ovaire que des médecins, d'ailleurs très-habiles, avaient pris pour des reins mobiles, et une fois j'ai eu l'occasion de faire une autopsie, où il existait un kyste ovarien, pris pour un rein flottant par M. Trousseau, pendant l'existence de la malade. Ces faits et cette circonstance indiquée par tous ceux qui ont écrit sur les reins anormalement placés, que cette ectopie était de beaucoup plus fréquente chez la femme que chez l'homme, doit faire craindre que de nombreuses erreurs de diagnostic aient été commises, les autopsies n'étant pas venues vérifier les diagnostics... En effet, il est bien probable qu'on a pris souvent des ovarites chroniques ou des kystes de ces organes à leur début, ou bien des kystes du mésentère, etc., pour des reins mobiles, d'autant mieux que les symptômes que les auteurs attribuent à ces reins déplacés, sont applicables le plus souvent à l'ovarite chronique, qui, dans bien des cas, est le point de départ des kystes de l'ovaire. Une autre remarque, qui peut-être aussi a une certaine importance, c'est que presque toutes les femmes chez lesquelles les auteurs disent avoir rencontré ces prétendus reins flottants, étaient hystériques, et que c'était principalement au moment des règles qu'elles éprouvaient des douleurs lombaires plus vives, de la gêne dans la marche, etc., etc... Nous craignons que les phénomènes morbides, attribués par ces auteurs à l'ectropie du rein, ne soient dus à toute autre lésion, et surtout à l'existence de kystes, à leur début, ou à des gonflements des ovaires. Tant que l'autopsie n'a pas vérifié le diagnostic, il est prudent de rester dans le doute, au point de vue du diagnostic, d'autant mieux que lorsque les parois abdominales sont très-épaisses et que les malades ont de l'embonpoint, il est impossible de sentir les reins normalement placés, en palpant la région lombaire. Il ne faut donc accepter qu'avec une réserve très-grande le diagnostic de ceux qui ont rencontré un si grand nombre de reins flottants sur le vivant, alors qu'on en rencontre si rarement en faisant des autopsies.

KYSTES DES REINS. — Un autre genre de tumeurs, assez rare il est vrai, peut encore donner lieu à des erreurs de diagnostic et faire prendre des kystes et des tumeurs des reins pour des kystes de l'ovaire. Nous n'avons jamais rencontré de ces tumeurs des reins; mais M. Spencer Wells en rapporte trois exemples, dans lesquels des affections des reins simulaient un kyste ou une tumeur de l'ovaire. Voici ce que nous lisons dans la *Gazette hebdomadaire*, n° 20, page 518, année 1867, qui l'a extrait du journal *British and Foreign medico-Surgical Review*, avril 1867.

Dans deux cas rapportés par Spencer Wells, le diagnostic put être fait pendant la vie, cependant la ponction exploratrice avec un examen microscopique des produits obtenus fut nécessaire, et l'autopsie vint confirmer l'exactitude du diagnostic. Il s'agissait d'un cancer encéphaloïde du rein droit chez un enfant de 4 ans. L'absence de fluctuation dans ce cas avait permis de penser à une tumeur solide du rein.

Dans un autre fait, la fluctuation était aussi évidente

que dans les kystes de l'ovaire, mais une ponction exploratrice, puis la dilatation de l'orifice de ponction, suivie de l'issue de deux calculs, permirent d'assurer le diagnostic, qui put être défini ainsi : pyonéphrose du rein droit, avec arrêt de deux calculs dans l'urètre. Mais la troisième observation de M. Wells est de beaucoup la plus instructive ; cette fois l'erreur de diagnostic fut commise, et l'on prit pour un kyste de l'ovaire gauche une tumeur formée par la dégénérescence kystique du rein gauche ; nous la reproduisons en l'abrégeant :

Le 10 octobre 1866, dit M. Wells, je fus appelé auprès d'une femme âgée de 43 ans. D'après les renseignements donnés par M. M'Donnell, cette femme, mariée depuis vingt-cinq ans, avait eu neuf enfants, puis un accouchement avant terme et deux fausses couches. En avril 1862, elle avait consulté pour une tumeur dure, occupant la région hypograstique et la région iliaque gauche, ayant le volume d'une tête d'enfant. A ce moment, suivant M. M'Donnell et M. Solly, l'exploration extérieure ou par le toucher vaginal avait fait croire à l'existence d'une tumeur de l'ovaire. La tumeur augmenta progressivement ; de temps à autre, elle était le siége de douleurs ; en 1863, elle avait atteint le volume de l'utérus ; à la fin de la grossesse, on avait plusieurs fois, à cause des douleurs, appliqué des sangsues. En août 1866, M. M'Donnell, assisté de M. Foiman, fit dans la tumeur une ponction qui donna issue à plus de neuf litres d'un liquide foncé, de la consistance de soupe aux pois. Après l'opération, l'abdomen était tout à fait vide de liquide, la résonnance était tympanique partout, et l'on ne sentait dans le bassin aucune tumeur. La malade se rétablit sans accident. Deux mois après la ponction, le 17 décembre, elle fut admise à l'hôpital. La tumeur occupait la position suivante : ayant envahi toute la fosse iliaque droite, toute la région hypogastrique, elle proéminait en partie dans la région épigastrique et dans la fosse iliaque droite. Ses dimensions étaient les suivantes : la circonférence horizontale au niveau de l'ombilic avait 91 centimètres ; sur une ligne étendue de la symphyse du pubis à l'ombilic, 19 centimètres ; de l'ombilic à l'appendice xyphoïde, 23 centimètres ; de l'ombilic à l'os iliaque, 23 centimètres à droite et 22 à gauche. La tumeur était un peu mobile dans le sens vertical et latéralement ; la fluctuation était manifeste dans toutes les directions. A la partie antérieure et médiane de la tumeur, on avait la sensation de l'épiploon adhérent, et un peu à gauche de l'ombilic, on sentait une sorte de corde, qui ressemblait à une trompe élargie, épaissie et allongée. La région lombaire gauche donnait à la percussion un son mat, la droite un son tympanique. L'utérus était haut, le col court et son orifice dur et fissuré, admettant la pulpe du doigt. On ne sentait aucune partie de la tumeur, au-dessous du plancher pelvien. La menstruation était régulière. L'examen des urines fit constater des dépôts d'urates, de mucus, de cellules épithéliales, mais pas d'albumine. La malade était sujette à des palpitations et à des attaques hystériformes.

Le 3 juillet 1867, le chloroforme ayant été administré, M. Wells fit une incision de 12 centimètres environ de long, étendue par en bas, le long de la ligne blanche, à un pouce au-dessous de l'ombilic. A l'ouverture du péritoine, il trouva que la corde dure, observée en avant de la tumeur, était une portion du colon transverse et descendant, adhérent à la tumeur et à la paroi abdominale. Les adhérences furent séparées. La ponction par le trocart donna issue à environ huit litres de liquide épais. M. Wells, détachant alors les adhérences et passant la main du côté droit du kyste, il sembla qu'un autre kyste se vidait et donnait issue à près d'un litre d'un liquide clair. Les adhérences du kyste furent reconnues trop nombreuses et trop solides pour permettre l'ablation de la tumeur ; on se contenta de lier quelques vaisseaux et la plaie fut fermée. La malade mourut dans le coma, trente heures après l'opération.

A l'autopsie, l'ovaire et l'utérus étaient sains. Le rein droit était augmenté de volume, ramolli ; les calices et le bassinet dilatés contenaient un calcul du poids de 2 grammes et demi. Le rein gauche formait une énorme tumeur kystique, plus grosse qu'une tête d'adulte. Cette tumeur présentait une large cavité, composée de plusieurs poches, disposées verticalement autour de la poche principale. Les parois étaient surtout épaisses à la base de ces cavités accessoires; en résumé, cette tumeur était un exemple très-net d'hydronéphrose.

Après de pareils résultats nécroscopiques, on put recueillir sur la malade quelques renseignements complémentaires : en 1866, elle avait rendu des urines albumineuses et purulentes. Douze ans auparavant, elle avait reçu sur la région iliaque un choc violent avec une pelle de fer, et, à la suite de ce coup, elle avait eu une syncope.

M. Spencer Wells, après avoir montré la possibilité de confondre les tumeurs de l'ovaire avec des tumeurs rénales, résume en plusieurs propositions les signes qui peuvent servir à éviter de pareilles erreurs.

1° A part quelques exceptions très-rares, les tumeurs de l'ovaire repoussent l'intestin en arrière, tandis que les tumeurs rénales repoussent l'intestin en avant ; en d'autres termes, les tumeurs de l'ovaire sont situées en avant des intestins, les tumeurs rénales en arrière.

2° Les tumeurs volumineuses du rein droit présentent ordinairement le côlon ascendant vers le bord interne de la tumeur ; les tumeurs du rein gauche sont ordinairement croisées de haut en bas, par le côlon descendant.

3° La découverte de l'intestin en avant d'une tumeur abdominale de nature douteuse, doit mener à un examen attentif de l'urine. Il est possible qu'un rein soit malade, sans que l'urine offre rien de spécial, le rein sain sécrétant alors l'urine à lui seul ; mais la règle est que l'on trouve ou du sang, du pus, de l'albumine, ou des cellules épithéliales, ou bien, on peut trouver dans l'histoire des malades, l'existence antérieure d'altérations dans la composition de l'urine.

4° Il peut y avoir doute sur l'existence de l'intestin, en avant de la tumeur, entre elle et les téguments ; la percussion ne peut pas généralement résoudre cette question ; mais l'intestin sous les doigts donne la sensation d'un bourrelet épais et mobile ; le malade peut avoir conscience de sensations de gargouillements dans cette partie de l'intestin, et l'insufflation par le rectum, au moyen d'une longue sonde, permet souvent la distension de cette portion du côlon.

5° Les kystes des ovaires et des reins peuvent être les uns et les autres sujets à de grands changements dans leur volume ; lorsque les reins sont le siége de la tumeur, le liquide s'échappe ordinairement par l'urèthre et la vessie. Les kystes de l'ovaire peuvent, il est vrai, se vider à travers la vessie, l'utérus, l'intestin ou le vagin, mais dans tous les cas, les caractères physiques et chimiques du liquide écoulé serviront de guide au diagnostic.

6° Si une histoire correcte de la maladie peut être obtenue, on apprendra que la tumeur rénale a débuté d'abord vers les fausses côtes et l'os iliaque, tandis que les kystes de l'ovaire, notés d'abord dans la région inguinale et iliaque, s'étendent de bas en haut.

7° Il n'y a que des tumeurs de l'ovaire très-petites avec un long pédicule, que l'on pourrait prendre pour un rein mobile. Ce dernier peut se reconnaître à sa forme caractéristique, à sa mobilité, aux changements apportés dans la percussion, lorsqu'on le déplace dans la région lombaire.

8° Les tumeurs rénales sont ordinairement associées à divers troubles, existant actuellement ou s'étant présentés dans les antécédents, et consistant en hématuries, calculs, albuminurie, coliques néphrétiques, ou des changements notables dans l'état des urines, tandis que les tumeurs de l'ovaire s'accompagnent plutôt de troubles de menstruation, de douleurs dans les périodes cataméniales, de changements dans la mobilité de l'utérus. Cependant, il peut se présenter des cas de tumeurs rénales, avec des urines parfaitement normales, et des cas rares d'affections de l'ovaire, dans lesquels on ne peut rien découvrir d'anormal dans aucun des viscères abdominaux, ni dans leurs fonctions.

Tels sont les faits qui, présents à l'esprit, permettront un diagnostic précis dans la plupart des cas, et cependant on voit, par les exemples cités, que le diagnostic n'est pas toujours possible.

ABCÈS DE LA FOSSE ILIAQUE. — Quelquefois des kystes ovariques s'enflamment, suppurent et renferment de la matière purulente; alors on peut les prendre, soit pour un abcès de la fosse iliaque, soit pour un abcès par congestion; dans ces cas, il faut prendre en grande considération le commémoratif; dans le cas de suppuration d'un kyste, les malades ont continuellement une fièvre lente, des frissons irréguliers, des lassitudes, de la faiblesse générale, de la perte complète de l'appétit, des vomissements, de la diarrhée; l'amaigrissement devient de plus en plus considérable, des douleurs existent dans tout le ventre, et surtout dans le kyste; en un mot, on remarque tous les symptômes qui annoncent les grands foyers de suppuration. Ces kystes suppurés se rencontrent surtout chez les femmes jeunes, et pour peu qu'on n'y prenne pas garde, on peut s'en laisser imposer, et attribuer à un abcès chaud, suite de couches, ou à un abcès par congestion, des symptômes qui dépendent d'une autre maladie. L'observation de Laumônier (de Rouen, 1776), en est un exemple authentique et d'autant plus remarquable, que c'est ce chirurgien qui a fait le premier l'ovariotomie, en ouvrant un abcès pelvien qui était survenu six ou sept semaines après l'accouchement; on se souvient qu'ayant rencontré l'ovaire, il l'enleva sans nécessité. (On peut lire cette observation, que certains auteurs ont invoquée à tort pour revendiquer, en faveur de Laumônier, la première opération d'ovariotomie, dans les *Mémoires de la Société de médecine*, 1782.) Un abcès par congestion, circonscrit dans une des fosses iliaques, peut, tant qu'il n'aura pas passé sous l'arcade crurale et formé une tumeur fluctuante à la partie supérieure de la cuisse, être pris pour un kyste de l'ovaire à son début; mais dans ces cas, outre que des symptômes généraux et la marche de la maladie pourront venir en aide pour établir le diagnostic, en examinant avec soin la colonne vertébrale ou les os coxaux, on y trouvera un point plus ou moins douloureux qui éclairera sur l'origine de l'abcès ; souvent même, si le mal est ancien, si la constitution du sujet est celle d'un scrofuleux, on constatera une gibbosité qui correspondra au point malade ; puis, plus tard, lorsque l'abcès aura fait des progrès et sera arrivé à la partie supérieure de la cuisse, la palpation fera reconnaître une fluctuation manifeste, qui se transmettra de l'abdomen à la cuisse et réciproquement.

Dans ces cas d'abcès pelviens, il n'y a que l'inattention, une grande préoccupation, le défaut d'examen ou l'ignorance qui peuvent entraîner à de si grosses erreurs ; dans un cas, l'erreur a été si forte, qu'un médecin a pris pour une *fièvre typhoïde* un kyste suppuré de l'ovaire.

Une femme de 35 ans, ayant eu plusieurs enfants, est prise, au mois de mai 1856, d'une maladie fébrile, de longue durée. Cette malade, traitée pour une fièvre typhoïde par le médecin de la localité, ne se rétablit que très-lentement. Il était survenu pendant la maladie, dans la fosse iliaque droite, une tumeur douloureuse, fluctuante, qui s'ouvrit spontanément, et força la malade d'entrer à l'hôpital Saint-Antoine dans le service de M. Richet, vers les premiers jours de février 1857... Cette femme avait été envoyée à l'hôpital, pour un abcès de la fosse iliaque. Cette femme, parfaitement réglée, ayant un bon appétit, éprouvait continuellement des douleurs dans le bas-ventre, qui se terminèrent par un abcès, qui s'ouvrit spontanément au-dessus de l'arcade crurale, en laissant écouler chaque jour, depuis son ouverture, une notable quantité de pus, que rien ne pouvait tarir. A l'aide d'un morceau d'éponge préparée, M. Richet dilata l'ouverture fistuleuse, et assez largement pour pouvoir y introduire le doigt... Alors il reconnut que le foyer purulent était étendu, et qu'il contenait une tumeur saillante, renfermant quelque chose de dur et de rugueux. Il se décida à agrandir l'ouverture fistuleuse, avec le bistouri, et put alors retirer successivement, avec des pinces, plusieurs dents, des fragments d'os, puis un paquet de poils et des cheveux ; plus de doute, *le prétendu abcès de la fosse iliaque, suite de fièvre typhoïde, n'était autre chose qu'un kyste fœtal ou dermoïde.* La suppuration était devenue tellement abondante et fétide, et la malade avait un tel désir de se débarasser de cette infirmité, que M. Richet prit la résolution d'extirper la poche kystique. La malade succomba quelques jours après l'opération. (Société de chirurgie; séance du 11 mars 1857; *Gazette des hôpitaux*, page 136; 1857.)

L'erreur de diagnostic commise chez cette malade n'a eu lieu probablement, que parce que le médecin appelé à soigner cette malade, n'a tenu compte que des symptômes généraux, symptômes qui évidemment provenaient de la formation du pus dans le kyste. L'apparition d'une tumeur fluctuante, les douleurs habituelles du bas-ventre, éprouvées par la malade, la longueur de la maladie dans la fosse iliaque droite, son ouverture spontanée, l'abondance de la suppuration, et les débris d'un fœtus extraits pendant la vie et trouvés à l'autopsie, tout indique qu'il devait exister depuis longtemps, dans la fosse iliaque droite une tumeur plus ou moins considérable, tumeur qui n'aurait pas échappé à l'investigation d'un médecin attentif, s'il s'était donné la peine d'interroger avec soin la cavité abdominale et de la reconnaître par la pression exercée dans les fosses iliaques, pression qu'on emploie habituellement dans la fièvre typhoïde, pour s'assurer de la sensibilité plus ou moins grande de l'intestin : une première erreur de diagnostic en avait entraîné une seconde, en lui faisant considérer comme un abcès de la fosse iliaque, dû à une fièvre typhoïde, un kyste dermoïde suppuré. Peut-être aussi, dans ce cas, que si, au lieu de tenter l'extirpation d'un pareil kyste, on s'était contenté de modifier sa cavité par des injections iodées, qui auraient probablement diminué la suppuration et enlevé la fétidité du pus, on serait arrivé à un meilleur résultat.

TUMEURS STERCORALES. — La rétention des matières fécales, dans le gros intestin, mais principalement dans le cœcum, affection encore assez commune, peut être prise pour un kyste, une tumeur de l'ovaire, un rein mobile, etc. M. Bois de Loury, dans un intéressant travail qu'il a communiqué à la *Société de médecine du département de la Seine*, et qui a été publié en 1858, dans la *Gazette hebdomadaire*, t. V, p. 490, en cite plusieurs exemples. Dans un cas, il s'agissait d'une jeune dame qui depuis longtemps souffrait de douleurs dans le ventre, principalement à droite. Le médecin habituel y avait reconnu une tumeur qui avait été constatée par un chirurgien appelé en consultation, et un traitement qui avait consisté en iodure de potassium à l'intérieur, en pommades fondantes, en bains alcalins, le tout en vue de faire disparaître cette tumeur, avait été ordonné ; mais les douleurs augmentant malgré la persistance du traitement, M. Boys de Loury avait été appelé. Voici ce qu'il constata :

La malade était en proie aux douleurs les plus vives, occupant tout le ventre, qui était ballonné ; la tympanite excessive qui existait refoulait fortement le diaphragme et occasionnait une dyspnée considérable. Les parois du ventre, très-douloureuses, surtout à droite, ne pouvaient supporter la moindre pression. Malgré cet état de météorisme considérable de l'abdomen et la douleur si considérable, malgré des vomissements répétés depuis plusieurs jours, vomissements d'une bile mélangée, et dont la fétidité rappelait celle des matières stercorales, la fièvre n'était pas relativement très-forte, le pouls n'était pas petit, serré, comme dans la péritonite, la face n'était nullement grippée et la langue ne présentait aucune sécheresse. D'après ces phénomènes, M. Bois de Loury pensa que la malade était affectée d'une inflammation violente du gros intestin, occasionnée par une rétention de matières fécales dans le cœcum et l'arc du côlon... Il agit en conséquence et bientôt la malade fut débarrassée de sa tumeur abdominale.

Voici une autre observation qui n'est pas moins intéressante en raison des différents diagnostics qui ont été portés :

Une jeune fille, soignée par un guérisseur pour une affection dont les commencements ont été mal définis, fait demander un médecin au moment où elle éprouvait dans le bas-ventre des douleurs excessives. Les plaintes et les cris de cette jeune personne rappelaient ceux d'une femme en couche, si bien qu'avec le ventre si volumineux et sa dureté, on pouvait commettre cette erreur de diagnostic. En pratiquant le toucher, on ne trouva rien de ce qui pouvait indiquer une grossesse, mais une tumeur volumineuse comprimait le vagin dans la partie postérieure ; c'était le rectum, énormément distendu par des matières fécales endurcies, qui donnaient lieu à la tumeur et aux douleurs d'expulsion.

Sous l'influence d'un traitement convenable, le ballonnement et le gonflement de l'abdomen cessèrent avec la douleur. Cette observation, qui appartient à M. le docteur Campardon, est encore moins intéressante que la suivante, observée par le même médecin.

Une jeune fille de 18 ans était traitée pour un favus du cuir chevelu. Elle prenait un demi-litre d'eau de Sedlitz tous les matins pendant quinze jours. Après le traitement, une péritonite se manifesta avec des symptômes graves. On emploie d'abord les antiphlogistiques, puis les purgatifs répétés, qui déterminent chaque jour des selles moulées ; la convalescence s'établit, mais la fièvre revient tous les jours, bientôt elle devient continue. En examinant le ventre, on découvre dans la fosse iliaque droite une tumeur, sans changement de couleur à la peau, peu mobile, non fluctuante et qui parait lisse au toucher. Un consultant diagnostique un abcès de la fosse iliaque et craint une issue funeste. Cependant on pratique le toucher rectal, qui fait reconnaître un amas de matières fécales dures, amassées dans l'intestin ; c'est à grande peine qu'on parvint à l'extraire.

J'ai eu l'occasion de soigner une dame qui depuis plus de deux ans portait, dans la fosse iliaque gauche, une tumeur volumineuse, que l'on avait prise pour un kyste de

l'ovaire, et qui avait résisté jusqu'alors à tous les traitements, même au traitement homœopathique, qui pendant une année, avait eu la prétention de dissoudre cette
tumeur. C'était chez une dame de 29 ans, d'assez mauvaise constitution, avec dérangement des voies digestives.
J'avais été appelé pour la traiter d'un kyste ovarique.

A l'examen que je fis de cette malade, je trouvai, dans la fosse iliaque
gauche, une tumeur dure, bosselée, nullement fluctuante ; le ventre
était légèrement tendu, ballonné. Le toucher par le vagin et le rectum
me permit de constater que le petit bassin était entièrement libre; le
teint jaune, cachectique de la malade, sa grande maigreur, ce qui permettait de sentir très-distinctement cette tumeur, me donnèrent l'idée que
ce n'était pas à un kyste de l'ovaire que j'avais affaire, mais à quelque tumeur de mauvaise nature, développée dans le mésentère ou ses
ganglions... En questionnant cette malade, j'appris que depuis fort
longtemps, elle allait difficilement à la garde-robe, qu'elle était habituellement constipée et ne se déchargeait que tous les dix ou douze
jours, mais qu'alors il survenait de véritables débacles, qui cependant
ne faisaient pas disparaître la tumeur, puisque dans l'intervalle, le passage était complétement intercepté, même pour les gaz intestinaux.
J'attribuai la constipation à la compression de l'intestin par la tumeur;
mais en cherchant à bien reconnaitre la nature de cette tumeur et en
la comprimant assez fortement à travers les parois abdominales qui
étaient très-minces, il me sembla que sa forme se modifiait sous mes
doigts et qu'ils y déterminaient un enfoncement, une dépression,
comme si j'avais pressé sur de la terre glaise ; cette circonstance me
fit refléchir et me donna l'idée que cette tumeur pouvait être le résultat d'un amas de matières fécales endurcies ; j'agis en conséquence
et un premier lavement fortement purgatif, au sené et au sulfate de
soude, fut administré et amena des quantités énormes de matières endurcies ; on y revint à plusieurs reprises, et, à chaque fois, ils produisirent des effets tels, que la tumeur disparut complétement, au bout
de quelques jours, et que la malade revint à un état de santé très-satisfaisant.

Dans les cas de tumeurs stercorales, il y a, comme dans
les kystes de l'ovaire qui refoulent les intestins, soit à
droite, soit à gauche, développement uniforme du ventre,

tension et ballonnement. La sonorité est très-évidente, dans le côté opposé à la tumeur, et la percussion seule ne serait pas d'un grand secours pour le diagnostic ; mais dans les rétentions de matière fécale, il existe des signes spéciaux qui rarement font défaut : c'est d'abord une entérite plus ou moins violente, qu'occasionne la rétention prolongée des fèces, c'est le météorisme douloureux des intestins grêles, c'est la constipation opiniâtre, c'est l'interception des gaz intestinaux, souvent des envies de vomir, quelquefois des vomissements, la perte de l'appétit, etc. Enfin le toucher par le vagin et par le rectum peut faire reconnaître la présence des matières indurées et amassées au-dessus de l'ampoule rectale. Enfin, un signe caractéristique, suivant M. Boys de Loury, est un sentiment douloureux qui paraît décrire toute l'étendue du gros intestin, et qui se manifeste principalement en opérant une pression sur la région du cœcum, qui est presque toujours le siége de la rétention des matières fécales. Un dernier signe, auquel j'attache beaucoup d'importance, et sur lequel j'insiste d'une manière toute particulière et qui n'a été mentionné par personne, c'est la dépression que j'ai pu imprimer sur la tumeur stercorale que j'ai examinée, et le changement de forme que peut faire subir une pression énergique dans ce cas. J'ai éprouvé la même sensation, que lorsqu'on essaye d'enfoncer le bout du doigt dans du suif fondu ou de la terre glaise.

D'autres tumeurs abdominales, telles que des tumeurs hépatique, splénique, mésentérique, épiploïque, anévrysmale, pourraient encore être confondues avec les kystes de l'ovaire. Mais outre qu'elles se distinguent des autres tumeurs abdominales que je viens de passer en revue, par leur siége particulier, elles s'accompagnent ordinairement de symptômes spéciaux et généraux, qui, dans la plupart des cas, pourront toujours éclairer leur diagnostic.

Le *pronostic* des kystes de l'ovaire n'est pas toujours le même. Leur gravité varie suivant leur nature. Les moins graves sont les kystes uniloculaires simples, renfermant un liquide clair, séreux, limpide. Si le liquide est épais, filant, huileux, quoique le kyste soit uniloculaire, ils sont plus graves; s'ils sont multiloculaires, leur gravité augmente, parce qu'alors ils provoquent rapidement des accidents mortels, et que l'unique traitement qui puisse leur convenir, est l'extirpation, opération souvent dangereuse. Les kystes uniloculaires, à liquide séreux, sont moins graves, d'abord parce qu'ils ont une marche plus lente, qu'ils restent quelquefois stationnaires, et ensuite parce qu'on peut en obtenir la guérison radicale par des moyens moins dangereux que l'ovariotomie, par les injections iodées. L'influence de l'âge sur la marche des kystes de l'ovaire est très-marquée; chez les jeunes femmes, leur marche est bien plus rapide que chez les femmes âgées, chez lesquelles on rencontre des kystes qui ne se développent que très-lentement, et quelquefois même restent stationnaires, lorsqu'ils sont arrivés à un certain volume.

En résumé, toutes choses égales d'ailleurs, les kystes de l'ovaire sont plus graves chez les jeunes femmes que chez celles qui sont âgées; les kystes multiloculaires plus graves que les kystes uniloculaires et parmi ces derniers, ceux qui contiennent un liquide filant, épais, sont plus graves que ceux dont le liquide est séreux, clair, ascitique.

CHAPITRE VIII

TRAITEMENT DES KYSTES DE L'OVAIRE

Guérir radicalement un kyste de l'ovaire paraissait un fait impossible, il y a à peine quelques années, malgré tous les efforts qui avaient été tentés, dans ce but, par les médecins et les chirurgiens du dernier siècle... Un médecin illustre et profond observateur, William Hunter, disait en parlant de l'hydropisie enkystée des ovaires : « J'ai eu l'occasion de voir un grand nombre d'hydropisies enkystées, dont plusieurs furent traitées par des médecins du premier rang, et cependant je n'ai jamais observé un exemple de guérison ; je ne connais même pas un seul cas dans lequel la tumeur ait sensiblement diminué de volume, sous l'influence d'un autre traitement que la ponction ; s'il m'était permis de juger d'après tout ce que j'ai vu, tant sur le vivant que sur le cadavre, je serais porté à croire que l'hydropisie de l'ovaire est une affection incurable ; le trocart est le seul palliatif. » (*Medical Observations and Inquiries*, t. II, p. 56.)

Ce que disait Hunter, il y a près d'un siècle, tous les médecins expérimentés l'ont dit après lui. Cette opinion, qui était celle de tout le monde, était aussi celle de P. Camper, Morgagni, Boyer, etc. ; c'était aussi celle de tous les médecins, il y a quelques années ; tous pensaient, disaient et écrivaient : L'hydropisie des ovaires est incurable.

L'hydropisie de l'ovaire, dit le professeur Boyer, et après lui tous ses élèves, est presque toujours incurable, et son expulsion par la voie des urines ou des selles est un événement sinon impossible, au moins extrêmement rare ; et ce grand chirurgien, dans sa longue pratique, ne cite qu'un seul cas de guérison ; encore celle-ci ne fut-elle pas radicale et permanente, puisque, au bout de trois ans, il fallut en venir à la paracenthèse, qui fut pratiquée six fois, dans l'espace de huit à neuf mois, mais au bout desquels la malade mourut.

Si quelques rares guérisons — on en compte à peine trois ou quatre dans la science — ont été obtenues par l'emploi unique des médicaments, on est en droit de se demander si la force médicatrice de la nature ne doit pas avoir les honneurs de la guérison dans des cas si exceptionnels, ou plutôt si ces prétendues guérisons n'ont pas été le résultat de la rupture spontanée du kyste, ou bien enfin s'il n'y a pas eu erreur de diagnostic, car on sait que les anciens confondaient les kystes de l'ovaire avec l'ascite, sous le nom d'*hydropisie*, et encore aujourd'hui où les kystes de l'ovaire sont mieux connus qu'autrefois, il y a encore des erreurs de diagnostic. Nous ne connaissons, comme exemple de guérison par les médicaments, que celui que nous avons publié dans la *Gazette médicale* en 1840, p. 605, et deux cas que M. le professeur Courty (de Montpellier) a publiés, dans le journal *Montpellier médical*, décembre 1866, et quatre autres cas rapportés par MM. Nauche, Helmann et Craig (*Edinb. medic. Journal* et *Bulletin de thérapeutique*, 30 mai 1866). Les deux guérisons signalées par M. Craig seraient dues à l'emploi du chlorate de potasse, et celles de M. Courty à l'usage de l'oxyde d'or... Quoi qu'il en soit, nous considérons ces guérisons comme tout à fait exceptionnelles, singulières même, et nous attendons, pour reconnaître que ces divers traitements ont réellement de la valeur, que de nouveaux faits viennent confirmer les premiers ; ce qui ne manquera pas d'arriver, si les médicaments qui ont été employés ont été pour quelque chose dans la guérison. Mais nous craignons bien que ces observations restent isolées. Peut-être ces guérisons cachent-elles quelques erreurs de diagnostic, erreurs qui peuvent être commises par les hommes les plus habiles... Voici en abrégé les observations de M. Courty. Dans la première observation, il s'agit d'un kyste ovarique droit, *paraissant uniloculaire, probablement à contenu séreux, compliqué d'un état chloro-anémique ; infiltration des membres inférieurs, après un laps de temps considérable.* Guérison radicale au bout d'un mois.

La seconde observation appartient à une fille de 12 ans ; elle avait un kyste ovarique droit, *paraissant multiloculaire*, volumineux, non ponctionné...

Le traitement employé dans ces deux cas se résume dans les moyens suivants :

1° Préparation d'or, notamment oxyde d'or, à la dose de 2 à 5 milligrammes en commençant, et s'élevant peu à peu jusqu'à 5 centigrammes ; 2° analeptiques, toniques reconstituants ; eau de Vichy, fer, quinquina ; 3° frictions résolutives, surtout iodurées, à l'iodure de plomb et de potassium, sur le bas-ventre ; 4° diurétiques en frictions et

à l'intérieur : scille, digitale, sel de nitre; 5° enfin et surtout, compression méthodique et croissante de toute la
surface abdominale, à l'aide de la ceinture élastique de
Bourjeaud...

Malgré l'estime bien grande que nous avons pour la
science de notre savant confrère M. Courty, nous ne pouvons accepter, comme étant des preuves irrécusables de
guérison par un traitement interne, les deux faits de
kystes de l'ovaire qu'il a publiés, parce que dans ces deux
cas le diagnostic laisse à désirer, et que toutes les précautions pour arriver à un diagnostic exact n'ont pas été
prises, ou au moins n'ont pas été indiquées, si elles n'ont
pas été omises... Quoi qu'il en soit, le diagnostic n'en est
pas moins resté incertain, même aux yeux de M. Courty
lui-même... La première observation serait un kyste
ovarique de l'ovaire droit, *volumineux, paraissant uniloculaire, probablement séreux*. Un kyste uniloculaire *volumineux et séreux* est toujours facile à reconnaître, et ces
mots *paraissant* uniloculaire et *probablement* séreux,
prouvent que M. Courty n'était pas parfaitement sûr de
son diagnostic... et comme il est dit dans l'observation
que la malade était *chloro-anémique, qu'elle avait les membres inférieurs infiltrés, qu'elle ne pouvait ni monter, ni
marcher vite,* symptômes qu'on rencontre excessivement
rarement dans les kystes de l'ovaire, surtout dans les
kystes uniloculaires, mais qui accompagnent presque toujours l'ascite, on est tout disposé, en présence d'une guérison obtenue en un mois, à l'aide de moyens qui jusqu'à
présent n'ont jamais guéri des kystes de l'ovaire, et le
diagnostic laissant du doute, même dans l'esprit de l'observateur, on est tout disposé, dis-je, à se demander si
la malade de M. Courty n'était pas atteinte d'une hydro-

pisie. ascite, et non d'une hydropisie enkystée de l'ovaire.

Le diagnostic de la seconde observation n'est pas plus satisfaisant. C'était chez une jeune.fille de 12 ans, qui avait un kyste *très-volumineux* aussi et *paraissant* multiloculaire...; mais un kyste multiloculaire volumineux, surtout chez une enfant de 12 ans, dont les parois abdominales sont minces, est toujours facile à reconnaître... Quels sont les signes et les causes qui ont empêché notre éminent confrère de porter un diagnostic exact, et qui lui ont fait dire que ce kyste *paraissait être multiloculaire?*

Pour que ces deux cas, guéris par des moyens qui ne guérissent pas habituellement, pussent prouver que des kystes de l'ovaire sont susceptibles de guérir par un traitement interne, il était de toute nécessité d'abord d'établir le diagnostic d'une manière indubitable, ce qui n'a pas été fait... Personne ne voudra croire, d'après ces faits, qu'un kyste uniloculaire, et surtout un kyste multiloculaire *volumineux*, ait pu guérir et disparaître complétement, sans laisser la moindre trace, dans l'espace d'un mois, par une médication interne, d'autant mieux que le traitement mis en usage, excepté l'oxyde d'or, a toujours échoué jusqu'à présent dans le traitement des kystes des ovaires. Ces faits ne sont donc pas concluants, et on doit attendre que d'autres mieux diagnostiqués viennent montrer l'efficacité de l'oxyde d'or dans les kystes de l'ovaire.

Les cas relatés dans le *Bulletin de thérapeutique* (30 mai 1866), traités et guéris par le chlorate de potasse, sont aussi peu concluants que ceux de M. Courty; ils sont également trop concis. Quand on annonce guérir par un moyen quelconque une maladie qu'on a toujours considérée comme au-dessus des ressources de l'art, il est indispensable d'entrer dans tous les détails utiles au diagnostic, et c'est ce qui n'a pas été fait pour les observations que nous venons de rappeler. M. Bonfils, (de Nancy), a cité un cas de guérison d'un kyste de l'ovaire (*Bulletin de l'Académie royale de médecine*, 1845) par la rupture spontanée de la poche ovarique. Cette manière de guérir les kystes ne peut guère être suivie, d'autant mieux qu'il résulte d'un travail de M. le docteur Camus (*Revue médicale*, 1844) que la rupture spontanée ou accidentelle des kystes de l'ovaire ne donne que des résultats fâcheux. Des observations rassemblées dans le travail de M. Camus il résulte, que des malades chez lesquels a eu lieu la rupture du kyste : 1° les unes sont mortes immédiatement ou peu de jours après la première rupture; 2° d'autres, après une ou plusieurs ruptures, sont affectées d'une hydropisie ascite; la plupart ont survécu à une ou plusieurs ruptures, se sont trouvées guéries momentanément, mais ont fini par succomber à l'affection hydropique. Quant aux observations de MM. Nauche et Helmann, nous n'en dirons rien, puisque à l'époque où elles ont été signalées, les ascites et les hydropisies de l'ovaire étaient souvent confondues. Quant à la guérison que nous avons observée, nous rappellerons qu'on ne doit pas l'attribuer à une médication interne, mais à l'hémorrhagie considérable qui a eu lieu.

En résumé, il résulte de l'observation de tous ceux qui ont eu à traiter des kystes de l'ovaire, et de celle de Boyer, en particulier, que les diurétiques, les purgatifs, les sudorifiques, les fondants, les compressions, l'iode, le mercure, et, en général, tous les remèdes capables de faciliter la sécrétion, n'ont aucun effet, non-seulement pour guérir l'hydropisie enkystée des ovaires, mais encore pour en ralentir les progrès. Leur usage peut même devenir nuisible, en dérangeant les fonctions des organes de la digestion. Aussi doit-on s'abstenir de ces médicaments. En admettant même que ces moyens, aidés de l'oxyde d'or ou du chlorate de potasse, puissent quelquefois procurer la guérison de l'hydropisie de l'ovaire, combien de malades qui ont succombé malgré leur emploi, et la maladie, quel que soit le traitement interne ou médical, suit toujours à peu près la même marche.

Cette maladie étant jugée au-dessus des ressources de l'art, que faisaient les médecins et les chirurgiens appelés à la traiter? Ce que beaucoup, ennemis de tout progrès, font encore aujourd'hui. Les uns s'efforcent de consoler leurs malades, en cherchant à leur donner un espoir qu'ils sont loin d'avoir; ils leur conseillent la patience, leur faisant croire que le moment d'agir n'est pas encore venu; les autres, moins expérimentés, ou croyant à la vertu curative de certains médicaments, ou voulant avoir l'air de faire quelque chose pour leurs malades, essayent, à la suite les uns des autres, une foule de médicaments, et tous finissent, lorsque l'hydropisie est parvenue au point d'occasionner des accidents graves, par l'extrême réplétion de l'abdomen, par donner issue à la matière contenue dans le kyste, par une ponction.

Mais l'expérience a prouvé que la ponction, comme tous les remèdes internes, était malheureusement un moyen inutile. Bien plus, elle a prouvé que les remèdes avaient des inconvénients et des dangers, en dérangeant les fonctions des organes de la digestion; la ponction en accélérant la marche de la maladie et en produisant quelquefois des accidents mortels. Après une première ponction, le liquide s'accumule encore plus rapidement;

au bout de quelques mois, assez souvent de quelques semaines, il devient nécessaire de l'extraire de nouveau ;
on fait ponctions sur ponctions, à la suite desquelles le
liquide s'altère et prend de mauvaises qualités ; il en résulte que les malades s'affaiblissent vite et qu'elles meurent, épuisées par la douleur, par d'abondantes sécrétions,
et souvent emportées par l'inflammation. Connaissant ces
graves accidents, les médecins et les chirurgiens recu-
laient les ponctions le plus qu'ils pouvaient, et n'y avaient
recours que quand le volume du ventre était devenu si
considérable, qu'il rendait la respiration presque impossible, gênait les digestions, provoquait des vomissements,
et donnait lieu à des phénomènes fâcheux que l'on ne
pouvait faire disparaître par les moyens ordinaires.

Si l'on consulte quelques statistiques, pour savoir quels
sont les avantages que les malades peuvent retirer des
ponctions palliatives, on arrive à cette triste conclusion,
qu'elles meurent au moins aussitôt que si elles n'avaient
pas été opérées. Cette opinion soutenue par Samuel Sharp,
Callisen, Sabatier, A.-G. Richter, qui rejetaient la ponction palliative, a été mise en complète évidence par les
relevés de Southam, de T. Safford Lee, de Kiwisch. Sur
142 cas, 71 moururent un an après la ponction (25 peu
de temps après la première ponction, 24 dans les six premiers mois et 22 dans la première année); des 61 restants, 21 moururent dans la deuxième année, 11 dans la
troisième, 13 dans la quatrième; 3 succombèrent à des
maladies autres que les kystes ; 7 n'ont pas été suivies;
3 furent soulagées et 3 radicalement guéries. Ainsi la
ponction simple, sur 142 cas, n'aurait guéri que trois fois;
encore ces 3 cas étaient-ils bien des kystes ovariques?
Car on sait avec quelle facilité les praticiens les plus ha-

biles confondent quelquefois l'ascite avec l'hydropisie de l'ovaire, et l'on a vu assez souvent commettre cette erreur, pour croire que les rares guérisons radicales obtenues, soit par une ponction simple, soit par un traitement médical, peuvent bien n'être pas certaines, et que ceux qui prétendent avoir obtenu ainsi la guérison d'hydropisies enkystées des ovaires, n'ont eu affaire qu'à des ascites... Ainsi sur 142 malades, la ponction simple n'a donné, dans 129 cas, qu'un soulagement de très-courte durée, et n'a pas empêché la mort d'arriver promptement.

Mais pratiquer de simples ponctions pour soulager un peu les malades, ce n'est pas traiter la maladie, c'est l'abandonner à elle-même, c'est perdre un temps précieux et enlever au traitement chirurgical, c'est-à-dire aux injections iodées et à l'ovariotomie, des chances de réussite; ainsi disaient MM. Velpeau, Cruveilhier, Trousseau, Cazeaux, etc., dans la discussion qui a eu lieu à l'Académie de médecine en 1856 (*Bulletin de l'Académie*, tome XXII, p. 85). Point de traitement médical pour les kystes de l'ovaire, lésion locale tout à fait indépendante de l'état général, et qui n'exige par conséquent qu'un traitement local et chirurgical.

Dans ces maladies, la médecine toujours impuissante et la chirurgie trop réservée, avaient coutume d'abandonner cette maladie à elle-même. A la vérité, elles avaient l'excuse de leur inaction, d'abord dans leur impuissance, ensuite dans la durée quelquefois, mais très-rarement longue des hydropisies, qui ne permettaient pas de sacrifier aux chances d'opérations hardies et considérées comme très-dangereuses, la probabilité de quelques mois, rarement de quelques années de vie. On ne peut nier en effet, que quelques rares sujets, 7 ou 8 fois sur 100, ont pu vivre pendant plusieurs années avec cette maladie; mais comment ont-ils vécu? Dans l'inquiétude et la souffrance... Puis en y réfléchissant bien, on voit qu'ils sont en très-petite proportion, comparativement à ceux qui souffrent continuellement, meurent en quelques années, et assez fréquemment dans la première année. M. Cruveilhier, dans sa longue carrière, n'a pu citer qu'un seul exemple, qu'il avait observé à la Salpêtrière.

La simple ponction, appliquée depuis la plus haute antiquité à toutes les hydropisies abdominales sans distinction, n'était donc qu'un moyen palliatif tout à fait insuffisant dans les kystes de l'ovaire; de même que tout traitement médical, et tous les médecins l'avaient si bien compris, qu'ils songèrent, pour en obtenir la guérison, à des procédés nouveaux, aussitôt que les travaux des anatomo-pathologistes du siècle dernier eurent révélé la nature spéciale de l'hydropisie de l'ovaire et fait connaître leurs variétés nombreuses. D'abord ils songèrent à l'incision du kyste, puis à son extirpation. D'autres, moins hardis, mais comprenant le danger de l'épanchement du liquide kystique dans la cavité péritonéale, conseillèrent de ponctionner le kyste par le vagin. En 1795, Callisen exécuta le premier cette ponction et guérit sa malade. En 1824, Récamier cherche à solliciter l'adhérence préalable du kyste avec la paroi abdominale, à l'aide de la potasse caustique. Plus tard, Begin conseille d'inciser la paroi du ventre, de laisser la tumeur s'engager dans la plaie, de panser à plat pendant quelques jours, afin de permettre aux adhérences de s'établir, d'inciser ensuite ou ponctionner la tumeur. En 1841,

M. Rambaud présentait à l'Académie des sciences un trocart particulier à crochets, destiné à produire le même résultat; et, en 1840, Récamier imaginait divers instruments pour faciliter la ponction vaginale, qui aurait été essayée par Neumann, Récamier, Arnolt, Woltz, Ogden, Nœtig, Waltson, Bishop, Schwabe, Briquet, Michon, Huguier, etc. Mais la ponction faite par le vagin n'aurait pas fourni de meilleurs résultats que la ponction abdominale, et l'on aurait observé les mêmes accidents après l'une et l'autre variété de ponctions. Dans le but de faire adhérer le kyste aux parois abdominales, Trousseau et Jobert (de Lamballe) ont proposé l'acuponcture ; nous en parlerons lorsqu'il sera question du traitement des kystes de l'ovaire par la sonde à demeure.

Les relevés faits dans le but de se rendre compte de l'influence exercée par les ponctions palliatives, sur la durée de la vie des malades, ne sont donc pas de nature à donner crédit à la ponction simple, quels que soient le point où on la pratique et les précautions prises pour empêcher leur épanchement dans le péritoine ; cette manière d'agir vis-à-vis des malheureuses malades atteintes d'hydropisies ovariques, constitue l'abandon le plus caractéristique fait à la mort. Que tous ceux qui ont eu à soigner des hydropisies de l'ovaire, veuillent bien dire quels sont les résultats qu'ils ont obtenus par les traitements médicaux et par les ponctions palliatives, et combien ils connaissent de malades vivant longtemps avec cette maladie.

CHAPITRE IX

TRAITEMENT PAR DES INJECTIONS IODÉES

———

La ponction simple, considérée comme moyen *curatif*, ne peut donc pas compter comme moyen de guérison. Comme moyen *palliatif*, quand elle n'est nécessaire qu'à de longs intervalles, quand le kyste est uniloculaire et renferme un liquide séreux, quand l'état général de la santé est bon, elle peut donner quelquefois aux malades un délai assez long, pour qu'il soit indiqué de ne pas lui substituer une autre médication. Mais quand il faut la répéter souvent, quand les kystes même simples, augmentent de volume et se remplissent rapidement sous l'influence des ponctions, quand le liquide est épais, filant, purulent, ou que, de primitivement séreux, il devient onctueux, huileux, etc., ou quand le kyste est multiloculaire, etc. : c'est la condamnation à une mort assez prochaine, et il était tout naturel de chercher des moyens plus efficaces que la ponction simple, et qui, employés dès le début, et avant que les malades commencent à s'épuiser, pussent produire de meilleurs résultats, prolonger l'existence et amener la guérison.

Dans cet état de choses, c'était donc un service immense à rendre à la science et à l'humanité, que de trouver des moyens qui, non-seulement auraient l'avantage de prolonger la vie des malades, mais encore de leur procurer une guérison radicale, dans une maladie où la mort était inévitable... Grâce à bien des recherches, ces moyens ont été trouvés, et aujourd'hui trois méthodes sont mises en usage pour arriver à la guérison des kystes de l'ovaire ; mais ces méthodes ne conviennent pas également dans tous les cas, elles s'adressent chacune à des variétés différentes de kystes.

La *première* est la ponction suivie d'une injection iodée ; elle convient pour les kystes simples, uniloculaires, exempts de toute complication, et renfermant un liquide clair, séreux, hydatique, séro-sanguin, sanguin ou purulent.

La *seconde* est encore la ponction, mais avec la sonde à demeure et les injections iodées. Celle-ci est réclamée pour les kystes également simples et uniloculaires, mais renfermant un liquide épais, filant, huileux, onctueux, albumineux, et aussi pour les kystes séreux qui ont résisté à de nombreuses injections iodées. Cette méthode est peu employée à cause de la longueur du temps qu'elle exige pour arriver à la guérison; aussi les kystes de cette espèce seront-ils traités plus avantageusement par la méthode suivante.

La *troisième* méthode, est l'extirpation des ovaires, ou l'ovariotomie. Cette opération doit être réservée pour les kystes composés, multiloculaires, pour les kystes renfermant un liquide épais, filant, etc., qu'ils soient à une ou plusieurs loges... C'est encore elle qui convient aux kystes uniloculaires, qui n'ont pu être guéris par les injections iodées.

Avant d'exposer chacune de ces méthodes dans tous leurs détails, et d'indiquer les cas où elles sont particulièrement applicables, qu'on nous permette, pour mieux les faire apprécier, de rappeler les objections que leur font bien des médecins qui s'opposent encore à toute tentative de cure radicale de l'hydropisie des ovaires, soit par les injections iodées, soit par l'extirpation, quoiqu'ils reconnaissent que les hydropisies finissent toujours par se terminer malheureusement. Ils soutiennent, malgré les faits qui viennent contredire leur opinion, que par un traitement sagement combiné, que par des ponctions palliatives, ils peuvent prolonger la vie des malades pendant plusieurs années, tandis qu'il y a de grandes probabilités pour une issue fatale, avec les méthodes conseillées pour guérir radicalement cette affection. Ceux qui condamnent et repoussent les injections iodées et l'extirpation, sous prétexte qu'elles hâtent la mort d'un certain nombre de malades, n'ont jamais étudié sérieusement la question des hydropisies ovariques, et des traitements qui leur conviennent ; ils la jugent sans la connaître, d'après des idées préconçues et surannées. Ne fait-on pas tous les jours des opérations qui font plus de victimes que l'ovariotomie ? N'en est-il pas ainsi, lorsqu'on opère des tumeurs cancéreuses du cou, de l'aisselle, de la face, etc. ? ne voit-on pas un bon nombre de malades ne survivre que quelques moments, et pourtant, quoique leur affection les condamnât à une mort certaine, ils pouvaient vivre et languir encore pendant un espace de temps que rien ne pouvait déterminer exactement ? Quand on ampute des membres pour des tumeurs blanches, quand on lie les grosses artères pour des anévrysmes, quand on enlève des seins cancéreux, n'expose-t-on la vie des malades, dont les jours ne sont pas comptés ? Quand on pratique l'opération de la taille, ne cause-t-on pas souvent la mort d'individus qui auraient pu vivre longtemps avec leurs calculs ? Qu'on compare les résultats que donnent les injections iodées, ou l'ovariotomie, et l'on trouvera que l'avantage est en faveur de ces opérations. Il ne faut pas d'ailleurs s'étonner de cette résistance de la part des médecins, car il arrive, pour les injections iodées dans les kystes de l'ovaire et pour l'ovariotomie, ce que l'histoire de la médecine nous apprend être arrivé, pour beaucoup de grandes opérations reconnues très-utiles aujourd'hui : elles furent rejetées d'abord, tolérées ensuite avec défiance, et acceptées seulement, quand l'évidence de leurs avantages avait pu vaincre la répugnance et le mauvais vouloir qu'inspire toujours une innovation.

Si nous ne contestons pas que quelques sujets ont pu vivre pendant quelques années avec cette maladie, d'un autre côté, nous pouvons affirmer que ces sujets sont en bien petite proportion, comparativement à ceux qui souffrent continuellement et meurent en quelques mois.

Voyant, d'une part, le soulagement passager que les hydropiques éprouvent, lorsque le kyste a été vidé par une ponction palliative, et ayant observé, de l'autre, les effets modificateurs et exempts d'inflammation que les injections ou les applications locales de la teinture d'iode produisaient sur la peau, les muqueuses et les séreuses, nous avons pensé qu'en essayant de modifier les parois des kystes ovariques par des injections iodées, nous pourrions arriver à la guérison radicale des kystes de l'ovaire comme on arrivait à la guérison de l'hydrocèle et de certains autres kystes des autres parties du corps. C'est fondé sur toutes les observations, que nous avions faites, des applications locales de la teinture d'iode, dans de nombreuses maladies, où nous pouvions en voir les effets, *de visu*, que nous avons osé tenter une nouvelle méthode de guérison pour les hydropisies de l'ovaire; et le succès a répondu à nos espérances.

Déjà, dans le but de rendre la ponction curative, on avait proposé plusieurs moyens variés, qui tous avaient pour but de développer une inflammation dans le kyste, et d'amener l'adhérence de ses parois; c'est ainsi qu'on avait introduit des mèches dans le kyste, par l'ouverture pratiquée par le trocart, qu'on avait laissé à demeure des sondes, des canules, des tentes de diverses sortes, dans l'espoir d'entretenir l'écoulement du pus ou des autres liquides. Les injections ont été émollientes d'abord, pour nettoyer la surface interne de la poche, ensuite on les a remplacées par des injections de gaz irritant, de vin chaud, de solution d'azotate d'argent, dans le but d'irriter, d'enflammer les parois du kyste. Mais comme ces injections ont été ou dangereuses, ou sans effet aucun, elles ont été bien vite abandonnées, et on n'y songeait plus lorsque nous avons proposé les injections iodées. Olleuroth a même proposé, dans l'espoir de détruire une partie des parois du kyste, et de rendre plus fluide le liquide, quelquefois trop épais pour s'écouler facilement, de faire des injections d'une solution faible de potasse caustique ou de teinture de cantharides. Nous ne sachions pas que ces moyens aient été employés, mais une sonde d'argent, laissée à demeure par Olleuroth, lui a procuré un succès chez une femme qui avait déjà subi 7 ponctions assez rapprochées et inutiles : après l'écoulement de 4 à 5 litres d'un liquide jaunâtre, il a bouché l'extrémité de la canule avec un tampon qu'on retirait matin et soir, pour laisser sortir le liquide. Le vingt-huitième jour seulement, l'instrument fut retiré, la guérison eut lieu et existait trois années après (*London medical*, 1835).

Associer à la ponction des injections détersives et irritantes, laisser le liquide contenu dans le kyste s'écouler matin et soir, était assurément le moyen le plus rationnel et le plus simple pour obtenir le rapprochement des parois du kyste, sa détersion et le retrait de ses parois ; mais les chirurgiens avaient abandonné cette méthode, parce qu'ils la considéraient comme inutile ou dangereuse : inutile, à cause de la difficulté avec laquelle, dans certains cas, après la sécrétion, les liquides s'écoulent à l'extérieur, dangereuse, parce que les injections développaient des inflammations, soit des kystes, soit du péritoine, qui devenaient promptement mortelles ; et c'est pour parer à ce grave inconvénient de la difficulté ou l'impossibilité de l'écoulement des liquides hors du kyste, que quelques chirurgiens ont proposé de ponctionner le kyste par le vagin, comme Vermandois l'aurait vu faire en 1803, et comme l'ont essayé plusieurs chirurgiens de nos jours ; mais cette ponction vaginale n'a pu fournir de meilleurs résultats que la ponction abdominale, et aurait donné lieu aux mêmes accidents mais les insuccès qu'on leur a reprochés ne doivent pas leur être attribués entièrement : ils dépendraient de l'absence d'injections convenables pour modifier le kyste et déterminer la guérison. C'est précisément pour arriver à des résultats meilleurs et faire disparaître les inconvénients des autres injections, que nous avons mis en usage les ponctions suivies d'injections iodées, et dans certains cas aidées de la sonde à demeure, moyens dont l'idée n'est pas nouvelle sans doute, mais qui, employés d'une manière convenable et à propos, nous ont fourni des guérisons inattendues, et qu'on n'aurait pas obtenues avec les divers liquides qu'on avait employés jusqu'à ce jour en injections.

Il y a déjà vingt ans que nous avons proposé et appliqué les injections iodées à la guérison des kystes de l'ovaire, et depuis cette époque (1847), des faits nombreux, vus et observés par un grand nombre de médecins, sont venus attester que cette méthode avait presque toujours des succès, dans les cas où elle est applicable, et qu'elle n'est pas si dangereuse, qu'il faille l'abandonner comme le veulent certains ovariotomistes, qui proposent d'opérer par l'extirpation tous les kystes de l'ovaire, de quelque nature qu'ils soient. D'ailleurs, les malades qui, jusqu'à présent, ont été soumises aux injections iodées, même sans succès, n'ont pas succombé plus vite que celles qui n'ont suivi aucun traitement et qui ont été abandonnées à elles-mêmes ou traitées par des moyens internes et les ponctions palliatives ; d'un autre côté, les malades que les injections iodées n'ont pas guéries, ne sont pas dans des conditions plus fâcheuses, pour subir l'ovariotomie, que quelques opérateurs conseillent d'appliquer contre tous les kystes de l'ovaire sans exception.

Tous ceux qui ont pratiqué convenablement ou vu pratiquer ces injections iodées, affirment ou sont venus affirmer à l'Académie de médecine, ce que nous avons établi depuis longtemps, que les injections iodées dans les kystes de l'ovaire sont, dans l'immense majorité des cas, d'une innocuité remarquable. Parmi ces savants praticiens, nous citerons MM. Velpeau, Nélaton, Trousseau, Cruveilhier, Jobert (de Lamballe), Gimelle, Monod, Demarquay, Cazeaux, Huguier, etc., etc. En effet, quand les malades ont succombé, c'était la maladie très-grave et incurable qu'il fallait accuser, ou bien quelquefois l'imprudence des malades, ou la mauvaise manière de pratiquer ces injections, mais rarement, pour ne pas dire jamais : ces injections, que nous avons pratiquées plus de mille fois en présence de confrères éclairés et souvent opposés à cette pratique, ne nous ont jamais amené des accidents. Nous allons faire connaître quand et comment ces injections iodées doivent être faites.

Tous les kystes de l'ovaire ne sont pas susceptibles de guérir par les injections iodées. Notre expérience, basée sur de nombreux faits, nous a conduit à les diviser en deux catégories, au point de vue du traitement. Une première qui comprend les kystes uniloculaires simples, non compliqués; ceux-là seuls peuvent guérir par les injections iodées; et une seconde qui comprend tous les kystes multiloculaires et compliqués et qui ne peuvent guérir que par l'extirpation.

La première catégorie doit encore se subdiviser en deux variétés, parce que les kystes, quoique simples et uniloculaires, ne renferment pas toujours des liquides de même nature et de même densité; ce qui doit être pris en grande considération pour le traitement par les injections iodées. Les kystes de la première variété, c'est-à-dire ceux qui sont susceptibles de guérir par les injections iodées seules, doivent être uniloculaires, simples, exempts de toute complication ou altération, avoir des parois minces, et renfermer un liquide clair, séreux, hydatique, sanguin ou purulent.

Ceux qui composent la seconde variété, quoique simples et uniloculaires, ne peuvent guérir par les injections
iodées seules, parce qu'ils renferment un liquide épais,
filant, albumineux. Pour ces kystes les injections iodées
doivent être employées avec la sonde à demeure. Cette
seconde variété de kystes doit rentrer dans la seconde
catégorie et être traitée de préférence par l'ovariotomie;
c'est d'ailleurs cette variété qui fournit les plus beaux
succès à l'extirpation.

En résumé: 1° Ne traiter par les injections iodées que
les kystes uniloculaires simples, mobiles, sans complication aucune, ayant des parois minces et sans altération,
et renfermant un liquide clair, séreux, sanguin ou purulent. Ces kystes, quelles que soient leur ampleur et la
quantité de leur contenu, guérissent avec une grande facilité et quelquefois même sans laisser la moindre trace de
leur existence. Une seule ponction et une seule injection
suffisent souvent pour les guérir radicalement.

2° Soumettre à l'ovariotomie tous les autres kystes,
même les kystes uniloculaires à liquide filant, épais,
albumineux, etc., parce que le traitement de ces kystes
par la sonde à demeure et les injections iodées exige
des mois, des années; mieux vaut alors placer ces kystes,
au point de vue du traitement, dans la catégorie des
kystes multiloculaires ou compliqués, et les traiter par
l'ovariotomie.

Cependant il est une variété de kystes qui se guérit
quelquefois par les injections iodées. Ce sont les kystes
qui, par leur structure et leur contenu, se rapprochent
des kystes uniloculaires simples. Ce sont les kystes multiples, c'est-à-dire des kystes qui ont deux ou trois poches
ou loges de même grandeur à peu près et qui ne sont

accompagnés d'aucune complication; dans cette variété, qui est souvent confondue avec les kystes uniloculaires, à cause de la difficulté qu'on a à reconnaître cette disposition à deux ou trois loges, le kyste est formé par deux ou trois poches distinctes, qui peuvent être de même grandeur, mais dont l'une d'elles offre ordinairement un développement plus considérable que les autres. Alors on est obligé de faire autant de ponctions qu'il y a de poches distinctes; seulement il est prudent de ne les opérer que les unes après les autres. Quand les kystes multiples ont un plus grand nombre de poches, qu'elles forment une foule de cavités de grandeur variable, sans communication les unes avec les autres, et quoique le liquide soit séreux, ces kystes rentrent dans la classe des kystes multiloculaires, et doivent être traités, comme eux, par l'ovariotomie.

Nous ferons remarquer, que lorsque les injections iodées sont impuissantes à guérir radicalement les kystes uniloculaires, elles sont toujours sans danger, qu'elles procurent toujours des améliorations très-remarquables, et qu'on a toujours le temps d'en venir à l'ovariotomie, dès qu'on reconnaît que la santé générale des malades devient moins bonne. On sait que les kystes, absolument uniloculaires et exempts de complications, ne sont pas très-communs; souvent il existe à leur base, qui est formée par le corps de l'ovaire, de petits kystes à l'état rudimentaire, qui peuvent se développer à leur tour, empêcher la guérison radicale, amener la récidive ou faire croire à la récidive d'un kyste guéri depuis plusieurs années. On reconnaît ces cas, parce que le liquide de nouvelle formation qu'il renferme n'est plus de même nature que le liquide du premier kyste, ce qui prouve que ce kyste n'a pas récidivé, mais que c'est un nouveau ou plusieurs autres kystes qui se sont développés ou de petits kystes qui ont grandi. Ces kystes doivent rentrer dans la catégorie des kystes multiloculaires, et l'ovariotomie seule peut en triompher.

Étant établi que les kystes uniloculaires simples, à liquide séreux, sont à peu près les seuls susceptibles de guérir par les injections iodées, il était indispensable de pouvoir les reconnaître avant de les opérer, et c'est ce que nous avons fait en traitant du diagnostic des kystes de l'ovaire. Cette circonstance de savoir quelle espèce de kyste présente une malade, doit, en effet, préoccuper beaucoup les médecins, qui avant de soumettre un kyste de l'ovaire à un traitement quelconque, doivent rechercher si ce kyste est uniloculaire ou multiloculaire, s'il est simple ou compliqué, s'il contient du liquide séreux ou un liquide épais et filant. Cette distinction des différentes variétés de kystes n'a pas seulement de l'importance au point de vue du traitement, mais elle est encore très-utile, au point de vue du résultat qu'on peut obtenir, car il est toujours bon de pouvoir annoncer avant l'opération les chances plus ou moins heureuses de guérison que la malade peut espérer. Nous avons montré que ce diagnostic peut, sinon toujours, au moins dans l'immense majorité des cas, être posé d'une manière presque absolue.

Ces indications posées, disons quand et comment on doit opérer; mais un mot auparavant sur l'histoire des injections iodées dans les kystes de l'ovaire. Comme tout le monde le sait, M. Velpeau avait introduit, dans le traitement de l'hydrocèle et de certains kystes celluleux, les injections iodées, et, en 1839, il a écrit, dans son *Traité de médecine opératoire* (t. IV, p. 7 et 13) : « Ce que j'ai vu

« des injections iodées dans l'hydrocèle et les kystes sé-
« reux, me porte à penser qu'elles offriraient plus de
« chance de succès que le vin dans l'ascite et les kystes de
« l'abdomen. » Ce n'est que quelques années plus tard,
après avoir observé les modifications que les applications
locales de la teinture d'iode produisaient sur ces différents
tissus, que l'idée nous vint, à notre tour, de traiter les
kystes de l'ovaire par les injections iodées, et l'occasion de
mettre en pratique cette idée, que nous avions depuis longtemps, ne nous fut offerte qu'en 1847. Nous rapporterons
plus loin cette première observation (1).

(1) M. Herrera–Vegas a écrit dans sa thèse, soutenue en 1864: « Suivant M. Churchill, le docteur William (de Dublin) et le docteur Alison
(d'Indiana) ont les premiers pratiqué les injections iodées dans les kystes
de l'ovaire. M. Herrera n'indique pas où l'observation de M. William a
été publiée et ne donne aucun des détails qui seraient nécessaires pour
lui assurer la priorité des injections iodées dans les kystes de l'ovaire.
Quant à l'observation de M. Alison, elle a été publiée dans le *Bulletin
de thérapeutique*, page 88, tome XXXVI, année 1849; mais nous ferons
remarquer que ce praticien n'a fait d'injections dans le kyste, qu'après
l'avoir ouvert et avoir mis une tente dans la plaie, de manière à donner
issue au liquide à volonté; que ce liquide étant devenu purulent, M. Alison s'est décidé à injecter de la teinture d'iode dans l'intérieur du sac,
et deux ans après, la plaie n'était pas encore complétement cicatrisée...
Il est évident que M. Alison a traité ce kyste, ouvert et devenu purulent,
comme nous avions recommandé, depuis 1840, de traiter les abcès
chauds ou froids, par les injections iodées.»

Plus loin, à la même page 53 de sa thèse, M. Herera–Vegas ajoute :
« Bien que M. Robert paraisse être le premier qui ait tenté en France
« l'application de cette méthode (*les injections iodées dans les kystes
« de l'ovaire*), c'est à M. Boinet qu'il faut savoir gré de l'avoir vulga-
« risée, par ses nombreux travaux et ses succès. »

L'auteur de cette mention, pour attribuer à Robert, chirurgien de
Beaujon, la priorité de cette méthode, s'appuie probablement sur un
travail de M. Thomas, interne de M. Robert, inséré dans la *Revue médico-chirurgicale*, année 1851, page 79. Mais à cette époque, quoique
je n'eusse encore rien publié sur le traitement des kystes de l'ovaire
par les injections iodées, il était de notoriété publique que j'avais em-

La méthode que nous avons mise en usage pour la
cure des hydropisies de l'ovaire, a pour but :

1° De donner issue au liquide contenu dans le kyste,
sans courir les risques d'un épanchement dans la cavité
abdominale ;

2° D'injecter de la teinture d'iode dans la poche ovarique, si elle est dans des conditions convenables ;

3° Dans le cas où le liquide est épais, filant, huileux,
de laisser une sonde à demeure, si les premières injections n'ont pas modifié le contenu du kyste, pour procurer
au liquide un écoulement permanent, et arriver par suite
au rapprochement des parois du kyste, dont il faut, dans
ces cas particuliers, chercher à obtenir la détersion, la
suppuration et la rétraction, en faisant des lavages fréquents et en injectant, lorsqu'on le juge utile, de la teinture d'iode, pour modifier la nature des sécrétions, du
pus, s'il en existe, et le désinfecter, si besoin en est.

Telles sont les bases de cette méthode, qui demande
beaucoup de soins et d'attention, ainsi que nous l'indiquerons. Mais la condition principale pour son succès,

ployé cette méthode déjà plusieurs fois, ainsi que l'attestent un mémoire
publié, en 1849, dans la *Gazette médicale de Paris* (ce mémoire
intitulé *de la Valeur des injections iodées, dans la thérapeutique chirurgicale*, avait été envoyé à la Société de médecine de Toulouse pour
le concours de 1848), et le livre de M. Dorvault, intitulé *de l'Iodo-
gnésie* et publié au commencement de l'année 1850, et dans lequel, à
la page 208, il indique les faits que je lui ai communiqués; d'ailleurs
le premier kyste de l'ovaire injecté, dans le service de M. Robert, a été
injecté par moi et à la demande de M. Robert lui-même, qui m'avait
également prié de traiter par les injections iodées plusieurs abcès par
congestion placés dans son service; c'est à la même époque (1849),
que je communiquai à M. Monod, qui me la demandait, ma formule
de l'injection iodée pour les kystes de l'ovaire, car M. Monod est, je
crois, après moi, celui qui le premier, à Paris, a fait une injection
iodée dans un kyste ovarique.

c'est, nous le répétons, qu'il n'existe, ni dans les parois du kyste, ni dans les organes voisins aucune de ces dégénérescences qui, par elles-mêmes, sont au-dessus des ressources de l'art.

TRAITEMENT PAR LA PONCTION ET LES INJECTIONS IODÉES.

Comme l'expérience avait démontré jusqu'à présent l'inutilité et le danger des ponctions pratiquées à une époque peu avancée de la maladie, dans le but de ralentir ses progrès, tous les auteurs recommandaient de ne recourir à ces opérations que quand le volume du ventre était devenu si considérable, qu'il rendait la respiration presque impossible, et qu'il donnait lieu à des accidents que l'on ne pouvait dissiper par les moyens ordinaires ; cette pratique était assurément très-rationnelle, puisqu'on avait observé que le liquide se reproduisait avec d'autant plus de facilité, qu'il avait été fait un plus grand nombre de ponctions, qu'il s'altérait, et que la mort arrivait plus promptement, que si l'on avait différé la ponction. Mais l'ancienneté du kyste, son plus grand développement, l'épaisseur de ses parois, les adhérences qu'il peut contracter, les inconvénients moins grands qu'il y a à injecter un kyste de petite dimension, le temps moins long qu'il aut attendre pour obtenir son retrait, l'avantage d'une tumeur moins considérable dans l'abdomen, après la grérison du kyste, sont des motifs plus que suffisants pour faire admettre, que si la paracenthèse était pratiquée dès qu'elle est possible, c'est-à-dire aussitôt qu'on a reconnu l'hydropisie, que si les injections étaient faites avant que le kyste ait acquis un grand développement, avant que ses parois soient épaissies et adhérentes, on obtiendrait bien plus promptement et bien plus sûrement la guérison. D'un autre côté, la constitution des malades serait dans des conditions bien meilleures, et l'organisme, moins affaibli, seconderait avantageusement les efforts du médecin ; en conséquence, les ponctions avec injections iodées devront être faites dans les premiers temps de la maladie, époque à laquelle il n'existe aucune complication grave, et alors qu'elle est si peu avancée, qu'elle n'est accompagnée d'aucun dérangement dans la santé. Il est donc avantageux de ne pas attendre, pour pratiquer la ponction et l'injection iodée, une période avancée de la maladie. Dans ces cas, une ponction simple, suivie d'une injection, a souvent suffi pour procurer une guérison radicale, ce qui ne veut pas dire qu'un kyste d'une grande ampleur ne puisse pas être guéri par une seule ponction et une seule injection. La première injection iodée que nous avons faite, dans un kyste de l'ovaire, nous en a fourni un exemple remarquable.

Une dame de la rue Saint-Denis, âgée de 54 ans, de bonne constitution et habituellement de bonne santé, ayant eu plusieurs enfants, me fit appeler, le 18 novembre 1847, pour lui remettre l'épaule droite qu'elle venait de se luxer dans une chute, qu'elle avait faite en allant consulter un charlatan, dont elle suivait les avis et prenait les drogues pour une hydropisie volumineuse datant de plusieurs années. A mon arrivée, je trouvai cette dame étendue sur un matelas placé au milieu de l'appartement, et ne pouvant se permettre le plus petit mouvement, empêchée qu'elle était par son ventre, qui était très-volumineux. Elle avait de la peine à respirer, beaucoup d'oppression, une anxiété extrême. La luxation étant réduite, je proposai de pratiquer immédiatement une ponction. Ma proposition fut mal accueillie par la malade et les siens, car le charlatan avait promis de guérir radicalement, sans opération et à l'aide de ses remèdes, qu'elle prenait depuis longtemps cependant et sans succès. Ayant déclaré que, dans l'état grave où était cette malade, elle ne tarderait pas à succomber, si on

ne faisait pas la ponction, on me remercia de mon conseil, sous prétexte qu'on y réfléchirait, mais au bout de quelques jours, la position
s'étant de beaucoup aggravée, on vint me prier de revoir la malade, me
laissant libre de faire ce que je voudrais, mais avec la conviction, comme
on me l'a avoué depuis, que la malade était perdue, la ponction devant
être mortelle, au dire du charlatan, qui était l'oracle de toute la famille.

Le 25 novembre 1847, assisté de M. le docteur Charpentier, ami et
quelquefois médecin de cette dame, je fis une ponction qui donna issue
à 22 litres d'un liquide séreux, rougeâtre, s'écoulant facilement. Le
kyste, qui était uniloculaire, se vida complétement; j'injectai ensuite
180 grammes environ de liquide iodé, composé de 3 parties d'eau et
de 1 partie de teinture d'iode, additionné d'iodure de potassium. Cette
injection ne fut pas douloureuse, mais la sensibilité du ventre, la fièvre,
qui existaient avant l'opération, persistèrent avec assez d'intensité pendant plusieurs jours; depuis, l'hydropisie n'a pas reparu, et la malade,
qui était considérablement amaigrie, a repris de l'embonpoint et a
vécu jusqu'à soixante-dix ans.

En recommandant d'opérer de bonne heure, et dès que
la fluctuation devient sensible dans un kyste, nous ne
voulons pas qu'on opère toujours et quand même, car
nous sommes d'avis, si le kyste est peu développé, si la
maladie reste stationnaire, de laisser les malades tran-
quilles, et de ne faire l'opération que si le kyste fait des
progrès, en dépit de toute espèce de traitement. Alors il
faut agir sans tarder, puisque par suite de la longue compression exercée par la tumeur sur les viscères abdominaux, on les trouve souvent enflammés, squirrheux,
réunis par des adhérences nombreuses, quelquefois flétris
et rapetissés, etc.

Ce qui empêchait encore les médecins de ponctionner
les kystes, c'est qu'ils craignaient que les kystes une fois
vidés, ne vinssent à se rétracter, et qu'il ne tombât dans
le péritoine une quantité plus ou moins considérable de
liquide. C'était pour éviter cet accident, qu'ils avaient
songé à produire des adhérences entre le feuillet pariétal
du péritoine et la paroi externe du kyste. Cette précaution

dè chercher à établir des adhérences entre les parois abdominales et le kyste, avant de pratiquer la ponction, est tout à fait inutile, si même elle n'est pas quelquefois la cause d'accidents, car jamais la ponction n'est suivie d'épanchement dans le péritoine, tant que la canule reste enfoncée dans les parois du kyste. Alors elle bouche complétement l'ouverture faite par le poinçon et s'oppose au passage des humeurs ; cet épanchement n'est pas à craindre non plus, si, avant d'extraire la canule, on glisse dans son intérieur une sonde en gomme élastique, qu'on y laisse à demeure, et sur laquelle, lorsqu'on retire la canule, les bords de l'ouverture se rapprochent et ferment la plaie. Avec cette précaution, nul épanchement n'est à redouter.

Un point sur lequel nous appelons l'attention des chirurgiens, c'est de ponctionner les kystes, du côté où ils ont pris naissance ; cette manière de faire a pour avantage de se mettre dans de meilleures conditions pour arriver à la guérison, et de se mettre à l'abri d'accidents et d'inconvénients graves. En agissant ainsi, le kyste en se rétractant revient plus facilement sur lui-même, c'est-à-dire vers son siége primitif. Ensuite la canule du trocart est moins exposée à s'échapper de l'intérieur du kyste, comme il est arrivé quelquefois, lorsque la ponction avait été faite dans un point éloigné ou opposé à celui où le kyste avait commencé à se développer ; enfin on se met en garde contre des adhérences qui pourraient s'établir au niveau des ponctions, et qui plus tard nuiraient à son retrait et par conséquent à sa guérison. Que pourrait-il arriver en effet ? Que dans les kystes anciens, volumineux, ayant subi plusieurs ponctions faites indistinctement dans les différents points de l'abdomen, des adhérences pourraient s'établir entre le kyste et les parois abdominales, et qu'elles pourraient, si elles existaient dans un point éloigné ou opposé à l'endroit où le kyste a pris naissance, devenir un obstacle très-grand, quelquefois insurmontable, pour la guérison, parce que en fixant et en retenant le kyste à la paroi opposée de l'abdomen, non loin du lieu où il s'est primitivement développé, elles s'opposent au mouvement de retrait qu'il éprouve naturellement, lorsqu'il est libre de toute adhérence, mouvement de retrait nécessaire pour la guérison radicale. Dans le cas d'adhérences en des points opposés, le kyste se trouve placé entre deux forces à peu près égales, qui le tirent en sens inverse, et l'empêchent par conséquent de revenir sur lui-même et de s'oblitérer ; ou, s'il se rétrécit, il ne le fait que très-lentement et incomplétement, et alors le liquide se reforme dans sa cavité, et l'hydropisie revient ; et si dans ces cas, on est obligé de laisser une sonde à demeure, la suppuration devient intarissable, parce que les parois des kystes ne peuvent jamais arriver au contact. C'est donc à éviter tous ces inconvénients, que le chirurgien doit s'appliquer, en faisant les ponctions du côté où le kyste a commencé à paraître.

D'autre part, les adhérences ne sont pas seulement fâcheuses, parce qu'elles retardent ou empêchent la guérison, mais parce qu'elles exposent quelquefois à des accidents mortels, à des étranglements internes qui sont dus aux brides que ces adhérences forment dans la cavité abdominale, sous lesquelles brides, les intestins peuvent s'engager et s'étrangler.

Le manuel opératoire que nous allons décrire, offre plusieurs particularités qu'il est très-important de ne pas perdre de vue, puisque leur omission peut être la cause d'accidents graves, même mortels quelquefois. Voici comment il faut procéder. Avec un gros trocart, celui que nous avons fait faire pour ponctionner les kystes des ovaires, les abcès par congestion, l'empyème, on fait une ponction du côté où le kyste a débuté, et dans le point le plus rapproché du lieu où il a pris naissance, c'est-à-dire immédiatement au-dessus de l'arcade crurale. La ponction faite, on retire la tige du trocart, et on laisse écouler le liquide par la canule restée en place, sans imprimer le moindre mouvement à la malade et sans exercer aucune pression sur le ventre. Lorsque la plus grande partie du liquide est écoulée, environ les trois quarts à peu près, on introduit dans la canule une sonde en gomme élastique, assez grosse pour remplir exactement la canule, afin qu'en retirant celle-ci, la sonde puisse la remplacer complétement et oblitérer exactement l'ouverture faite par le trocart... Cette sonde, qui n'est autre chose que celle dont on fait usage pour évacuer la vessie, doit être coupée en bec de flûte par l'extrémité qui doit pénétrer dans le kyste, ou être percée de trous latéraux, au nombre de quatre ou six. Dès que le kyste est vide de son contenu, si le liquide est sanguin ou purulent, ou si l'on suppose qu'il n'est pas parfaitement séreux et limpide, on doit injecter à plusieurs reprises de l'eau tiède pour laver et nettoyer l'intérieur du kyste, autrement on fait immédiatement l'injection iodée, qui doit séjourner dans la cavité du kyste, de cinq à dix minutes, puis on la laisse ressortir en totalité ; il en resterait d'ailleurs une certaine quantité qu'il n'y aurait aucun inconvénient. Pendant que l'injection est dans le kyste, on le malaxe, en appuyant légèrement sur le ventre, et on peut faire prendre à la malade des positions différentes, dans le but de mettre

-toutes les parois du kyste en contact avec le liquide iodi-
-que. Le contact de la teinture d'iode, dans la cavité du
kyste, ne détermine aucune douleur.

Toutes ces manœuvres exécutées, il faut retirer la
sonde, et c'est dans ce temps de l'opération, que plusieurs
précautions très-importantes doivent être prises, et sur
lesquelles nous croyons devoir insister d'une manière
toute particulière; car si l'on retirait brusquement la
sonde dont nous allons indiquer les avantages, il pourrait
en résulter des accidents graves, même mortels.

Les avantages de cette sonde, mise à la place de la canule du trocart, sont nombreux. 1° Étant introduite aussi
profondément que possible dans l'intérieur du kyste, on
n'a pas à craindre que, si le kyste venait à se rétracter, il
abandonnât la sonde, comme cela peut arriver et est arrivé avec les canules des trocarts, qui ordinairement sont
trop courtes pour pénétrer très-profondémeut dans le
kyste ; 2° la sonde étant bien plus longue que la canule,
établissant une espèce de pont creux entre le kyste et la
paroi abdominale, permet de malaxer le kyste dans tous les
sens, sans crainte d'un épanchement de la teinture d'iode
dans le péritoine ; 3° avec la seringue qui a servi à faire
l'injection iodée, et qu'on doit laisser appliquée sur l'extrémité externe de la sonde, pour empêcher le liquide injecté de ressortir, pendant tout le temps qu'on veut le laisser dans le kyste, on peut retirer toute la teinture d'iode
injectée dans le kyste, et y faire le vide si complétement,
que non-seulement on le débarrasse du liquide injecté et
de l'air qu'il pourrait encore renfermer, s'il avait pu s'en
introduire, mais encore on peut rapprocher les parois du
kyste et les mettre en contact ; 4° pour retirer la sonde,
il faut qu'elle soit armée de la seringue, c'est-à-dire que le

bout de la seringue qu'on a maintenu introduit dans l'ouverture extérieure de la sonde, et qui la bouche hermétiquement, doit continuer d'aspirer le contenu du kyste et
d'y faire le vide, jusqu'à ce que la sonde soit complète-
ment retirée... La manière de retirer la sonde armée de
la seringue, demande un soin tout particulier ; elle doit
être retirée de la manière suivante, pour empêcher le
moindre épanchement, soit de liquide, soit de teinture
d'iode, dans la cavité péritonéale, et pour s'opposer à l'introduction de l'air dans le kyste. Pour obtenir ce résultat
si capital, en glissant le pouce et l'indicateur de la main
gauche, le long de la sonde, et jusqu'à l'endroit où elle
sort du ventre, on presse doucement sur la paroi abdominale, de manière à rapprocher cette paroi de la paroi
externe du kyste, et à les mettre en contact immédiat,
afin qu'il ne reste aucun intervalle entre les deux surfaces. Alors, ces parois étant exactement rapprochées l'une
de l'autre, et se touchant dans tous les points qui envi-
ronnent la sonde, on retire celle-ci assez vivement avec la
main droite, ou mieux on la fait retirer par un aide, pendant que de la main gauche, on continue de presser sur le
ventre pour empêcher la paroi abdominale de s'éloigner
de la paroi externe du kyste, et qu'on continue de faire
le vide avec la main droite, qui ne doit pas abandonner la
seringue. La sonde retirée, la main gauche doit rester encore en place sur le ventre, pendant quelques instants,
pour empêcher la paroi abdominale de s'éloigner du
kyste, et permettre à l'ouverture faite au kyste par le
trocart de revenir sur elle-même et de se fermer complè-
tement. Avant de cesser la pression faite par la main
gauche sur le ventre, on prend la précaution de placer
ou de faire placer l'opérée sur le côté opposé à la ponc-

tion., afin que l'ouverture du kyste se trouve placée de façon à empêcher tout écoulement de liquide, s'il en restait dans le kyste. Cette position doit être conservée pendant vingt-quatre ou quarante-huit heures. Ceci fait, on applique sur la piqûre du trocart un morceau de diachylon ou une couche de collodion riciné, puis des compresses graduées, toujours dans le but de maintenir la paroi abdominale rapprochée du kyste et au contact avec lui. Des cardes de ouate non gommées et un ba ndage de corps, modérément serré, sont ensuite appliqués.

Avec la canule d'un trocart, toutes ces manœuvres seraient impossibles, et bien des accidents seraient à craindre, accidents qu'on a mis sur le compte des injections iodées, mais qui dépendent de la canule et de l'opérateur, qui ne se place pas dans toutes les conditions que nous venons de recommander.

La sonde est encore très-utile, indispensable dans certains cas, où la canule ne pourrait pas rendre les mêmes services; c'est lorsque le liquide est épais et d'un écoulement difficile. Pour retirer complétement ce liquide, il faut l'aspirer avec une seringue, mais le bout de cet instrument introduit dans une canule métallique, comme celle d'un trocart, ne la bouche pas très-exactement, et l'air passant entre le bout de la seringue et l'ouverture de la canule, il devient difficile de faire le vide dans le kyste et d'aspirer son contenu, tandis que si l'on fait usage d'une sonde en gomme élastique, son ouverture se prête très-bien à l'introduction du bout de la seringue, et se trouve bouchée si hermétiquement, et même fixée si solidement, qu'on peut faire toutes les aspirations et tous les lavages qu'on désire, soit pour débarrasser les parois du kyste des matières grasses, visqueuses, qui le tapissent, et l'empêchent de recevoir les modifications bienfaisantes de la teinture iodique, soit pour retirer les liquides injectés. Quand le liquide s'écoule difficilement, on doit placer la sonde dans la canule du trocart, dès le commencement de l'opération, afin de vider ce kyste plus promptement et plus facilement, en aspirant la matière qu'il contient à l'aide d'une seringue.

Que le kyste soit grand, qu'il soit petit, la quantité de teinture d'iode qu'il faut injecter est toujours à peu près de 100 à 120 grammes, et préparée à parties égales d'eau et de teinture d'iode du Codex, avec 4 grammes d'iodure de potassium ou 2 à 4 grammes d'acide tannique. Le point important n'est pas de mettre une quantité plus ou moins grande d'injection, mais d'en mettre suffisamment, pour que toute la surface de la cavité du kyste en soit touchée, et il est facile qu'il en soit ainsi, en malaxant le kyste dans tous les sens, et en laissant séjourner l'injection dans le kyste pendant plusieurs minutes.

La guérison n'a pas toujours lieu après une seule injection. Quand il en est ainsi, on en fait une seconde, une troisième et enfin autant qu'il en est nécessaire pour obtenir le retrait et l'oblitération du kyste. On répète ces injections tant que le liquide reste séreux et qu'on reconnaît, après chaque ponction, que le kyste revient complétement sur lui-même. Il est impossible *a priori* de déterminer quel sera le nombre des injections qu'on devra faire, mais si après plusieurs injections, on observe que le liquide revient promptement dans le kyste, ou que le liquide change de nature et devient gras huileux, on doit craindre quelque complication et penser que le kyste n'est pas simple, quoique le liquide ait été séreux, après les premières ponctions. Il est probable alors que le kyste renferme à sa base ou dans ses parois des tumeurs, des plaques plus ou moins épaisses qui s'opposent à l'action des injections iodées... Dans ces cas, il faut abandonner les injections iodées et avoir recours à l'ovariotomie.

Pour pratiquer une seconde, une troisième, etc., injection dans un kyste où le liquide revient, il ne faut pas attendre que le kyste soit rempli de nouveau, mais pratiquer la ponction et l'injection, dès qu'on reconnaît le retour du liquide et que la ponction est possible. Après chaque nouvelle ponction, on procède comme après la première.

Quelques chirurgiens, dans le but de permettre au kyste de revenir sur lui-même et de diminuer sa capacité au moment où l'on voudra faire l'injection, ont proposé de pratiquer d'abord plusieurs ponctions successives et rapprochées, avant de tenter d'injecter la teinture d'iode. Cette modification à notre manière de faire, repose plutôt sur une idée théorique que sur des faits pratiques ; bien des fois nous avons obtenu la guérison avec une seule ponction et une injection iodée, dans des kystes uniloculaires qui contenaient jusqu'à 30 litres de liquide et même plus. Alors à quoi bon, avant de tenter une injection iodée, exposer les malades à plusieurs ponctions inutiles?

Les ponctions et les injections iodées, répétées successivement dans le même kyste, ont aussi paru un danger à quelques médecins, et ils préfèrent la sonde à demeure. Nous ne pouvons nous ranger à cette manière de faire, et notre opinion, basée sur de nombreux faits, est qu'il vaut beaucoup mieux revenir aux ponctions et aux injections iodées, aussi souvent que le kyste se remplit, et aussi longtemps que la constitution reste bonne. Nous avons observé quelques kystes qui n'ont guéri qu'après

25 ou 30 injections iodées; mais dans ces cas qui résistent aux injections, et où le liquide se reproduit avec une grande rapidité, on peut recourir à la sonde à demeure, si on suppose que le kyste est simple, uniloculaire et sans complication aucune, mais c'est un traitement long, qui demande des soins journaliers et peut durer plusieurs années. Mieux vaudrait, dans ces cas rebelles, ovarioto-miser, dès qu'il est reconnu que les injections sont im-puissantes.

Certains kystes ovariques s'enflamment, suppurent et renferment de la matière purulente, au lieu de sérosité; les injections iodées guérissent parfaitement bien ces kystes, pourvu qu'ils soient uniloculaires, et presque aussi sûrement et aussi promptement que les kystes simples. En traitant du diagnostic des kystes en général, nous avons dit qu'on peut avec quelque probabilité an-noncer que le contenu d'un kyste ovárique est de nature purulente, toutes les fois que les malades sont atteintes d'une fièvre continue, de perte d'appétit, de vomisse-ment, d'amaigrissement, de douleurs dans le ventre et surtout dans le kyste, en un mot, de tous les symptômes de la fièvre hectique, ou qui annoncent de grands foyers de suppuration. Ces kystes se rencontrent le plus souvent chez des femmes encore jeunes. Nous en avons cité plu-sieurs exemples dans notre *Traité d'iodothérapie* (2e édit., p. 611 et suiv.).

En résumé, toutes les fois qu'un kyste ovarique sera simple, uniloculaire, rempli d'un liquide limpide, citrin, s'écoulant avec facilité, et quels que soient d'ailleurs son volume et la quantité du liquide qu'il contient, on doit, si d'ailleurs les malades sont de bonne constitution, pra-tiquer d'abord une ponction, puis immédiatement après faire une injection iodée. Il est vrai que la plupart de ces circonstances, telle que la nature du kyste, la composition de son liquide, etc., ne sont quelquefois acquises qu'après une première ponction, qui sert à éclairer le diagnostic; mais comme l'injection iodée est une opération qui n'entraîne après elle aucun danger, lorsqu'elle est faite convenablement, on ne court aucun risque de la tenter d'abord, même, dans les kystes qui, *a priori*, ne présentent pas toutes les conditions que nous avons énumérées, pour que les injections iodées puissent réussir; parce que si elles ne produisent aucun résultat satisfaisant et si l'hydropisie reparaît ensuite, il est toujours temps d'en venir à une autre méthode, soit à la méthode par la sonde à demeure, soit à l'ovariotomie. Nous dirons cependant qu'avec un peu d'habitude, il est presque toujours possible de reconnaître avant la ponction, et la nature du kyste et celle du liquide qu'il renferme.

TRAITEMENT PAR LA SONDE A DEMEURE.

Jusqu'à présent, nous n'avons eu en vue que les kystes parfaitement uniloculaires, renfermant un liquide soit séreux, citrin, hydatique, sanguin, purulent. Mais lorsque ces kystes, bien qu'uniloculaires, renferment un liquide filant, huileux, albumineux, épais, etc., quelquefois difficile à évacuer, il faut, pour soulager les malades et arriver à la guérison, recourir à d'autres précautions et à d'autres manœuvres. C'est surtout pour ces kystes à liquide épais, onctueux, qu'il faut recourir à la méthode de la sonde à demeure, aidée des injections iodées.

C'est surtoutlorsqu'on emploie cette méthode, qu'il faut faire usage du gros trocart, d'abord pour permettre au kyste de se vider plus facilement, ensuite pour se donner la possibilité d'introduire par la canule du trocart une sonde élastique plus grosse, et par laquelle on retire, à l'aide d'une seringue, la matière épaisse, glaireuse, semi-liquide, contenue dans le kyste. Le kyste une fois vidé, on procède pour l'injection comme dans les cas de kystes simples, toutefois après avoir pris le soin de faire de nombreux lavages à l'eau tiède, pour nettoyer et laver le kyste, et quelquefois avec de l'éther pour dissoudre les matières grasses. L'injection iodée une fois faite, on la laisse séjourner plus longtemps que dans les kystes uni-loculaires simples, et on la laisse s'écouler librement par la sonde, qu'on laisse à demeure dans le kyste, et qu'on fixe à l'aide d'un bandage de corps, ou mieux d'un ban-dage ombilical, percé au centre de la pelote. On bouche cette sonde avec un fosset, qu'on ôte aussi souvent qu'on veut laisser s'écouler le contenu du kyste, et jus-qu'à ce que toutes les ressources de l'art et les efforts de la nature en aient tari la source, en permettant aux parois de la poche kystique de revenir sur elle-même, de se rapprocher et de se réunir.

Le but que doit se proposer le chirurgien, en employant la sonde à demeure, est : 1° de favoriser la formation des adhérences entre la paroi abdominale et la paroi du kyste, au niveau du passage de la sonde, de telle sorte que tout épanchement dans le péritoine devient impossible, soit au moment des injections faite dans le kyste, soit lorsque le li-quide qu'il renferme s'écoule; 2° de permettre l'écoule-ment continu des kystes et l'usage des lavages ou injections qu'il est utile de faire, pendant tout le cours du traitement.

Dans la crainte des épanchements dans le péritoine, on a cherché à produire des adhérences solides, entre le kyste et la paroi abdominale; cette condition, recommandée par tous les auteurs et qui a donné naissance au procédé dit de Récamier, pour les kystes hydatiques du foie, ne nous paraît pas absolument indispensable, lorsqu'on fait usage d'une sonde en gomme élastique, qu'on laisse à demeure et qu'on renouvelle aussi souvent qu'il en est besoin.

Récamier, après le docteur Masseau, correspondant de l'Académie de médecine, conseilla et appliqua, aux kystes hydatiques du foie, le traitement chirurgical des abcès du foie (*Revue médicale française et étrangère*, p. 409, année 1825. *Iodothérapie*, p. 486, deuxième édition). Dans l'espoir d'éviter les inconvénients qu'on a reprochés au procédé de Récamier, Bégin proposa de faire une incision sur le point culminant de la tumeur, en divisant peu à peu les parties, jusque et y compris le péritoine, comme dans l'opération de la hernie, puis on attend que l'inflammation forme des adhérences, qui unissent le kyste avec les bords de la plaie.

Espérant mieux faire, Jobert (de Lamballe) a proposé de faire des ponctions successives avec un petit trocart, à quelque temps d'intervalle, et de laisser la canule en place pendant vingt-quatre heures, pour provoquer par l'inflammation des parois du kyste, des adhérences entre lui et les parois abdominales.

MM. Trousseau et Stansky, ont proposé l'acupuncture multiple, comme moyen d'obtenir des adhérences. Suivant ces médecins, les aiguilles qu'ils enfoncent dans le kyste et qu'on laisse à demeure pendant quatre ou cinq jours, détermineraient, entre les parois abdominales et le kyste,

17

une inflammation adhésive, qui préviendrait tout épanchement dans le péritoine.

On a tenté encore de se servir de trocarts particuliers, dont les canules fenêtrées et armées de crochets aigus plus ou moins mobiles, auraient pu accrocher les parois du kyste de dedans en dehors, et les fixer à la paroi abdominale, avec laquelle elles auraient contracté des adhérences. M. Rambaud a présenté à l'Académie de médecine, dans la séance du 8 février 1842, une canule particulière pour prévenir tout épanchement dans le péritoine. Cet instrument a pour but de donner issue aux liquides contenus dans les kystes, sans courir risque d'un épanchement dans la cavité abdominale, de déterminer des adhérences entre le feuillet pariétal du péritoine et celui qui forme la paroi externe du kyste, et enfin d'établir une fistule, au moyen de laquelle, le liquide sécrété par la surface interne du sac, s'écoule au dehors, au fur et à mesure de sa formation, jusqu'à ce que les ressources de l'art et les efforts de la nature, en aient tari la source.

Cet instrument consiste dans l'addition à la canule d'un trocart ordinaire, d'une seconde canule extérieure soudée à la première par son extrémité antérieure. Cette canule externe est divisée à 5 ou 6 millimètres de l'ouverture commune, dans une longueur de 25 à 30 centimètres, en 4 branches égales, brisées et articulées à leur partie moyenne et à leur extrémité. Le trocart ainsi disposé, étant plongé dans le kyste, la canule externe poussée en avant, fait développer à l'instar d'un parapluie, les 4 branches qui s'appuient contre la paroi interne du kyste, de manière à empêcher de sa part tout mouvement de retrait ; après quoi la tige du trocart est retirée et le liquide s'écoule au dehors. En même temps un disque mobile vient s'appliquer et se fixer, au moyen d'un écrou, contre la paroi externe du ventre, garantie par plusieurs pièces de caoutchouc interposées entre elle et le disque. L'instrument qui comprime ainsi immédiatement les deux feuillets opposés du péritoine, est maintenu en place pendant le temps nécessaire pour déterminer l'inflammation adhésive (*Gazette médicale de Paris*, page 111 ; 1842).

Cet instrument pourrait s'appliquer avec succès à l'ouverture des kystes de l'ovaire, des abcès du foie, à la ponction de la vessie dans sa portion péritonéale. Ce sont les mêmes idées et les mêmes principes qui ont dirigé MM. Panas et Nélaton pour les trocarts particuliers qu'ils ont fait confectionner, l'un dans le but de fixer le kyste aux parois abdominales et de favoriser la formation des adhérences ; l'autre dans celui de saisir les parois du kyste et d'empêcher l'écoulement de son contenu dans le péritoine, lorsqu'on pratique l'ovariotomie. Les trocarts de ces deux chirurgiens ont, sinon, dans tous les points, au moins dans un certain nombre, une grande ressemblance avec celui de M. Rambaud.

On a proposé aussi des alènes à chas, à la pointe ou à la base, dans le but de fixer le kyste à la paroi abdominale à l'aide de fils passés en forme de séton ; les aiguilles dont nous faisons usage pour passer les fils d'argent dans l'ovariotomie sont très-convenables pour remplir ce but ; mais tous ces instruments, tous ces procédés plus ou moins ingénieux, sont plus théoriques que pratiques ; ils n'ont jamais été expérimentés assez, pour qu'on puisse les recommander, et nous leur préférons une simple sonde en gomme élastique, introduite par la canule du trocart, et laissée à demeure pendant tout le temps nécessaire pour que le kyste puisse revenir sur lui-même. Cette sonde est d'ailleurs plus commode pour laisser écouler le liquide, et pour pratiquer les injections, les lavages qu'exige le traitement des kystes de l'ovaire, par la sonde à demeure.

Les lavages qu'on doit faire dans le kyste, doivent être répétés tous les deux ou trois jours et même moins souvent, si le kyste se vide facilement et complétement lorsqu'on retire le fausset de la sonde. Ces lavages, doivent être plus fréquents et quotidiens, si la matière qui s'écoule prend une mauvaise odeur ; dans cette dernière circonstance, on a recours à des injections iodées plus rapprochées, afin de modifier les surfaces des kystes et d'enlever la fétidité de l'écoulement. Pendant les premières semaines, les lavages et les injections iodées n'ont d'autre but que de nettoyer la cavité du kyste, de la débarrasser de toutes les matières qu'elle pourrait contenir, d'empêcher la décomposition de la matière sécrétée, décomposition qui d'ailleurs devient difficile, si l'on a le soin de ne pas laisser séjourner le liquide et de lui donner issue, presque aussitôt qu'il est formé, en débouchant la sonde.

En prenant toutes ces précautions, on permet aux parois de la poche ovarique de revenir sur elles-mêmes, et au bout d'un temps assez court, elle éprouve une diminution de capacité très-sensible, diminution qu'il est très-facile de constater par la sonde qu'on ne peut plus introduire aussi avant, par les injections qui ne peuvent plus pénétrer en aussi grande quantité, et par le retrait de la tumeur abdominale qui devient de moins en moins volumineuse. On sait d'ailleurs, que toutes les fois qu'une cavité ou un organe creux est, par une cause quelconque, privé de son contenu habituel, il revient sur lui-même, se rétrécit et s'oblitère quelquefois.

Nous avons dit que la sonde devait être débouchée plu-

sieurs fois dans la journée pour tenir le kyste continuellement vide, mais si cette sonde venait à se boucher, soit
par du sang ou des matières desséchées ou non, il faudrait pour la déboucher, tout simplement injecter de l'eau
tiède dans le kyste.

Cette sonde laissée à demeure, a besoin d'être renou-
velée de temps en temps, parce qu'elle se ramollit, s'é-
caille et se brise dans le point où elle sort du ventre, et
où elle est pliée, pour qu'on puisse la fixer à un bandage.
Quand elle est mise en place pour la première fois, il est
prudent de ne la renouveler qu'au bout de sept ou huit
jours, dix jours, parce que, dans cet espace de temps, des
adhérences ont dû se former, entre les parois de l'abdomen
et celles du kyste, et qu'alors on n'a plus à redouter le
moindre épanchement dans le péritoine. Pendant tout le
temps que la sonde est nécessaire, on aura soin de la
changer tous les 8 ou 10 jours, en ayant soin d'augmenter
peu à peu son volume. Une précaution qu'il est utile de
ne pas oublier, surtout lorsqu'on change la sonde pour la
première fois, c'est d'abord de lui imprimer quelques
mouvements de va et vient, afin qu'en rendant plus libre
et plus direct son trajet, on puisse mieux et plus sûrement replacer la nouvelle sonde. On recommande ensuite
à la malade de ne plus bouger, du moment où la sonde est
retirée, et de rester dans la même position jusqu'à ce
qu'une autre sonde soit réintroduite. Faute de ces précautions, on s'exposerait à faire des fausses routes, à déchirer les adhérences encore peu solides qui viennent de
s'organiser, et à ne pouvoir plus pénétrer dans le kyste,
ce qui serait un inconvénient grave et retarderait la guérison ; car, après un pareil contre temps, on serait obligé
d'attendre que le kyste se remplit de nouveau, pour en

venir à une nouvelle ponction et suivre encore la même marche que nous venons de tracer.

Une autre précaution qu'il ne faut pas perdre de vue, est de ne pas trop enfoncer la sonde, ni de laisser son extrémité interne ou abdominale toujours à la même place, dans la crainte que cette extrémité, toujours en contact avec le même point, ne vienne à l'irriter, à l'enflammer, à l'ulcérer et à le perforer ensuite.

Quand l'ouverture fistuleuse est bien établie, bien directe, que tout épanchement dans le péritoine est devenu impossible, par suite de la solidité des adhérences établies autour de la sonde. Il est convenable et commode pour les malades, de remplacer les sondes de gomme élastique, qui se ramollissent et s'écaillent facilement, par une espèce de long clou à tête, également en gomme élastique, ou mieux par une canule d'ivoire ou de platine, espèce de sonde de femme que nous avons fait fabriquer par Charrière. Cette canule, dont la longueur peut varier de 12 à 18 centimètres, suivant le retrait du kyste, est plus renflée à son centre qu'à ses extrémités, dont l'une, celle qui est introduite dans le kyste, est arrondie et percée de deux larges ouvertures latérales, comme les sondes en gomme élastique, tandis que l'autre extrémité, celle qui est hors du ventre, est garni d'un robinet d'argent ou de platine que les malades peuvent ouvrir et fermer à volonté, de telle sorte qu'elles peuvent laisser sortir le liquide des kystes quand bon leur semble, et y faire des lavages ou des injections. Au lieu d'un robinet, on peut tout simplement fermer cette canule ou ce clou creux avec un fausset en bois, qu'on ôte et qu'on remet à volonté. Cette canule ou ce clou une fois appliqués, sont peu gênants pour les malades, qui les maintiennent facilement, soit à l'aide d'un bandage de corps, ou d'un bandage à ressort, percés au point qui correspond au robinet de la canule. Avec cette canule, facile à changer et à nettoyer, les malades peuvent aller et venir, et vaquer à toutes leurs occupations, sans être trop incommodées, ni par la présence de cet instrument, ni par l'écoulement continu du liquide du kyste.

Dans les cas où le kyste se vide mal et ou des adhérences existent dans une assez grande étendue, on peut avec un bistouri agrandir l'ouverture fistuleuse de plusieurs centimètres comme nous l'avons fait plusieurs fois avec succès et traiter le kyste comme un véritable abcès.

Comme il est facile de le prévoir, d'après tous ces détails, la durée de ce traitement est longue, et quoi qu'on fasse d'ailleurs, on ne peut espérer une guérison radicale en moins de plusieurs mois, et souvent il exige plusieurs années. Il est donc impossible d'indiquer le nombre des lavages et des injections qu'il faudra faire, pour arriver à une guérison radicale. Ces injections et ces lavages seront indispensables, tant que le kyste ne sera pas entièrement revenu sur lui-même, tant qu'il conservera une certaine capacité et surtout toutes les fois que le liquide du kyste exhalera une odeur désagréable. On comprend le danger qu'il y aurait à laisser la fistule s'oblitérer. Si le kyste n'était pas complétement revenu sur lui-même, la plus petite quantité de liquide qui y séjournerait, une cuillerée par exemple, pourrait donner lieu à la reproduction du kyste.

Dans les cas où le liquide du kyste ne s'altère pas et ne prend aucune mauvaise odeur, des injections iodées faites tous les huit ou dix jours, tous les quinze jours même, paraissent suffire. Seulement on doit les modifier, c'est-à-dire se servir d'une teinture d'iode plus ou moins concentrée ou étendue d'eau, suivant l'état du kyste, ou si on juge à propos d'activer ses propriétés vitales et d'y produire des modifications plus ou moins sensibles.

C'est surtout lorsqu'on emploie la méthode de la sonde à demeure, qu'on doit prendre toutes ses précautions pour faire la ponction et placer la sonde du côté où le kyste a pris naissance; autrement on s'exposerait, le kyste étant ponctionné dans un point opposé à son origine, à lui faire contracter des adhérences, qui l'empêcheraient de revenir sur lui-même et par conséquent de s'oblitérer. La ponction faite pour placer une sonde à demeure, ne doit jamais être pratiquée que sur la paroi abdominale, et, comme nous l'avons déjà dit, le plus près possible du point où il a débuté. On sait, que lorsque les tumeurs ovariques atteignent un certain développement, elles prennent la forme sphérique, dont la grosse extrémité se trouve en haut; puis elles s'élèvent graduellement, comme l'utérus dans la grossesse, et bientôt leur segment inférieur repose sur la partie supérieure des os pubis, ne faisant qu'une légère saillie à l'entrée de l'excavation pelvienne. Ces remarques que nous faisons dans le but de montrer les inconvénients de la ponction par le vagin, nous semblent tout naturellement amener à cette déduction pratique, que le lieu d'élection pour la ponction des hydropisies enkystées de l'ovaire, doit être le point qui se rapproche le plus du siége primitif de l'hydropisie. Ce lieu d'élection doit donc être à la partie inférieure du bas-ventre, au-dessus du ligament de Poupart. En procédant de la sorte, le kyste se débarrasse plus facilement des matières qu'il renferme, et a toujours de la tendance à se vider, que la malade soit debout, assise ou couchée, et aucun obstacle, aucune adhérence due à l'opération, ne vient s'opposer à son retrait complet. Il en résulte encore un autre avantage non moins important, c'est que tout épanchement devient impossible dans le petit bassin et dans les culs-de-sac, recto et vésico-vaginal, comme il est arrivé lorsqu'on a pratiqué la ponction par le vagin.

Dans certains cas, en même temps qu'il existe un kyste de l'ovaire, il existe une ascite, et pour peu que cettte complication n'ait pas été reconnue avant l'opération, on opère croyant avoir affaire à un kyste multiloculaire ou à un kyste à plusieurs loges. Si la ponction ne pénètre que dans la cavité peritonéale, prise pour une cavité ovarique, ou pratique dans le péritoine une injection iodée, qu'on croyait faire dans un kyste. Alors se développent tous les phénomènes graves de la péritonite et souvent la mort; et ceux qui croient encore que les injections iodées enflamment les kystes, de s'écrier et d'écrire : Encore une injection iodée *faite dans un kyste*, qui a amené une inflammation mortelle.

On peut rencontrer des cas où plusieurs poches kystiques sont accollées les unes aux autres, autrement dit où le kyste est formé de plusieurs poches d'égale grandeur à peu près. Si l'une de ces poches vient à se rompre, le liquide qu'il contient peut s'échapper entre les poches kystiques et amener des accidents de péritonite qu'on attribue aux injections iodées ; ou bien, en ponctionnant une poche, il peut arriver qu'on pénètre jusques dans une seconde ; alors si l'on fait une injection iodée dans ces conditions, l'injection, étant faite dans la poche la plus éloignée, peut tomber entre les deux poches et produire des accidents. Nous croyons utile d'appeler l'attention sur ces particularités, pour montrer que certains accidents attribués à des injections iodées qu'on croyait avoir faites dans des kystes, provenaient de ce qu'une partie de la teinture iodique s'était échappée dans le péritoine. De tels accidents se produisent toujours, lorsque par une cause ou par une autre, la teinture d'iode, au degré où on l'emploie pour injecter les kystes ovariques, pénètre dans le péritoine.

Est-il quelquefois avantageux de faire des injections iodées dans les kystes multiloculaires, dans ceux où l'on rencontre une foule de cavités de grandeur variable, sans communication les unes avec les autres. Il est certain que ces kystes offrent une structure et des produits qui rendront difficile et impossible le succès des injections iodées. Le plus souvent ces kystes ont des adhérences avec les organes qui les entourent. Par suite des irritations, des inflammations plus ou moins étendues, plus ou moins répétées dont ils ont été le siége, leurs parois ont une plus grande épaisseur et il est fort ordinaire d'y trouver diverses tumeurs, diverses dégénérescences. Le liquide qu'ils contiennent est épais, gélatineux, filant, ressemble à de la colle, du miel, etc., et est difficile à évacuer, il est donc indiqué, dans ce cas, sinon de s'abstenir des injections iodées puisqu'elles sont encore utiles pour empêcher le retour trop prompt du liquide, au moins de ne les employer que comme un moyen palliatif, qui ne pourra amener une guérison radicale. On ne doit donc avoir d'autre but et d'autre espoir alors, que de prolonger l'existence du malade. Encore faut-il, pour que ces injections soient possibles, que le kyste offre une loge plus considérable que les autres.

De nombreuses objections ont été faites aux injections iodées dans les kystes de l'ovaire, nous allons examiner les principales. D'abord on a invoqué la crainte d'un empoisonnement par l'iode, puis l'inflammation que pourraît déterminer, sur les parois d'un kyste très-vaste, la grande quantité de teinture iodique qu'il faut injecter. La crainte d'un empoisonnement, d'une inflammation, d'une gangrène, paraît être le résultat d'idées anciennes et mal fondées, qu'on avait des effets de la teinture d'iode sur nos organes. Nous avons fait des injections iodées par centaines, dans des kystes de l'ovaire de toute grandeur et de toute nature, dans des abcès chauds ou froids, dans les plèvres, dans des kystes de toute espèce, etc., et jamais nous n'avons vu que l'iode ait produit des symptômes d'empoisonnement... Jamais non plus, nous n'avons observé ni inflammation, ni gangrène, et cependant, il nous est arrivé bien des fois, de laisser une assez grande quantité de teinture d'iode, dans les cavités que nous avions injectées. Bien des médecins encore, confondent l'ivresse iodique avec l'intoxication, et disent avoir observé cette intoxication après des injections, seulement parce que les malades accusaient un goût d'iode dans la bouche. Parler ainsi, c'est faire preuve d'une ignorance complète des effets de l'iode sur notre économie.

Parmi les médecins qui n'ont jamais pratiqué ou vu pratiquer d'injections iodées dans les kystes de l'ovaire, il s'en trouve encore un grand nombre, qui, se basant sur des idées préconçues, pensent que les injections peuvent amener la mort en quelques heures, par suite des inflammations violentes et instantanées, qu'elles peuvent déterminer dans les kystes. L'observation attentive des faits a démontré depuis longtemps déjà, et démontre encore tous les jours que cette opinion est une grosse erreur, et tous les faits sans exception qu'on a apportés à l'appui de cette manière de voir, prouvent tout le contraire de ce qu'on veut leur faire prouver; car si les malades ont succombé, ce n'est pas parce que des injections iodées, faites dans la cavité des kystes, ont enflammé ces kystes, mais parce que ces injections, qu'on croyait avoir faites dans le kyste, ont été faites en dehors de cette cavité, c'est-à-dire dans le péritoine... Alors on a attribué à l'inflammation de la cavité du kyste, des accidents graves, qui étaient dus à l'inflammation du péritoine, et cela parce que ceux qui avaient fait de telles injections dans le péritoine, n'ont pas vu leur erreur ou n'ont pas voulu l'avouer, préférant accuser la méthode, plutôt que leur ignorance.

Voici comment agissent les injections iodées dans les kystes ovariques, et les phénomènes locaux et généraux qu'elles produisent. Nous avons dit ailleurs, que les kystes de l'ovaire étaient des poches fibreuses inertes et à peu près insensibles, des espèces de parasites en un mot, qu'on détruirait facilement si on pouvait les atteindre et les enlever, sans agir sur le reste de l'organisation. Alors, il est facile de comprendre, sans qu'il soit besoin d'insister plus longtemps sur ce point, pourquoi les injections iodées pratiquées dans de pareilles cavités, doivent ne produire aucun symptôme d'inflammation, et si ces poches fibreuses ou ces kystes, au lieu d'être placées dans l'intérieur de l'économie, étaient placées en dehors, on serait certain d'avance de ne jamais voir survenir la moindre trace d'inflammation.

C'est donc bien à tort, et faute d'avoir bien observé ou pratiqué convenablement les injections iodées, qu'on a mis en avant la susceptibilité inflammatoire des kystes de l'ovaire, comme une raison qui doit empêcher d'injecter une poche ovarique, mais cette susceptibilité n'existe pas, et ne se trahit par aucun phénomène de sensibilité ou de réaction, quelle que soit la concentration de la teinture iodique, et quelle que soit la capacité du kyste. Qu'on le sache donc bien, et qu'on ne vienne plus mettre en avant ces prétendues inflammations des kystes, qui font mourir les malades en quelques heures, en quelques jours. Nous le répétons, le kyste, qu'il soit uniloculaire ou multiloculaire, est une poche inerte, insensible, et si les malades n'étaient pas prévenues qu'on leur fait une injection iodée, elles ne s'en douteraient pas, car l'injection iodée, loin de produire de l'inflammation, ne produit même pas de la douleur; mais cependant, diront quelques-uns, cette douleur que vous niez d'une manière si absolue, nous l'avons observée au moment où l'injection iodée était faite dans un kyste et vu produire des inflammations aiguës, violentes, qui ont promptement emporté les malades... En effet, ces graves accidents ont eu lieu quelquefois à la suite des injections iodées, mais soyez certains que dans ces cas, l'injection iodée n'avait pas pénétré dans le kyste, rien que dans le kyste, mais qu'elle avait été faite dans le péritoine, ou que si une partie avait pénétré dans le kyste, une autre partie s'était échappée dans le péritoine.

La première de ces causes et la plus grave arrive lorsqu'on a commis une erreur de diagnostic, et pris une ascite pour un kyste de l'ovaire : alors on injecte de la teinture d'iode en plein péritoine, alors qu'on croit l'injecter dans une cavité ovarique; nous en avons cité un exemple remarquable. Cette erreur de diagnostic est encore plus commune qu'on ne croit... Alors il survient une péritonite des plus intenses, et la mort en est presque toujours la suite.

Une autre circonstance qui quelquefois encore, en a imposé au chirurgien et fait pratiquer une injection

iodée dans le péritoine, c'est la complication d'une ascite
avec une hydropisie de l'ovaire... Si dans ce cas la ponction pénètre d'abord dans le kyste, le ventre conservant
encore un certain volume et offrant une fluctuation évidente, on se figure, le kyste étant vidé, que le kyste a
plusieurs loges; alors, ou bien on fait une double ponction
et une double injection, ou bien on se contente de ne
faire qu'une simple injection dans le kyste qu'on vient de
ponctionner, se réservant de vider plus tard l'autre poche.
Dans ce cas, l'injection faite dans le kyste n'est nullement
douloureuse, mais au moment où l'on retire la sonde ou
la canule du kyste, on voit sortir tout à coup un jet de
liquide, et on suppose que la canule est placée dans une
nouvelle poche qu'on avait traversée, en ponctionnant la
première. Ce nouvel écoulement se montre à l'instant où
la canule abandonne le kyste pour arriver dans la cavité
péritonéale, alors on laisse écouler ce nouveau liquide
et le ventre s'affaisse complétement, et si on n'a pas
songé à la complication d'une ascite et qu'on suppose
l'existence d'une nouvelle poche kystique, on peut faire
une nouvelle injection iodée, ce qui est un malheur;
parce que c'est dans la cavité péritonéale que l'injection
iodée est faite; alors apparaissent promptement ces symptômes d'inflammation violente, qu'on a attribués à tort
à l'inflammation du kyste.

Des accidents graves peuvent également avoir lieu
quoique l'injection ait été faite dans la cavité du kyste,
alors qu'il n'existe aucune complication, et voici comment. Ainsi dans le cas que nous venons de supposer,
lorsqu'on voit sortir de nouveau du liquide, au moment
où l'on retire la sonde ou la canule, on laisse s'écouler ce
liquide, dans le but de vider complétement le ventre, et

l'on ne prend pas les précautions qu'on doit toujours prendre pour retirer la sonde; alors l'ouverture du kyste n'étant pas comprimée, reste béante, et il peut arriver qu'une certaine partie de l'injection restée dans le kyste, tombe dans le péritoine; de là, douleur vive, péritonite, et accidents souvent mortels, etc.

Comme certains kystes sont quelquefois compliqués d'ascite et enveloppés d'une certaine couche de liquide, il peut arriver que la ponction n'atteigne pas jusqu'au kyste et ne pénètre que dans la cavité péritonéale... Persuadé alors qu'on a devant soi un kyste à plusieurs loges, on agit avec hardiesse, et on pousse l'injection iodée dans le péritoine, convaincu de l'avoir faite dans une poche kystique à liquide séreux... Alors se produisent instantanément les accidents de la péritonite, puis la mort... Il n'y a que l'autopsie qui peut convaincre ceux qui commettent de pareilles erreurs de diagnostic, en leur révélant que c'est la cavité péritonéale qui a été injectée, et non une cavité kystique.

On peut encore prendre des hématocèles rétro-utérines anciennes et enkystées, pour des kystes de l'ovaire, et la nature du liquide qui est rouge, noirâtre, laisse croire qu'on a eu affaire à un kyste, renfermant un liquide sanguinolent; cette erreur est assez facile à commettrè, et si au moment de la ponction, on ne reconnaît pas la nature de la tumeur fluctuante qu'on a ponctionnée on agit comme on le ferait pour un kyste ovarique, une injection iodée pratiquée dans les cavités enkystées formées par le péritoine, est toujours suivie de douleurs plus ou moins vives; alors, les médecins qui n'ont pas reconnu leur erreur de diagnostic, qui ont fait une injection dans une hématocèle, croyant le faire dans un kyste de l'ovaire, concluent que l'injection iodée est douloureuse dans les kystes ovariques. Heureusement que, dans ces cas, la douleur, quoique très-vive quelquefois, ne dure que quelques heures, diminue peu à peu, et que le résultat de l'injection iodée y est très-favorable et amène souvent une guérison radicale.

L'injection iodée peut encore s'échapper du kyste et tomber dans le péritoine de plusieurs autres manières : d'abord lorsque le kyste en se rétractant, ou par suite de pressions inconsidérées, pour faire écouler tout le liquide, abandonne la canule, si on a eu le grand tord de se servir de la canule du trocart pour faire l'injection ; ensuite lorsqu'on retire sans précaution la canule ou la sonde du kyste après l'injection ; les quelques gouttes d'injection qui restent dans le kyste ou dans la sonde qui a servi à faire l'injection, tombent dans le péritoine et peuvent amener des accidents mortels. Lorsque la tienture d'iode s'échappe ainsi dans le péritoine, à l'instant même il se manifeste une douleur très-vive, et ensuite des signes plus ou moins intenses de péritonite ; accidents qui peuvent devenir très-graves, si une certaine quantité de teinture d'iode est ainsi tombée dans la cavité péritoniale. On peut facilement et sûrement éviter ces accidents, si on veut se conformer au procédé que nous avons indiqué et prendre toutes les précautions que nous avons recommandées, c'est-à-dire : faire usage d'une sonde en gomme élastique pour faire l'injection et la retirer jusqu'à la dernière goutte en l'aspirant avec une seringue, et tenir bien rapprochées les unes des autres les parois abdominales et la paroi du kyste, en exerçant une légère pression autour de la sonde.

Les effets primitifs d'une injection iodée, dans la cavité d'un kyste de l'ovaire, au point de vue de la douleur et de l'inflammation, sont donc absolument nuls. Les effets de ces injections sont dans la modification que subit la surface du kyste, qui cesse de sécréter du liquide, et c'est de la cessation de la sécrétion du kyste et de son retrait que résulte la guérison.

Ignorant les effets de la teinture d'iode sur nos différents tissus, et toujours dirigés par des idées erronées sur l'action locale de l'iode, bien des médecins le considèrent encore comme un agent devant enflammer, irriter, les parties avec lesquelles il se trouve en contact, et dès lors, ils pensent qu'il ne peut guérir qu'en provoquant l'inflammation, et pour ce qui est des kystes de l'ovaire, beaucoup croient encore et écrivent, qu'ils ne guérissent que par l'inflammation *adhésive*, produite sur leurs parois, par la teinture iodique. Dans ce cas, comme dans beaucoup d'autres, la teinture d'iode n'est qu'un modificateur puissant, agissant d'une *manière toute spéciale* sur les surfaces, dont elle modifie très-avantageusement et très-heureusement les sécrétions morbides. Cette propriété qu'a l'iode de modifier les surfaces irritées, enflammées, altérées, les sécrétions de toute nature, nous l'avons signalée, dans tous nos écrits sur les applications thérapeutiques locales de l'iode, depuis 1840, et nous avons montré que ce n'est pas par *inflammation adhésive* que s'opère la guérison des kystes, mais par simple rétraction; que les kystes guérissent en diminuant peu à peu de capacité, en revenant sur eux-mêmes et en cessant de sécréter du liquide.

Les kystes purulents surtout démontrent la puissance modificatrice de l'iode; après quelques injections leur surface interne est tellement modifiée, que les matières purulentes et de mauvaise nature, sont changées en matière séreuse et de bonne nature. Ces faits sont tellement

18

connus aujourd'hui, qu'il me paraît inutile de m'y arrêter plus longtemps, et si je les ai rappelés, c'est que je crois utile de répéter, que *jamais* la teinture d'iode, n'a guéri un kyste de l'ovaire par *inflammation adhésive*, et ceux qui disent le contraire n'ont jamais fait d'injections iodées ou ont mal observé les effets primitifs et consécutifs de ces injections, dans les kystes de l'ovaire.

Ces kystes guérissent, ai-je dit, en diminuant peu à peu d'étendue, par un mouvement de retrait, et en se rétractant quelquefois d'une manière si complète, qu'on ne trouve plus après la guérison, la moindre trace de leur existence. Lorsqu'on a fait des ponctions et des injections successives, il est facile de suivre la rétraction successive des kystes; assez souvent, non pas toujours, lorsque la guérison a lieu, on trouve à leur place, une tumeur plus ou moins dure, insensible, qui diminue de volume avec le temps et finit parfois par disparaître tout à fait.

Les effets immédiats produits par les injections iodées dans les kystes de l'ovaire, varient aussi suivant l'état particulier des malades, effets qu'il est impossible de déterminer à l'avance. Au moment de l'injection, bien des malades n'éprouvent aucune sensation, ni désagréable, ni autrement, et si on ne les prévenait, elles ne se douteraient pas de l'opération qu'elles viennent de subir; d'autres ressentent une chaleur légère, mais non accompagnée de douleurs, ni de coliques. Cette chaleur dépend souvent de la piqûre du trocart et de la présence de la sonde dans l'ouverture faite par le trocart, et c'est presque toujours à l'endroit de la piqûre, qu'elles rapportent la sensation plus ou moins désagréable qu'elles éprouvent. Dans certains cas assez rares, cette chaleur est assez forte, et va jusqu'à une sensation de cuisson, de douleur vive, mais ces phénomènes ne se produisent, que lorsque quelques gouttes du liquide iodique, s'écoulant le long de la sonde ou sortant par ses trous, touchent le péritoine et le trajet de la piqûre du trocart, ou bien lorsqu'on retire la sonde, et que la partie de la sonde qui était dans le kyste, et qui par conséquent, a trempé dans le liquide de l'injection, touche le péritoine dans les points où il a été traversé par le trocart. Quand les douleurs sont plus vives, qu'elles persistent plus longtemps, on doit craindre que quelques gouttes de l'injection, ne soient tombées dans la cavité péritonéale, ou bien, ce qui est plus grave, et souvent mortel, que l'injection, au lieu d'avoir été faite dans le kyste, ait été poussée toute entière dans le péritoine, ou ce qui est de beaucoup moins grave, dans une hématocèle rétro-utérine, qu'on a prise pour un kyste de l'ovaire. Dans ce dernier cas, c'est surtout dans le bas-ventre, vers l'utérus, que les douleurs se font sentir le plus vivement, mais elles sont moins instantanées que lorsque l'injection pénètre dans le péritoine proprement dit. Quand quelques gouttes de l'injection se sont échappées dans le péritoine, soit au moment de l'injection, soit en retirant la sonde ou autrement, il survient quelquefois des symptômes de péritonite légère; alors les malades ont une fièvre plus ou moins forte, la peau devient chaude, le ventre est plus ou moins sensible, surtout dans les points en rapport avec la piqûre du kyste, mais tous ces phénomènes sont de courte durée et disparaissent promptement avec le repos, des cataplasmes emollients laudanisés, les badigeonnages avec la teinture d'iode, le collodion riciné ou quelques onctions mercurielles.

Au bout de quelques minutes, quelquefois, mais rarement à l'instant même, d'autres fois après plusieurs heures, les malades éprouvent un goût particulier, désagréable dans la bouche, un goût d'iode en un mot; rarement des nausées, des envies de vomir ; quelquefois une céphalalgie plus ou moins forte, un peu de malaise, d'inquiétude générale ; d'autres fois de l'agitation, de l'insomnie, enfin tous les phénomènes de l'ivresse iodique, et non de l'intoxication iodique, comme l'appellent quelques médecins, qui confondent l'ivresse iodique avec l'intoxication du même nom. Tous ces phénomènes immédiats sont assez rares, et quand ils se manifestent, ils sont habituellement très-légers, de peu de durée, cèdent spontanément assez promptement, et disparaissent complétement dans les premières vingt-quatre heures; jamais ils ne durent deux ou trois jours et n'ont d'ailleurs aucune importance.

La composition des injections iodées ne doit pas être la même dans toutes les circonstances. Au début et jusqu'à ce que la cavité du kyste soit considérablement réduite, nos injections sont composées de parties égales d'eau et de teinture d'iode, dans laquelle nous ajoutons une certaine quantité d'iodure de potassium ou de tannin. Voici notre formule, quelle que soit la grandeur du kyste, qu'il contienne 1 ou 2 litres ou 25 litres et même plus de liquide : Eau distillée 100 grammes, teinture d'iode 100 grammes, iodure de potassium 4 à 5 grammes; on peut remplacer l'iodure de potassium par 1 ou 2 grammes d'acide tannique. Dans le cours du traitement, et à mesure que le kyste revient sur lui-même, nous augmentons progressivement la dose de la teinture d'iode, et nous arrivons sans crainte à faire usage de la teinture d'iode pure, mais toujours additionnée d'iodure de potassium ou de tannin. Cet acide a, comme l'iodure de potassium, et mieux que lui encore, la propriété de dissoudre complétement l'iode. Jamais nous n'injectons plus de 100, 120 à 150 grammes du liquide iodé, et quelquefois moins, quelle que soit l'étendue du kyste, dans lequel nous le laissons séjourner de huit à dix minutes ; après ce temps on le laisse ressortir par la sonde, ou ce qui vaut mieux, on le retire avec une seringue, en prenant toutes les précautions que nous avons indiquées plus haut ; dans le cas où une partie de l'injection ou même l'injection toute entière resterait dans la poche injectée, ce qui nous est arrivé plusieurs fois dans certains kystes multiloculaires, il ne faudrait pas s'en tourmenter, il n'en résulterait aucun danger, seulement les symptômes de l'ivresse iodique, pourraient être plus intenses et auraient une durée plus grande.

Dans un tableau que nous avons publié dans la seconde édition de notre traité d'iodothérapie, à la page 664, nous avons donné le résultat général de nos 100 premières malades traitées par les injections iodées, en indiquant le nom des médecins qui ont assisté à nos opérations. Nous ferons remarquer, avant d'aller plus loin, que ce tableau ne doit pas être considéré comme le résumé exact des résultats que peuvent fournir les injections iodées dans les kystes ovariques, parce que lorsque nous avons commencé à mettre cette méthode en usage, nous l'avons employée dans des cas où elle ne pouvait amener une guérison radicale, et qu'aujourd'hui, mieux éclairé sur la nature des kystes qui peuvent guérir par les injections iodées, nous ne les employons que dans les cas où les chances de succès sont presque certaines, d'où il résulte, qu'en choisissant les cas qui conviennent pour les injections iodées, on est presque toujours sûr d'une guérison radicale.

Les 100 premières malades que nous avons opérées ont fourni 62 guérisons et 38 insuccès. Parmi ceux-ci, 16 malades sont mortes et 22 n'ont pas guéri. Des 16 malades qui ont succombé, 4 seulement sont mortes quelques jours après l'opération, mais chez 3, des imprudences ont été commises ; dans les 12 autres cas, la mort a eu lieu par les progrès de la maladie ; chez les 22 qui n'ont pas guéri, il y a eu dans la grande majorité des cas une amélioration notable de la santé, et des malades ont pu prolonger leur existence 5 ou 6 années, ce qui n'aurait pas eu lieu, si elles n'avaient pas été opérées, puisque les opérations ont été faites *d'urgence* et *par nécessité*, alors que les malades ne pouvaient plus ni respirer, ni digérer, et qu'elles étaient menacées de mourir promptement. Parmi les morts, il y a eu 10 kystes multiloculaires, 1 kyste celluleux et 5 kystes uniloculaires ; parmi les insuccès, il y avait 20 kystes multiloculaires et 4 kystes uniloculaires ; dans tous les kystes, les injections iodées n'ont jamais amené le moindre accident. Sur ces 38 malades où la guérison n'a pas eu lieu, on remarquera que 29 kystes étaient multiloculaires et 9 seulement uniloculaires, parmi lesquels 4 renfermaient un liquide filant, et les 5 autres un liquide plus ou moins coloré; il en résulte donc que sur ces 38 kystes, 33 au moins n'étaient pas susceptibles de guérir par les injections iodées, et si on les retranche du tableau que nous avons donné, on arrivera à un résultat très-beau en faveur des injections iodées, lorsqu'on les pratique dans les cas où elles sont applicables ; aujourd'hui ces 33 cas seraient soumis, et avec raison, à l'ovariotomie ; depuis que nous avons ré-

servé les injections iodées pour les kystes simples, uniloculaires, renfermant des liquides séreux, hydatiques ou
purulents, nos succès ont augmenté dans une grande
proportion et nous ont donné près de 90 pour 100 de
succès; ainsi nos 29 dernières opérations d'injections
iodées nous ont donné 27 succès.

Dans le tableau que nous avons publié, se trouvent indiqués l'âge des malades, la variété des kystes, la nature
du liquide, le nombre des ponctions, celui des injections
iodées, l'état de santé des malades au moment de l'opération, et enfin le nom des médecins qui ont adressé les
malades, assisté aux opérations ou qui ont vu ou suivi les
malades pendant ou après le traitement. L'âge des malades a varié de 15 à 78 ans, mais c'est de 20 à 50 ans
qu'on rencontre le plus grand nombre de kystes.

DURÉE DE LA MALADIE AVANT L'INJECTION. — Dans 67 cas,
elle a varié de 5 mois à 10 ans; elle n'est pas indiquée
dans les autres cas, mais dans 86 cas, il est dit qu'elle
était ancienne et existait depuis plusieurs années.

NATURE DU LIQUIDE. — Parmi les kystes uniloculaires,
7 étaient hydatiques, 34 séreux (3 compliqués de tumeurs
fibreuses, 7 d'ascite), 2 multiples, 4 séro-purulents,
2 sanguinolents, 5 purulents, 4 avec liquide épais, plus
ou moins filant; 15 avec liquide plus ou moins coloré,
37 avec liquide citrin. Les kystes multiloculaires au nombre de 42, contenaient, 33 un liquide épais filant, coloré,
verdâtre, et 9 un liquide séreux, chocolat ou café.

CONSTITUTION ET ÉTAT DE SANTÉ DES MALADES AU MOMENT DE
L'OPÉRATION. — Chez presque toutes, la santé était plus ou
moins altérée, mais chez 61, elle était mauvaise, délabrée,
et l'existence était prochainement compromise; dans
54 cas, la santé était encore passable, la constitution

était bonne ; l'état général de la santé n'est pas indiqué dans 5 cas. Dans tous, l'opération a été pratiquée d'urgence.

Nombre des ponctions et des injections iodées. — Sur ces 100 malades, 554 ponctions et 527 injections iodées ont été pratiquées. Jamais ces ponctions et ces injections n'ont amené le moindre accident, ni au moment de l'opération, ni les jours suivants, c'est-à-dire pendant la première semaine. 45 fois une seule ponction et une seule injection ont été faites, et 57 fois la guérison a été obtenue, même pour des kystes, dont la quantité de liquide dépassait 20 litres. 18 fois, 2 ponctions et 2 injections, et 10 fois il y a eu succès ; 8 fois 5 ponctions et 5 injections, et 5 fois la guérison s'en est suivie ; 10 fois 4 ponctions et 4 injections, et guérison 5 fois ; dans 3 cas, 5 ponctions et 5 injections, pas de guérison ; dans 7 cas, 6 ponctions et 6 injections, et 4 succès ; dans 5 cas 9 ponctions et 9 injections, une guérison ; dans un cas 15 ponctions et 15 injections, insuccès ; 2 fois 17 ponctions et 17 injections, une guérison. Enfin 20 ponctions et 20 injections, et 26 ponctions et 19 injections, n'ont pas amené la guérison dans deux autres cas, mais ont considérablement amélioré la vie des malades, et les ont fait vivre pendant longtemps.

En résumé, il ressort de ce relevé, basé sur cent observations qui n'ont pas été choisies, et qui ont été prises dans l'ordre où les opérations ont été faites :

1° Qu'une ou plusieurs ponctions suivies d'injections iodées, dans les hydropisies enkystées des ovaires, n'ont jamais offert le moindre danger, que les kystes fussent uniloculaires, simples, compliqués et multiloculaires ;

2° Que ces injections, dans les kystes simples, ont presque toujours procuré la guérison et souvent une amélioration remarquable dans les kystes où la guérison n'était pas possible, comme dans les kystes multiloculaires ;

3° Que les kystes uniloculaires simples, à liquide aqueux, citrin, hydatique, sanguin, purulent, quelle que soit leur étendue, guérissent souvent avec une seule ponction et une seule injection, et que le relevé de nos 29 dernières opérations nous a donné 27 guérisons.

4° Qu'on peut pratiquer sans inconvénient aucun, plusieurs ponctions et plusieurs injections successives dans le même kyste ;

5° Qu'il est important d'injecter les kystes de bonne heure et avant qu'ils aient acquis un grand développement, contracté des adhérences, et avant que la santé générale des malades soit altérée ;

6° Que la sonde à demeure doit être réservée pour les kystes uniloculaires, renfermant un liquide filant, huileux, etc., ou lorsqu'un grand nombre de ponctions et d'injections ont échoué et que le liquide se reproduit avec une grande rapidité ;

7° Enfin que l'ovariotomie doit être appliquée à tous les kystes multiloculaires et à ceux des kystes uniloculaires qui renferment un liquide épais, filant, et à ceux qui ont résisté aux injections iodées.

CHAPITRE X

OVARIOTOMIE

L'ovariotomie est une opération qui a pour but d'extirper les ovaires. L'idée d'enlever ces organes n'est pas nouvelle, elle paraîtrait remonter à l'antiquité la plus reculée, et l'on en trouve des traces dans plusieurs auteurs anciens. Seulement nous ferons remarquer que cette opération n'en est pas moins une conquête de la chirurgie moderne, et qu'elle n'avait été proposée, ni pratiquée d'abord, comme moyen curatif, mais bien dans l'unique but de rendre les femmes stériles, ou encore dans celui de combattre la nymphomanie. L'histoire rapporte que certains rois de Lydie (Δειπνοσοφιστῶν, lib. XII, ch. III, fol. 515) faisaient extirper les ovaires des femmes qu'ils destinaient, les uns à leur service, les autres à leur plaisir. Ce serait Andrimétès, qui le premier aurait fait châtrer des femmes, pour s'en servir en place d'eunuques; un autre du nom de Gygès, espérait, en leur faisant enlever les ovaires, conserver à ces femmes une jeunesse perpétuelle. Je ne sais si ce roi dépravé atteignait bien son but, car on sait que les femmes privées d'ovaires perdent tous les attributs de la femme, pour prendre ceux de l'homme, et que l'homme privé de testicules, éprouve dans sa constitution des phénomènes, qui lui donnent les apparences de la femme. Mais devons-nous accepter, comme très-vraies, ces histoires de castration des femmes, alors que les auteurs qui les rapportent ne sont pas d'accord sur la manière dont on pratiquait l'opération. Selon les uns, cette prétendue castration aurait été l'ablation de la matrice (Adolphe, *Diss. de morbo freq. et grave*, § 55). Selon d'autres, ce n'était que l'opération de la circoncision, ou plutôt la nymphotomie (*Marc. Anton. Ulmus*, *apud Zacchiam*); d'autres enfin, affirment qu'on enlevait véritablement les ovaires (Strabon, Voy. Diemerbroeck, *Anat. liber I*, cap. xxiv). Quoi qu'il en soit, il n'y a rien d'étonnant qu'on ait songé à extirper les ovaires chez la femme, quand il est avéré que cette opération, au dire d'Aristote (*Hist. nat.*, lib. VIII, cap. li) et de Gallien (*de Semine*, cap. xv) se pratiquait sur les truies et beaucoup d'autres animaux domestiques.

Si, d'ailleurs, l'idée d'extirper les ovaires malades n'avait pu naître des faits que nous venons de citer, elle aurait certainement trouvé son origine, dans l'incurabilité elle-même de certains kystes de l'ovaire, car la possibilité d'extirper un ovaire malade, a dû se présenter à l'esprit de tous ceux qui ont eu à faire des autopsies de femmes atteintes de kystes ovariens.

D'un autre côté, plusieurs autres circonstances, indépendantes de la volonté des opérateurs, auraient pu encore conduire à l'extirpation des ovaires malades. Tel est le fait rapporté par Vierus et cité par Boerhaave (*Prælect. Acad. in propr. instit.*, t. V, pars 2, § 669), Graaf (*de Mulierum organ. generat. fract. nov.*, cap. xiii) et par bien d'autres auteurs, de ce châtreur hongrois, qui fut tellement irrité de l'incontinence de sa fille, qu'il lui ouvrit le côté et la châtra. Plater (*Observ. libri tres.*, Bâle, 1680, p. 248), en 1680, se demandait s'il ne serait pas possible d'enlever les ovaires aux femmes dominées par un penchant excessif à la sensualité, opération que Riolan (*Opera omnia*. Paris, 1610. *Anatomie*, p. 142) et Diemerbroeck (*Anatomia corporis humani*. Lyon, 1679, t. I, ch. xxiii) avaient blâmée, la considérant comme très-grave.

Frankenau (*Satira medicæ*, p. 41) rapporte qu'une femme reçut une blessure faite par un instrument tranchant, qui pénétra dans l'abdomen; l'ovaire (testis muliebris) fut coupé et la malade guérit parfaitement. Percival Pott (*OEuvres chirurg.*, t. I, p. 492.), cite une femme âgée de 25 ans, d'une bonne complexion, qui était entrée à l'hôpital Saint-Barthélemi, à cause de deux petites enflures qu'elle avait aux aines, et qui depuis quelque temps étaient si douloureuses, qu'elles l'avaient empêchée de remplir les fonctions de servante. Ces tumeurs absolument exemptes d'inflammation, étaient molles, inégales dans leur surface, très-mobiles et placées précisément à l'extérieur de l'ouverture tendineuse de chacun des muscles obliques, par laquelle elles paraissaient avoir passé.

Cette femme n'avait d'autre incommodité que celle que lui causaient ces tumeurs, lorsqu'elle se baissait, ou faisait quelque mouvement qui les comprimait. On fit des tentatives réitérées, mais inutiles pour les faire rentrer; alors on se détermina à l'opération. La peau ayant été divisée, on découvrit un sac membraneux et mince, où était un corps rouge, si ressemblant à un ovaire humain qu'il était impossible de le prendre pour autre chose ; on en fit la ligature tout près du tendon et on le coupa. La même opération fut faite de l'autre côté, et on découvrit absolument la même chose, tant en faisant l'opération, qu'en examinant les parties extirpées. Cette femme a toujours joui depuis d'une bonne santé, mais elle est devenue maigre et en apparence plus musculaire ; son sein qui était très-gros s'est affaissé, et depuis l'opération, elle n'a point été réglée.

Une fille âgée de 16 à 18 ans, avait d'un seul côté, une hernie que l'on prit pour une glande ou une tumeur lymphatique ; comme elle causait des douleurs assez vives depuis longtemps, on conseilla de l'enlever en la liant ; on suivit ce conseil, mais la ligature détermina des douleurs si insupportables, pendant la journée, que pour les calmer, on fut obligé de faire l'excision des parties liées, au niveau de l'anneau inguinal ; l'examen attentif qu'on en fit aussitôt, prouva que c'était bien l'ovaire qui avait passé hors de l'abdomen par cette ouverture. Cette jeune fille, au rapport de Lassus, fut guérie en fort peu de temps, et n'éprouva dans la suite, aucun des phénomènes mentionnés plus haut dans l'observation de Pott. Il est vrai, qu'elle n'était pas privée des deux ovaires.

Deneux dit avoir emporté la presque totalité d'un ovaire : la femme fut guérie le vingt-neuvième jour de l'opération. Nous pourrions encore citer quelques autres faits, mais ils n'auraient qu'une importance secondaire, pour le sujet qui nous occupe.

Nous avons dit plus haut, que l'idée d'extirper les ovaires malades, avait dû venir à plus d'un médecin en présence de l'incurabilité des hydropisies de l'ovaire, et nous en trouvons la preuve dans plusieurs écrits de nos devanciers.

Théodore Schorkopff (*Dissert. medicæ, de Hydrope ovarii.* Fév. 1685) est un des premiers auteurs, peut-être le premier, qui ait parlé de l'extirpation de l'ovaire; il s'exprime ainsi : « L'extirpation de l'ovaire lui-même procurerait plus sûrement la guérison, si elle ne paraissait pas aussi cruelle et aussi dangereuse. »

Schlenker (*de Singulari ovarii morbo.* Leyde, 1722, thèse 21) se demande à son tour, après avoir fait remarquer que tous les praticiens sont unanimes pour déclarer l'hydropisie de l'ovaire incurable, s'il ne serait pas possible, d'après ce que raconte Athénée, d'extirper les ovaires, en ouvrant le ventre, mais il abandonne la solution de cette question, à la prudence et à la sagacité des maîtres de l'art.

Après lui, en 1731, Willius (*Specim. medicum sistens stupendum abdominis tumorem.* Bâle, 1751, p. 35, thèse 16), à l'occasion d'un kyste multiloculaire énorme, entre dans des détails intéressants au sujet de l'ovariotomie; il rappelle que des plaies très-larges et très-grandes du bas-ventre ont été guéries, et que des femmes ayant subi l'opération césarienne, ont également guéri; qu'alors il est assez rationnel de croire qu'on pourrait enlever des ovaires malades, afin que le mal coupé dans sa racine ne revînt pas, mais tout en recommandant de faire l'opération au début, alors que personne n'oserait encore la conseiller, car en attendant plus longtemps et lorsque la tumeur a acquis un volume considérable, on s'expose à la voir contracter des adhérences, et son extraction exige l'incision de toute la paroi abdominale; de plus la douleur est plus grande et les hémorrhagies plus à redouter, sans compter les accidents qui résulteraient de l'exposition à l'air des viscères abdominaux. Dans ces cas, il vaut

mieux, dit-il, rejeter l'opération et laisser mourir les malades, que de leur donner la mort de propos délibéré.

De son côté Payer Ulric (*Acta Helvetica. Phys. mathem.
Botan. medic.* tom. I, in *Appendice.* Thèse 32, pag. 38.
Bâle 1751), en citant l'observation d'une jeune fille morte
d'une tumeur volumineuse de l'ovaire, pense qu'il vaut
mieux s'en tenir à une cure palliative, après avoir soulevé
la question de savoir si on aurait pu enlever cette tumeur,
avant qu'elle n'eût acquis un développement aussi considérable.

Giavoni Targioni Tozetti (*Prima raccolta di observa-
zioni mediche.* Florence 1752, page 78), se basant sur les
extirpations des ovaires faites à des femelles d'animaux et surtout sur le fait de ce porcher allemand, qui
avait châtré sa fille, propose comme ressource extrême,
mais avec une grande timidité, l'extirpation de l'ovaire
malade, dès que la maladie se montrerait rebelle aux mé-
dications ordinaires, et cette proposition lui paraît si peu
praticable, qu'il se demande aussitôt s'il convient de s'y
arrêter sérieusement.

D'autres encore, Theden (*Nova acta natur. curios.*,
tom. V, p. 289), de Haen (*Ration. meden.*, par. IV,
cap. III § 2), Morgani, W. Hunter, etc., ont parlé de l'extirpation des ovaires malades, mais c'était pour dire qu'il
ne fallait pas la pratiquer, quoique Theden ait décrit une
méthode pour exécuter l'opération et que van Swieten
(*Comment. in H. Boerhaave Aphor.* Liége 1770, t. IV,
§ 1223) ait conseillé de recourir à l'opération, si la maladie n'était pas ancienne, ou si la tumeur n'avait pas contracté d'adhérences.

Et bien, malgré ces faits d'extirpation des ovaires chez
certains animaux ; malgré cette opération cruelle faite par

un père dénaturé sur sa fille, malgré ces ablations d'o-
vaires pratiquées sans accidents, par suite d'erreur de
diagnostic, malgré toutes les propositions et les vues
théoriques de plusieurs hommes célèbres, qui reconnaissaient la possibilité d'extirper certains ovaires malades et
qui même la conseillaient, l'ovariotomie ne fut pas exécutée et l'idée en était à peu près abandonnée, lorsque Delaporte (*Mémoires de l'Académie royale de chirurgie*) vint
proposer de nouveau l'extirpation des tumeurs ovariennes.
Un chirurgien dont l'autorité était très-grande, le célèbre
Morand, secrétaire de l'Académie de chirurgie, se fit le
défenseur zélé de cette proposition et s'écria : « La chirurgie moderne est capable de grandes choses, on ne saurait
lui ouvrir trop de voies pour guérir. » Mais nous devons
le dire, Morand à l'Académie de chirurgie, comme Cazeaux
à l'Académie de médecine en 1856, furent les seuls de cet
avis et Havin (*Mémoires de l'Académie royale de chirurgie*),
à l'occasion de la proposition de Delaporte, écrivit sur
l'extirpation des ovaires un excellent mémoire, dans lequel se trouve le plus grand nombre des renseignements
historiques que nous avons cités, et dont les conclusions
n'étaient pas favorables, à l'opération proposée par Delaporte et si chaudement défendue par Morand. Voici comment il termine son mémoire : « L'extirpation des ovaires
« malades, soit simplement squirrheux, soit affectés d'une
« hydropisie commençante, n'est aucunement pratiqua-
« ble ; ce serait même une témérité, pour ne rien dire de
« plus, d'entreprendre inconsidérément une opération
« effrayante par elle-même et dont les suites, *nécessaire-*
« *ment funestes*, seraient incomparablement plus redouta-
« bles que la maladie même qu'on aurait eu le dessein
« de combattre, en un mot ; où il y aurait eu un péril émi-

« nent, sans aucun espoir de guérison ; cette conséquence,
« qui est tirée d'après un examen attentif de la nature de
« la maladie, de l'importance des parties qu'intéresse-
« rait cette opération et des accidents insurmontables
« qu'elle ne manquerait pas d'occasionner, se trouve
« d'ailleurs appuyée sur la décision bien réfléchie des au-
« teurs recommandables. »

Cependant il existait dans la science un fait qui était
resté inaperçu aux yeux de tous, quoique le nom du chirurgien eût été mentionné par M. Velpeau en 1840, dans
le *Dictionnaire en trente volumes* à l'article *Ovaire*, p. 591.
Peut-être ce fait aurait pu, s'il avait été connu, fixer l'attention de quelques chirurgiens et les amener à tenter
l'ovariotomie. Ce fait a été rappelé par M. le docteur Kœberlé, dans la *Gazette hebdomadaire*, année 1866, p. 436 ;
il date de 1701, et a été publié dans un ouvrage anglais,
à Londres en 1726[1]. Les médecins anglais eux-mêmes
paraissent l'avoir ignoré, une ovariotomie aurait été pratiquée avec succès, pour un kyste volumineux de l'ovaire,
dans les environs de Glascow, par un médecin anglais,
le docteur Honstoun. Voici ce fait, tel qu'il est consigné
dans *Philosophical transactions*, vol. XXXIII, p. 8 ; Londres 1726.

Une femme de 58 ans était affectée depuis treize ans d'une tumeur
volumineuse de l'ovaire. Elle consulta le docteur Honstoun, le sup-
pliant de la soulager, et accepta avec empressement la proposition qu'il
lui fit d'enlever cette tumeur, la prévenant que, dans ces circonstances
graves, on serait obligé de lui ouvrir une grande partie du ventre.
Avec une lancette à abcès, dit Honstoun, je fis une incision d'un pouce ;
mais trouvant cette ouverture trop petite, je l'agrandis de 2 pou-

---

[1] *An account of a dropsy in the left ovary of a woman aged 58,
cured by a large incision made in the side of the abdomen,* by doctor
Robert Honstoun.

ces, et comme il ne sortait qu'un peu de sérosité jaunâtre, je me hasardai de l'augmenter encore de 2 pouces. Je fus très-alarmé, après avoir fait une aussi grande incision, de trouver seulement une substance glutineuse qui faisait saillie à travers cette ouverture ; la difficulté était de l'enlever ; je l'essayai en vain à l'aide du doigt. Cette matière était tellement glissante, qu'elle ne pouvait être saisie, malgré les plus grands efforts. Je manquais, dans cette localité, de presque tout ce qui m'était nécessaire, mais je cherchai à me tirer d'embarras, à l'aide d'un instrument fort bizarre, bon néanmoins et le meilleur dans ces circonstances, parce qu'il répondait au but que je me proposais. Je pris un fort éclat de bois de chauffage, pareil à ceux dont les pauvres se servent d'ordinaire dans cette contrée, pour les brûler en guise de chandelle. J'entortillai, autour de l'extrémité de cette pièce de bois, un peu de filasse et je l'introduisis dans la plaie, en l'y tournant çà et là; j'attirai dehors une substance plus épaisse qu'une gelée, ou plutôt semblable à de la colle toute fraîche, que l'on verserait avant qu'elle fût figée, de la longueur de 2 yards (1ᵐ,80), la largeur en haut était de 10 pouces ; on enleva ensuite 9 quarts (10 litres) d'une pareille matière, en même temps que je rencontrai une tumeur stéatomateuse et athéromateuse avec quelques hydatides de grandeur variable, contenant une sérosité jaunâtre; la moindre d'entre elles était plus grosse qu'une orange ; à ces diverses parties étaient joints quelques grands lambeaux de membrane, qui semblaient être des parties de l'ovaire distendu; alors j'exprimai, je serrai dehors tout ce que je pus et je cousis la plaie en trois endroits, à des distances à peu près égales. Je fus ensuite obligé de faire usage d'un baume de Lucatel, qui avait été préparé par cette dame pour les pauvres : je couvris d'une couche de ce baume une compresse que j'étendis sur toute la longueur de la plaie; par-dessus je plaçai quelques compresses trempées dans de l'eau-de-vie française chaude, et pensant que les tissus pouvaient bien avoir perdu leur ressort, à la suite d'une si grande et si longue distension, je trempai dans la même eau-de-vie une grande serviette pliée en quatre, et je l'appliquai par-dessus tout le pansement, ensuite j'emmaillotai le corps tout alentour avec deux forts essuie-mains mouillés de la même manière; enfin je prescrivis à l'opérée environ 4 onces d'un mélange d'eau de cannelle, la meilleure que j'aie jamais rencontrée et qui avait été préparée avec la plus fine cannelle des Canaries, d'eau de menthe et de sirop diacode, qu'elle avait également ment en sa possession.

Le lendemain, je trouvai l'opérée en transpiration, et elle m'apprit avec de grands signes de joie qu'elle n'avait jamais dormi autant et qu'elle n'avait pas été dans d'aussi bonnes dispositions depuis trois mois. Les huit jours suivants, je lui fis chaque jour une visite, en pansant constamment avec soin la plaie de la même manière. J'entretins une petite mèche de charpie, dans l'angle inférieur de la plaie, qui laissa écouler un peu de sérosité à chaque pansement, pendant quatre ou cinq jours. Mes affaires m'appelant ailleurs, je laissai l'opérée, après avoir appris à ses deux filles à faire le pansement; j'indiquai le régime à suivre qui me parut le plus convenable et je recommandai bien d'observer mes prescriptions : la principale nourriture consistait en un fort bouillon préparé avec un vieux coq; dans chaque écuelle de ce bouillon ou ajoutait une cuillerée de l'eau de cannelle de cette dame, ce que l'on répétait quatre fois par jour, afin de lui donner des forces.

Après une absence de trois semaines, je fis par occasion une visite dans sa maison, que je trouvai close, ce qui me surprit un peu ; mais je fus surpris bien davantage, lorsque je la rencontrai assise, non loin de là, enveloppée dans des couvertures, donnant des instructions à quelques ouvriers qui devaient faucher ses blés.

Elle se rétablit très-vite, à l'admiration de tous les habitants de la contrée ; elle guérit, ce qui peut paraître surprenant, et elle vécut en bonne santé, depuis cette époque, qui correspond au mois d'août 1701, jusqu'au mois d'octobre 1714, où elle mourut après une maladie qui avait duré dix jours.

Si cette observation, publiée en 1726, avait été connue, il est bien probable que depuis longtemps l'ovariotomie serait entrée dans le domaine de la science. Les détails qui l'accompagnent ne laissent aucun doute sur la nature de la maladie ; c'était bien un kyste multiloculaire : ils sont même assez précis, pour amener à cette conclusion que l'opération de Honstoun n'est pas une ovariotomie complète, c'est-à-dire une extirpation de l'ovaire, mais une simple incision d'un kyste ovarique. Cette opinion nous paraît ressortir clairement de l'observation elle-même. En effet, quelle opération a pratiquée le chirurgien? D'abord une incision de 5 pouces, au travers de laquelle une substance gélatineuse vient faire saillie ; cette substance est tellement glissante, qu'il est impossible

de l'extraire avec les doigts, et que l'opérateur est obligé
de recourir à un éclat de bois, dont l'extrémité est entortillée de filasse. Avec cet instrument improvisé, qu'il tourne
et retourne dans le kyste, qui probablement avait été
ouvert d'emblée, il retire plus de 10 litres d'une substance plus épaisse qu'une gelée, semblable à de la colle
fraîche ; il retire des hydatides de grandeur variable, contenant une sérosité jaunâtre ; il retire encore quelques
grands lambeaux qui semblaient être des portions de
l'ovaire distendu, puis il constate la présence d'une tumeur stéatomateuse et athéromateuse. Alors, dans le but
de débarrasser complétement ce kyste de son contenu,
« j'exprimai, dit-il, *et je serrai dehors tout ce que je pus,*
et je cousis la plaie en trois endroits. » Cette dernière manœuvre *d'exprimer et de serrer dehors* tout ce qu'il put,
indique évidemment, qu'après avoir vidé le kyste avec
l'instrument dont il a été parlé, il avait, pour le vider
plus complétement encore, *exprimé, serré dehors* ce kyste,
comme on pourrait le faire, par exemple, d'une orange
dont on voudrait exprimer ou faire sortir tout le contenu.
C'est la seule interprétation qui nous paraît découler
des détails eux-mêmes de l'observation. Cette manière
de faire de la part de Honstoun, prouve qu'il n'a pas
extirpé le kyste, et qu'il s'est borné seulement à le vider
de son contenu ; peut-être des adhérences existaient-elles
entre les parois du kyste et la paroi abdominale, dans
toute l'étendue de l'incision, et a-t-il pénétré dans le
kyste, sans ouvrir, à proprement parler, la cavité abdominale ; alors ce kyste vidé serait revenu peu à peu sur lui-
même, en se débarrassant chaque jour et à chaque pansement de la sérosité qui se formait et s'écoulait par l'angle
inférieur de la plaie, dans laquelle le chirurgien entrete-

naît une mèche de charpie. Cette observation, telle qu'elle est rapportée, ne peut donc donner au chirurgien anglais droit à la priorité de l'extirpation des ovaires malades, puisque rien n'indique que le kyste ait été extirpé; il n'est dit nulle part que le kyste a été lié, puis excisé, et que cette tumeur stéatomateuse dont il est parlé ait été enlevée. Tout, au contraire, porte à croire qu'il a été pratiqué une simple incision du kyste, qui, après plus d'un mois de traitement, a produit une guérison radicale; nous disons après plus d'un mois, car il n'est pas dit, dans l'observation, que la malade fût entièrement guérie, lorsque le chirurgien eut l'occasion de la revoir, mais qu'elle était hors de chez elle, enveloppée dans des couvertures, et il ajoute : elle se rétablit très-vite, et elle guérit; ce qui fait supposer que la guérison n'était pas encore achevée, lorsqu'il lui fit une visite trois semaines après l'avoir quittée, et il ne l'avait quittée que huit ou dix jours après l'opération. Quoi qu'il en soit, cette observation est très-remarquable et mérite d'être connue.

Je ne puis terminer ces réflexions sans faire remarquer qu'en 1701, les pansements à l'alcool étaient connus et qu'ils ont été largement employés chez cette malade et continués pendant tout le temps du traitement. Avis aux novateurs !

Mais revenons à notre historique. La proposition faite par Delaporte et soutenue par Morand, avait eu du retentissement, et un chirurgien de Rouen, Laumonier ~(*Histoire de la Société royale de médecine*, 1782, t. V, p. 296), extirpa un ovaire malade; c'était en 1776. Cette opération de Laumonier a été le sujet de plusieurs interprétations, et les uns ont cherché à lui en enlever la priorité, en disant qu'il n'avait pas fait son opération

dans le but arrêté, réfléchi, d'extirper un ovaire malade,
et que c'est en ouvrant un abcès pelvien, six ou sept semaines après un accouchement, chez une femme atteinte
d'une hydropisie enkystée de la trompe, compliquée d'une
ovarite, qu'il avait été amené par hasard à faire l'extirpation d'un ovaire. Cet avis sera facilement adopté, si on lit
l'observation de Laumonier ; la voici en abrégé.

Une femme de 21 ans, relevant de couche, était affectée depuis six
ou sept semaines d'une fièvre lente, d'une diarrhée colliquative et
d'un écoulement vaginal abondant et fétide ; elle présentait dans la
région hypogastrique, qui était tendue et douloureuse, une tumeur dure,
dont la pression faisait couler une humeur puriforme par le canal
vaginal. On considéra l'affection comme résultant d'un dépôt laiteux
dans l'ovaire et dans la trompe, qu'on se décida à ouvrir. Laumonier
fit une incision de 12 centimètres, parallèle au pli de l'aine, et mit à
découvert une tumeur bleuâtre, adhérente par sa partie inférieure,
surmontée par une autre tumeur de la grosseur d'un œuf, formée par
l'ovaire. La pression exercée sur cette tumeur fluctuante, qui était
formée par la trompe, fit sortir une petite quantité de pus par le vagin; il fendit cette poche fluctuante depuis la petite tumeur formée par
l'ovaire jusqu'à l'endroit où la trompe s'unit à l'angle de la matrice, et
donna issue à une pinte de liquide purulent, noirâtre, extraordinaire-
ment infect ; l'ovaire, ayant été considéré comme étant devenu squirrheux, fut détaché de la trompe, ce qui donna lieu à une hémorrhagie
insignifiante.

La cavité de la trompe fut ensuite remplie avec de la charpie, imbibée d'un mélange de miel et de jaune d'œuf.

L'appareil du pansement ayant été levé au troisième jour seulement,
il s'échappa de la plaie 5 à 6 onces de matière sanieuse et infecte.
Comme les intestins étaient enflammés et adhérents dans toute la circonférence de la tumeur avec la paroi abdominale, Laumonier voulut
les décoller, pour éviter, dit-il, des tiraillements douloureux, que ces
sortes d'adhérences occasionnent souvent après la guérison des maladies
qui leur ont donné lieu; mais heureusement, il éprouva une trop
grande résistance, et la malade des douleurs trop vives, et il ne
put exécuter son entreprise, qui aurait été infailliblement suivie d'une
péritonite mortelle.

Vers le seizième jour, la cavité de la trompe était réduite à un volume à peu près égal à celui d'un œuf. Au bout d'un mois, la cicatrisation de la plaie était complète.

Cette opération de Laumonier n'est certainement pas une opération d'ovariotomie basée sur les mêmes principes que nous désirons remplir aujourd'hui, lorsque nous pratiquons l'ovariotomie : c'est le hasard qui l'a conduit à enlever l'ovaire, le ventre ayant été ouvert pour vider un abcès, ou au moins une cavité renfermant du liquide purulent ; aussi cette opération de Laumonier n'eut-elle aucune influence sur la question de l'extirpation des ovaires, et ne fut considérée que comme un cas curieux et heureux. On doit la ranger dans la même catégorie que celle du chirurgien anglais Honstoun. Ces deux observations renferment cependant une donnée pratique qui pourrait bien dans quelques cas trouver son application : dans les cas, par exemple, de kystes purulents ou autres, entourés de fortes et nombreuses adhérences qui forcent à laisser l'ovariotomie inachevée. Ne pourrait-on pas dans ces cas, imitant Honstoun et Laumonier, inciser largement ces kystes, comme on le ferait pour un abcès, et les remplir de charpie, pour les panser ensuite, comme une cavité suppurante? Il me semble que cette conduite serait plus chirurgicale et aurait des suites plus avantageuses pour les malades, que de laisser le kyste et de l'abandonner après avoir recousu le ventre. J'avoue, pour mon compte, que si l'occasion s'en présentait, je n'agirais pas autrement.

Le mémoire de Havin, dont la conclusion était qu'il ne fallait pratiquer l'ovariotomie en aucun cas, n'avait pas porté la conviction dans tous les esprits, et, quelques années plus tard, en 1786 (J. Hunter, *OEuvres complètes,* trad. Richelot, Paris, 1839, tome I, page 655), la proposait de nouveau. « Au début de leur formation, écrit-il, on pourrait pratiquer l'extirpation des hydatides de l'ovaire, car elles rendent la vie pénible pendant une année ou deux, et finissent par amener la mort. » Il n'y a aucune raison pour croire que les femmes ne pourraient pas supporter l'extirpation des ovaires, aussi bien que les autres femelles d'animaux ; il ne s'agirait que d'ouvrir la cavité abdominale, ce que l'on fait souvent sans inconvénient sur des sujets sains.

Un autre auteur, Chambon (*Maladies des femmes, Maladies chroniques à la cessation des règles.* Paris, 1798, chap. XXXIX *de l'Extirpation des ovaires*), qui avait écrit un *Traité* sur les maladies des femmes, recommande d'une manière très-positive l'extirpation des tumeurs de l'ovaire : « Je ne crois pas, dit-il, que toute espèce d'adhérence fasse obstacle à la castration. En considérant quelles sont les parties avec lesquelles les ovaires se réunissent d'une manière un peu fixe, on observe dans les dissections que c'est avec le péritoine, les ligaments larges, la trompe, son pavillon, le morceau frangé, quelquefois l'épiploon et les intestins. Lorsque la tumeur est immobile, on ne peut pas juger de l'étendue des adhérences et de la nature des parties ainsi agglutinées ; on ne peut donc pas tenter une opération dont il a été impossible de prévoir les suites. Lorsque la tumeur est libre, l'opération ne présente pas de grandes difficultés et n'est susceptible d'aucun accident redoutable ; car je suppose qu'on ne tente aucune espèce d'opération majeure dans un sujet dont le sang est vicié, la faiblesse extrême, etc. ; les adhérences de la tumeur avec l'épiploon ne détruisent point sa mobilité, mais quand il s'en rencontrerait qu'on n'aurait pas pu prévoir, faute de signes certains pour les faire reconnaître, il n'y aurait aucun inconvénient à emporter le bord de l'épiploon qui aurait contracté adhérence. L'union contre nature des intestins ou d'une portion d'intestins avec la tumeur ne contre-indique l'opération, que dans le cas où l'inflammation à la faveur de laquelle l'adhésion s'est contractée, aurait été violente. Dans ce cas, la tumeur se colle fixement à toutes les parties voisines, et nous n'en proposons point l'extirpation, car ces sortes d'adhérences sont non-seulement très-étendues, mais encore si fermes, que les organes réunis forment des productions en quelque sorte de nouvelle création, par la consistance et l'épaississement qu'elles acquièrent. Il y a alors impossibilité d'enlever les parties malades, car il faudrait faire la section dans la substance même de la tumeur à détruire, et par conséquent attendre les suites d'une suppuration longue et périlleuse, ou emporter des organes trop adhérents à la tumeur, ce qu'on ne pourrait exécuter sans les plus grands périls pour les sujets opérés. Toutes les tumeurs des ovaires, soit squirrheuses, soit stéatomateuses, cartilagineuses, pierreuses, charnues, les kystes contenant des kystes épais ou ténus : toutes ces tumeurs sont de nature à être opérées dans les circonstances dont j'ai fait ci-dessus l'énumération. La même doctrine est applicable aux engorgements et à l'hydropisie des trompes. Il existe des tumeurs des ovaires qui, après avoir acquis un certain volume, ne prennent plus de nouvel accroissement ; quelques squirrhes se comportent de la même manière, nous n'en proposons pas l'opération, tant qu'ils sont dans cet état d'inaction. Nous sommes persuadé qu'il viendra un temps où cette opération sera étendue à des cas plus nombreux que ceux où nous l'avons proposée, et qu'on ne fera pas difficulté de la pratiquer. »

Ce qui nous a paru remarquable dans ce chapitre de Chambon, c'est que les indications et les contre-indications y sont exposées avec une clarté et une précision qu'on croirait ne pouvoir rencontrer que chez ceux qui ont pratiqué cette opération un grand nombre de fois ; et sans l'avoir jamais faite, il l'a jugée aussi sûrement que nous pouvons le faire aujourd'hui, alors que les faits se multiplient de tous les côtés.

En 1807, on trouve encore une thèse d'Ischier (*Considérations médico-chirurgicales sur l'hydropisie enkystée des ovaires*, Thèse de Montpellier, 1807), où est décrit, d'après Thumin, le procédé opératoire suivant : Faire une incision le long du bord externe du muscle droit, détacher avec les doigts ou même avec le bistouri, les adhérences qui peuvent exister, extraire et exciser la tumeur, après avoir lié son pédicule, et placer le fil de la ligature à l'un des angles de la plaie, dont les lèvres devaient être rapprochées et maintenues réunies par des compresses latérales et par un bandage de corps.

Complétement repoussée en France, l'ovariotomie n'a trouvé de partisans qu'en Angleterre et en Amérique ; mais cette fois elle est devenue un fait accompli. C'est au docteur Éphraïm Mac-Dowel, de Kentucky (Lizars, *Observ. on extract of disease ovari* ; 1825, *Bulletin de Férussac*, tom. IV, page 144), si cette priorité ne lui était pas contestée, qu'appartiendrait la première extirpation d'un kyste de l'ovaire. Ayant suivi à Édimbourg, en 1794, le cours de John Bell, il fut tellement enchanté de l'éloquence du professeur, qui avait surtout insisté sur les funestes conséquences des maladies organiques de l'ovaire, en même temps que sur la possibilité de son extirpation, qu'il se détermina de suite à tenter cette opération dans le premier cas qui se présenterait.

Ce fut en 1809, quatorze ans après, qu'il fut consulté par la dame Crawfort, sur laquelle il pratiqua la première opération d'ovariotomie. Cette dame vécut jusqu'en 1841, où elle mourut âgée de 78 ans. Jusqu'à sa mort, qui eut lieu en 1830, ce hardi chirurgien fit 13 opérations d'ovariotomie, sur lesquelles il eut huit succès. (Gross, *Vie des chirurgiens et des médecins éminents de l'Amérique*, p. 212). Je viens de dire que la priorité de cette opération était contestée à Mac-Dowel, et on prétend que ce chirurgien aurait dû l'idée de la première opération à un chasseur nommé King, qui aurait, dit-on, opéré avec succès une femme que Mac-Dowel avait abandonnée et condamnée comme incurable (*Gazette hebdomadaire*, p. 436, 1866). Plusieurs autres chirurgiens américains parmi lesquels il faut citer Dzondi, Nathan et Alban Smith du Connecticut (*North Americ Med. and Surg. Journal*, janvier 1826; *Journal du progrès*, t. V, p. 275), pratiquèrent cette opération avec succès.

Ce n'est qu'en 1823, encouragés par les succès des chirurgiens américains, que les chirurgiens d'Europe osèrent faire l'ovariotomie. Les premiers cas ne furent pas encourageants. Le premier qui tenta cette opération fut Lizars (*Edinburgh Med. and Surg. Journal*, octobre 1824, n° LXXXI, 1825; R. Lee, *Med. chir. Transact.*, tom. XXXIV, p. 10), professeur d'anatomie et de physiologie à Édimbourg; son premier essai ne fut pas heureux ; il ne trouva dans l'abdomen une fois ouvert que de la tympanite et de l'obésité; la malade guérit néanmoins, c'était en 1823. Ce fait prouve que le diagnostic des tumeurs du ventre n'avait pas encore la perfection qu'il a acquise aujourd'hui. La seconde opération de Lizars fut un succès; elle fut pratiquée, en 1825, chez une malade âgée de 56 ans, qui avait un kyste compliqué d'ascite; plusieurs autres opérations pratiquées encore par Lizars, Granville, n'encouragèrent pas les chirurgiens anglais, et ce ne fut qu'en 1836, que Jeafferson (de Tramlingham), d'après les indications de G. Hunter, extirpa avec succès un kyste biloculaire. La malade a eu trois filles et un garçon après l'opération.

A partir de cette époque, plusieurs chirurgiens se mirent à opérer. Nous pourrions citer King, West, Crisp, Morgan, Benjamin, Phillips, Aston Key, etc., mais le peu de succès qu'ils obtinrent engagea les autres à se tenir dans une réserve prudente; cependant plusieurs chirurgiens de province avaient obtenu des succès remarquables. M. Clay (de Manchester) comptait 5 succès sur 4 opérations, et de 1842 à 1846, Walne, Bird, Lane, Southam, Dickson, Burd, Hankins, etc., pratiquent des opérations qui servent à fixer l'attention par leurs résultats heureux. En 1850, M Duffin appela l'attention des chirurgiens sur le danger qu'il y a à abandonner le pédicule dans la cavité abdominale, où il se décompose, et conseille, pour éviter des accidents graves, de le fixer au dehors. Alors des discussions ont lieu dans les sociétés savantes sur cette opération; les journaux de médecine l'étudient et plusieurs chirurgiens, parmi lesquels nous devons citer Spencer Wells, Baker Brown, Clay, Hutchinson, etc., se mirent à pratiquer une opération qui jusquelà n'avait pas gagné dans l'esprit du public et des médecins. Après M. Wells, dont le premier succès date de 1858, M. Hutchinson est le premier à marcher sur ses traces, et c'est à lui que nous devons l'heureuse invention du clamp, qui depuis a été modifié par plusieurs, et par nous en particulier. Baker Brown, qui, de 1852 à 1856, comptait sept cas de mort sur neuf opérées, probablement encouragé par les succès de Spencer Wells, d'Hutchinson, de M. Clay (de Birmingham), se remit à pratiquer cette opération qu'il avait abandonnée depuis quatre ans[1]. On trouve dans la thèse de M. Herrera-Vegas (Thèse de Paris 1864, *Étude sur les kystes de l'ovaire et l'ovariotomie*), des statistiques bien faites, qui indiquent le résultat exact des opérations qui ont été pratiquées par divers chirurgiens, et le docteur Clay a fait une analyse complète de toutes les statistiques : il présente, pour chaque cas, la date de l'opération, le nom de l'opérateur, l'âge de la malade, la durée et le progrès de la maladie, les conditions de la malade avant l'opération, la nature de l'anesthésique employé et son mode d'administration, la longueur des incisions, les adhérences, la nature de la tumeur, le procédé opératoire, et les accidents pendant l'opération, le pédicule laissé dans l'intérieur de la cavité abdominale ou retenu au dehors, la méthode de la réunion de la plaie, les sutures comprenant le péritoine ou non, les symptômes de réaction, la durée de la convalescence et du traitement, l'état consécutif et les sources d'information, etc.; ce tableau du docteur Clay est le résumé de 395 opérations sur lesquelles il y a eu 212 succès et 183 insuccès (Clay, *Appendice à la traduction de Kniwish*).

---

[1] Voir pour plus de détails sur l'histoire de l'ovariotomie en Angleterre, un travail publié à Londres, en 1862, par M. Spencer Wells, et intitulé : *sur l'Histoire et les progrès de l'ovariotomie dans la Grande-Bretagne*, avec des observations sur l'opération fondées dans l'expérience personnelle de 50 ans ; par M. S. T. Spencer Wells, Londres.

Dans un autre résumé, fourni également par M. Herrera-Vegas, et qui se borne aux seules opérations pratiquées jusqu'en avril 1864, par MM. Thiler Smith, Spencer Wells, Backer Brown, Ch. Clay et Bryant, on trouve que, sur 295 opérations, il y a eu 193 succès et 102 insuccès, autrement dit, environ 2 succès sur 3 opérations ; cette proportion nous paraît être l'expression exacte de l'état actuel de l'ovariotomie, dans la Grande-Bretagne, entre les mains des hommes qui ont une pratique et une expérience suffisantes, et il est probable que les succès ne feront qu'augmenter à mesure que les chirurgiens seront plus familiarisés avec les indications de l'opération et avec les soins qu'elle réclame.

D'après ces relevés, et en supposant que des cas malheureux aient été dissimulés, ce qui arrive également pour toutes les grandes opérations, on peut conclure que l'opération de l'ovariotomie doit être aussi bien pratiquée par tous les chirurgiens que les autres opérations.

L'ovariotomie donne 35 à 40 morts sur 100 opérées. Mais que seraient devenues ces 100 malades abandonnées à elles-mêmes? Nous avons vu que les relevés des malades chez lesquelles on s'est borné à un traitement palliatif, d'après Robert Lee, que sur 100 femmes atteintes de kystes de l'ovaire, il en était mort plus de 90. D'après tous ces faits, on doit donc conclure que l'ovariotomie doit être pratiquée, toutes les fois qu'elle est indiquée et lorsqu'on se bornera à n'opérer que les cas où les indications seront bien établies, on arrivera encore à un plus grand nombre de succès.

L'ovariotomie n'a pas trouvé de chauds partisans en Allemagne, parce que les premières opérations donnèrent des résultats peu encourageants, et une statistique de

Simon Gustave *(Der extirpation der Milz am Menschen,* Gneissen, 1857) nous apprend que, sur 61 opérations, il il y en a eu 44 suivies de mort. C'est Crysmar, d'Isny (Wurtemberg), (*Bulletin de Férussac,* t. XVIII, p. 86 ; — *Journal der Chir. und Augenheilkunde,* de Hopfer, V. Grafe, t. XII, p. 62), qui a pratiqué la première opération en 1819. Sa malade mourut quelques jours après de péritonite : il fut plus heureux dans une seconde opération, pratiquée l'année suivante sur une femme de 38 ans, qui était guérie au bout de six semaines : deux ans après, elle devint enceinte et accoucha heureusement à terme. D'autres opérateurs, dont le mérite est bien connu, tels que Dohlhoff (*Expérience,* t. I, p. 625 et suiv.), Martin, Langenbeck (Clay, *Appendice à la traduction de Kniwisch*), Kniwisch, Dieffenbach (*Rust's Magazin für die gesammte Heilk,* t. XXV, l. II, p. 594), Siebold, Heyfelder, Knorre, Scanzoni, etc., ont aussi pratiqué l'ovariotomie, avec des résultats très-peu encourageants : le discrédit dont elle fut atteinte à cette époque, fut encore accru par les sarcasmes de Dieffenbach, qui la repoussait d'autant plus vivement, qu'elle avait eu entre ses mains de nombreux échecs, et jusqu'en 1856, aucune opération ne paraît plus avoir été pratiquée en Allemagne.

Pendant cette période d'expérimentation, l'ovariotomie a été repoussée, en France, par tous les chirurgiens en renom, qui prétendaient que toutes les statistiques publiées n'avaient pas toute la valeur désirable, et, loin de chercher à juger cette opération par eux-mêmes, ils la condamnaient, se basant sur les prétendus dangers qu'il y avait à ouvrir le ventre et à mettre le péritoine et les viscères abdominaux au contact de l'air; cette opinion, que les lésions traumatiques du péritoine étaient mortelles, dans l'immense majorité des cas, n'est plus aussi absolue aujourd'hui, et de nombreux faits sont venus dé· montrer que le péritoine supporte mieux les opérations et la présence de l'air qu'on ne le croyait autrefois. M. Velpeau (*Traité de médecine opératoire*, t. IV, p. 24; — *Dictionnaire en trente volumes*, t. XXII, art. *Ovaire*, p. 594), qui, en 1840, conseillait l'opération dans des cas bien déterminés, c'est-à-dire lorsque la tumeur est mobile, n'adhère pas aux intestins, ni à d'autres organes et a un pédicule peu volumineux ; le mémoire de M. A. Chereau (*Journal des connaissances méd.-chir.*, juillet 1844), qui rapportait que, sur 65 opérations, il y avait eu 42 succès, n'avaient eu aucune influence pour faire pratiquer cette opération, qui était entièrement repoussée.

Malgré l'anathème porté en France par les maîtres de la science, deux médecins de province osèrent se mettre au-dessus de l'opinion générale et tentèrent l'ovariotomie; deux malheureuses femmes vouées à une mort certaine furent sauvées. Loin de féliciter ces deux confrères sur leurs tentatives hardies et heureuses, certains qui s'empressent de les imiter aujourd'hui, et cela pour se donner plus d'importance sans doute, prétendent que ces médecins de campagne n'ont pratiqué l'ovariotomie que par hasard et sans trop savoir ce qu'ils faisaient: ceux qui voudront se donner la peine de lire leurs observations, qui sont très-détaillées, seront bien vite convaincus que ce n'est pas par hasard, comme l'avait fait Laumonier, qu'ils avaient eu recours à l'ovariotomie, mais bien de propos délibéré, et parce que c'était la seule ressource qui restait à leur disposition pour guérir leurs malades.

La première opération, pratiquée le 29 avril 1844, appartient à M. le docteur Woyerkowsky (*Journal de médec. et de chirurg. prat.* Paris, 1847) de Quingez (Doubs). Il s'agissait d'une tumeur ovarique du poids de 3^{kil},250, compliquée d'une ascite considérable. 25 jours après l'opération, la malade était guérie, et depuis elle a eu deux enfants. Dans la même année, M. Rigaud, professeur à l'École de médecine de Strasbourg (*Gazette médicale de Strasbourg*, 1852), opéra une femme de 32 ans ; il s'agissait d'un kyste multiloculaire mobile, sans adhérences, du poids de 4 kilogr. environ. L'opération n'a pas été achevée et la malade est morte de péritonite le quatrième jour. La seconde opération, faite avec succès, a été pratiquée, le 15 septembre 1847, par M. Vaullégeard [de Condé-sur-Noireau (Calvados)] (*Journal des connaiss. méd.-chir.* Juin 1848) ; la tumeur ovarique pesait 9 kilogr., et 25 jours après, la guérison était complète. C'était chez une jeune fille de 25 ans, qui, dans l'espace de 3 ans, avait été ponctionnée 52 fois pour une ascite qui compliquait la maladie ; chaque ponction avait donné issue à 25 ou 30 litres de liquide. En 1849 (*Bulletin de la Société de chirurgie,* t. II), M. Maisonneuve a pratiqué l'ovariotomie sur une jeune religieuse de l'hôpital Cochin ; la malade mourut 22 heures après l'opération.

En 1852, M. Back (de Strasbourg) (*Gazette médic. de Strasbourg*, 1852, p. 424) fait sans succès une ovariotomie, de même que M. Jobert (de Lamballe) en 1856 (*Bulletin de l'Académie de médec.*; 18 novembre 1856, t. XXII, p. 142. Enfin en 1859, MM. Herrgott et Michel (*Gazette médic. de Strasbourg*, 1859) tentent cette opération qui ne réussit pas. Je ne fus pas plus heureux sur une femme que j'ai opérée, le 28 février 1859, à Saint-Germain-en-Laye ; la malade, qui était atteinte d'une tumeur fibreuse dégénérée, mourut d'hémorrhagie quelques heures après l'opération. (*Gazette des hôpit.*, p. 571, séance de la Société de chirurgie, 28 novembre 1861. Cette observation est rapportée au chapitre du diagnostic des kystes des ovaires.)

Ces opérations forment ce qu'on pourrait appeler la première période de l'ovariotomie en France, et prouvent que les chirurgiens français, avant la brochure de M. J. Worms et le voyage de M. Nélaton à Londres, s'é-taient montrés peu partisans de cette opération, malgré le vigoureux plaidoyer fait par le professeur Cazeaux à l'Académie de médecine en 1856. Ce savant médecin, lors de la mémorable discussion, à l'Académie de méde-cine, sur le traitement des kystes de l'ovaire par les injections iodées, après un résumé appréciatif des diverses méthodes opératoires qui avaient été discutées, termina son discours par une énergique protestation contre l'ana-thème dont l'Académie tout entière avait frappé l'opéra-tion de l'ovariotomie, et, seul, il osa défendre cette grande et belle conquête de la chirurgie moderne, en disant :
« Mais enfin, n'y a-t-il rien de mieux à faire, dans ces cas
« malheureux, que d'abandonner les malades à une mort
« certaine? Je ne veux que toucher à cette question, car
« je sais que ma réponse rencontrera, dans cette enceinte,
« peu de sympathies, et que, pour la justifier, je serais
« forcé d'entrer dans de trop longs développements... Je
« crois qu'avant de proscrire, il faut examiner, et qu'on
« n'a pas assez sérieusement examiné... Réservée pour les
« kystes multiloculaires et aréolaires, pour ceux dont le
« liquide est albumineux ou gélatineux, je n'hésite pas à
« déclarer que, dans ma conviction, l'opération est plei-
« nement justifiable.

« Or n'oublions pas, ajoutait-il, qu'il s'agit d'un kyste

« de l'ovaire, et d'un kyste de la pire espèce ; que lorsque
« ces tumeurs malignes ont acquis un volume considéra-
« ble, elles tuent dans un temps très-court, et qu'avant
« de tuer, elles déterminent des souffrances telles, que
« pour plusieurs de ces malheureuses, la mort semble pré-
« férable à la vie. Eh bien, dans ces circonstances, on
« vient proposer une opération qui a déjà donné de nom-
« breux succès, et vous la rejetez avec dédain ; eh bien, je
« dis que votre indignation n'est pas légitime, et que vous
« n'avez pas le droit de ne pas instruire les familles des
« ressources qu'elle offre aux malades. Tous les jours les
« chirurgiens pratiquent des opérations tout aussi graves,
« pour des maladies dont les indications ne sont pas plus
« pressantes. »

Il était donc vrai, qu'à cette époque encore si peu éloignée
de nous, 1856, l'opération de l'ovariotomie était repoussée par tout le monde en France, et cela malgré l'opinion
de M. Velpeau, qui admettait l'ovariotomie dans des cas
bien déterminés, malgré les faits cités par M. Chereau,
qui faisait connaître les résultats de 65 opérations qui
avaient fourni 42 succès et 23 morts, malgré les succès
obtenus par MM. Voyerkowsky et Vaullégeard. Cette résistance à l'ovariotomie n'a rien qui doive surprendre,
quand on se rappelle toutes les objections qui ont été
faites à la lithotritie, à l'amputation du maxillaire, à l'extraction et à l'amputation des polypes utérins, aux injections iodées, etc. Eh bien, malgré toutes ces oppositions
à outrance, ces opérations n'en ont pas moins pris, dans
la science, un droit de domicile que rien désormais ne
pourra leur enlever ; il en sera de même pour l'ovariotomie, lorsque le temps et l'expérience l'auront encore
perfectionnée.

La vive protestation de Cazeaux n'est donc pas restée stérile, et plusieurs chirurgiens, préoccupés comme lui des dangers que font courir aux malades les kystes multi-loculaires de l'ovaire, se sont empressés d'étudier cette opération et de recueillir tous les documents qui lui sont relatifs; les uns, comme M. Ch. Bernard (*Archives génér. de méd.*, octobre 1858) et surtout M. Jules Worms (*Gazette hebdomadaire de méd. et de chirurgie*, 1860), ont cherché à établir le bilan des résultats de cette opération, prati-quée en Amérique, en Angleterre et en Allemagne : M. Worms, analysant avec sévérité toutes les observations, est arrivé à une conclusion des plus encourageantes ; son travail, fait avec un soin tout particulier, n'a pas laissé que d'avoir une grande influence sur l'esprit des chirurgiens français. D'autres, comme M. Nélaton[1], désireux de bien connaître et de juger une question aussi importante, sont allés en Angleterre voir opérer les chirurgiens de ce pays, suivre les malades et constater les résultats.

C'est à partir de ce moment surtout, qu'on a commencé en France à considérer l'ovariotomie comme parfaitement acceptable, et que de rares chirurgiens ont osé la pratiquer, mais, nous devons le dire, dans des cas très-graves et chez des malades qui avaient à peine la force de subir une telle opération, tant elles étaient épuisées et dans de mauvaises conditions ; il y a eu des succès, mais le nom-bre des insuccès a été bien plus considérable.

Cette question de l'ovariotomie était donc devenue l'objet d'une attention toute particulière, à mesure que les journaux de médecine ne cessaient d'enregistrer avec soin

---

[1] C'est le 25 octobre 1861, que M. Nélaton fit, à l'hôpital des Clini-ques, une leçon sur les cinq opérations d'ovariotomie, qu'il avait vu pratiquer à Londres par Baker Brown.

tous les succès annoncés par la presse étrangère, et ces succès paraissaient entourés d'une authenticité de si bon aloi et appartenaient à des hommes si considérables dans la science, que le doute s'affaiblissait de plus en plus, et que chacun se demandait pourquoi l'ovariotomie n'était pas pratiquée en France, alors qu'elle fournissait de si beaux succès à l'étranger. C'est sur ces entrefaites, et nous devons lui en rendre grâce, que M. J. Worms, médecin aussi instruit que bon observateur, et auquel les langues anglaise et allemande sont aussi familières que la langue française, prit la résolution de voir par lui-même, et, pour résoudre cette question importante, il voulut s'assurer si les opérations d'ovariotomie pratiquées en Angleterre avaient toute la valeur désirable; non-seulement il analysa toutes les observations publiées, mais il prit la peine de les étudier à leur source, de se mettre en relation avec les chirurgiens et les malades opérées, et de cette étude, faite avec beaucoup d'intelligence, il résulta un mémoire très-important, qui fut publié dans la *Gazette hebdomadaire*. Cette appréciation si rigoureuse et si consciencieuse de M. J. Worms, sur l'extirpation des ovaires, a eu, comme nous le disions plus haut, une grande influence sur l'opinion des chirurgiens français et les a amenés à examiner sérieusement une opération qu'ils avaient rejetée jusqu'alors, dominés qu'ils étaient par cette opinion qu'il fallait s'abstenir, autant que possible, de toute opération sur le péritoine. Ce qui donne plus de valeur au travail de M. J. Worms, c'est qu'il s'est bien gardé, dans l'étude qu'il a faite de l'ovariotomie, de s'attacher aux seuls résultats des statistiques; il a fait mieux... il a choisi avec soin et avec intelligence, parmi les observations publiées, celles qui se distinguaient par la plus grande précision et la plus grande authenticité, et les prenant pour point de départ de son examen, il est arrivé à cette conclusion, que l'ovariotomie était une précieuse ressource, et que, sans nul doute, elle sauverait un jour dans notre pays bien des existences.

Jusque-là, les opérations qui avaient été pratiquées en France n'étaient guère de nature à entraîner les chirurgiens, d'autant mieux que les insuccès avaient été plus remarqués, que les deux seuls succès obtenus par nos deux confrères de province, MM. Woyerkowsky et Vaullégeard, ces succès avaient laissé si peu de trace, qu'ils étaient pour ainsi dire oubliés ou considérés comme des faits sans importance, puisque personne ne les rappela, au moment où l'Académie, en 1856, condamnait si formellement l'ovariotomie.

Dans cette première période de l'ovariotomie en France, nous ferons remarquer avec quelle timidité, quelle hésitation, quelle inexpérience, les opérateurs agissaient, à ce point que l'un d'eux, M. Rigaud (de Strasbourg), n'ose pas terminer une opération qui, comme l'autopsie est venue le démontrer, offrait toutes les chances d'une réussite, tant la tumeur ovarique se trouvait dans de bonnes conditions pour être extirpée. En 1860, le bilan de l'ovariotomie en France était donc de deux succès et six insuccès sur huit opérations.

A partir de cette époque, et surtout après la publication du travail de M. J. Worms et le voyage de M. Nélaton à Londres, en 1861, d'où il revint plein d'enthousiasme pour l'extirpation des ovaires, faisant un énergique appel aux chirurgiens et les engageant à se défier des craintes exagérées que cette opération leur faisait concevoir, commence en France la seconde période de l'ovariotomie.

Parmi les chirurgiens qui résolurent de pratiquer cette opération, celui qui le premier eut l'occasion de la tenter, fut M. A. Richard. Malheureusement sa malade, opérée dans les environs de Troyes, succomba 15 ou 20 heures après l'opération. Un autre chirurgien de Paris, M. Demarquay, ne fut pas plus heureux ; une jeune fille de 19 ans, qu'il opéra, le 2 février 1862, à Saint-Germain-en-Laye, mourut 3 jours après l'opération ; puis après vinrent d'autres chirurgiens, MM. Kœberlé, Nélaton, Boinet, Parisse (de Lille), Desgranges et Valette (de Lyon), Maisonneuve, Landouzy et Luton (de Reims), Daviers (d'Angers), Huguier, Regnault (de Rennes), Lacroix (de Béziers), Berrut (de Marseille), Péan, etc., qui tentèrent cette opération et plusieurs d'entre eux eurent de remarquables succès. Dans un relevé statistique des opérations pratiquées en France, que nous donnerons plus loin, nous indiquerons le nom des opérations et leur résultat, et sur 122 opérations que nous avons pu réunir jusqu'au 31 mars 1867, nous avons trouvé 49 succès et 73 insuccès.

Il est bien certain, que malgré le zèle que j'ai mis à rechercher toutes les opérations d'ovariotomie pratiquées en France, j'ai dû en laisser échapper plusieurs, surtout parmi celles qui n'ont pas été publiées, et, à n'en pas douter, ce sont les insuccès qui sont restés inédits. Je sais, par exemple, que M. Kœberlé a fait un grand nombre de ces opérations. J'aurais été heureux d'en connaître le chiffre pour que mon relevé fût plus complet, mais l'habile chirurgien de Strasbourg, à qui je me suis adressé, n'a pas jugé convenable de me répondre ; je n'ai donc pu tenir compte que des opérations qu'il a publiées. La dernière opération qu'il a publiée, dans la *Gazette des hôpitaux*, a été pratiquée le 22 janvier 1866 ; or, à cette

époque, d'après mon relevé, M. Kœberlé avait pratiqué
24 opérations; toutes celles qu'il a pratiquées depuis le
22 janvier jusqu'à ce jour, 31 mars 1867, manquent. Dans
une note que ce savant confrère a publiée dans la *Gazette
des hôpitaux*, le 7 juillet 1866, page 314, il ne donne le
relevé que de ses 14 premières opérations. Pourquoi dans
ce relevé, publié en juillet 1866, ne trouve-t-on pas le
chiffre des opérations qu'il a faites en 1865 et 1866, jusqu'au 7 juillet? Est-ce que ses résultats auraient été moins
favorables et seraient venus changer la proportion de ses
succès? Dans le mémoire qu'il a publié sur l'ovariotomie,
il s'arrête à sa douzième opération, pratiquée le 23 juin
1864, quoique son mémoire n'ait été publié qu'en 1865.
Malgré bien des recherches, nous n'avons pu trouver la
quatorzième opération de M. Kœberlé; sa treizième opération est du 12 septembre 1864 et la quinzième du 13 février 1865. La quatorzième opération a-t-elle été publiée?
Tout ce que nous avons appris en parcourant la *Gazette
des hôpitaux*, à la page 314, année 1866, c'est que cette
quatorzième opération a été un cas de mort, due à une ligature perdue, et que la malade a succombé à une résorption purulente; c'est donc un cas d'insuccès que j'ai dû
ajouter à mon relevé général. Quoi qu'il en soit, et malgré les lacunes que nous venons de signaler, le nombre
des femmes ovariotomisées en France nous paraît assez
élevé pour qu'on puisse porter un jugement sur l'ovariotomie, alors même que nous n'aurions pas, pour nous aider
dans cette appréciation, tous les faits publiés à l'étranger.

L'historique que nous venons de faire nous montre
quelle est la marche que l'ovariotomie, née au sein de la
chirurgie américaine, a suivie jusqu'ici. Accueillie avec
défiance en Europe, elle a été admise avec enthousiasme

par les uns, et repoussée avec méfiance par les autres ;
aujourd'hui même que les faits sont nombreux, elle n'a
pas encore reçu une adhésion unanime, mais elle n'en
aura pas moins sa place dans la pratique chirurgicale, où
personne aujourd'hui ne conteste plus son admissibilité
dans des cas bien déterminés.

Avant de décrire l'opération, ses indications et ses
contre-indications, etc., nous allons d'abord présenter
très-succinctement tous les faits de notre pays que nous
avons pu réunir, après quoi nous rappellerons les résu-
més des différentes statistiques étrangères que nous avons
pu consulter. Nous espérons que cette manière de faire
dissipera les préventions de ceux qui jusqu'ici ont re-
poussé cette opération, et que les idées théoriques qui
interdisaient, pour ainsi dire, jusqu'à la pensée d'une
semblable opération disparaîtront devant l'expérience.

Le tableau suivant renferme toutes les opérations pratiquées en France, jusqu'au 31 mars 1867, et qu'il nous
a été possible de recueillir, qu'elles aient été publiées ou
non. Nous les rapporterons par ordre de dates, en men-
tionnant le nom des opérateurs, l'âge des malades, leur
état de santé au moment de l'opération, les complications
qu'elles ont présentées, le lieu où elles ont été pratiquées, et enfin leur résultat définitif.

ANALYSE DE 129 CAS D'OVARIOTOMIES PRATIQUÉES EN FRANCE JUSQU'AU 31 MARS 1867.

———

LAUMONIER,
5 janvier 1781.
Succès.

Laumonier (de Rouen) opère par *incision* un kyste de l'ovaire, le 5 janvier 1781. (*Mémoires de la Société royale de médecine de Paris*, t. V, 1782.)

WOYERKOWSKY,
avril 1844.
Succès.

Woyerkowsky [de Quingey (Doubs)] extirpe une tumeur de l'ovaire pesant $3^{kil},200$ et compliquée d'une ascite. Guérison. — Plusieurs enfants après l'opération, avril 1844. (*Revue médico-chirurgicale*, 1847.)

RIGAUD,
juillet 1844.
Insuccès.

Le professeur Rigaud (de Strasbourg) fait, en juillet 1844, une ovariotomie qu'il n'achève pas. (*Gazette médicale de Strasbourg*, 1852.)

VAULLÉGEARD,
septembre 1847.
Succès.

Vaullégeard [de Condé-sur-Noireau (Calvados)] opère une malade, septembre 1847. — Succès complet. La tumeur kystique pesait 9 kil. (*Journal des connaissances médico-chirurgicales*, 1847.)

MAISONNEUVE,
5 octobre 1848.
Insuccès.

Maisonneuve opère une jeune religieuse de l'hôpital Cochin, le 5 octobre 1848. — Mort vingt-deux heures après l'opération. (*Thèse de concours pour l'agrégation. Bulletin de la Société de chirurgie.*)

BACK,
1852.
Insuccès.

Back (de Strasbourg) opère une malade sans succès. (*Gazette médicale de Strasbourg*, 1852.)

JOBERT,
18 novembre 1856.
Insuccès.

Jobert (de Lamballe) enlève un kyste chez une malade, qui succombe promptement. (*Bulletin de l'Académie de médecine*, 18 novembre 1856, t. XXII, p. 142.)

HERRGOTT,
23 novembre 1858.
Insuccès.

Hergott et Michel (de Strasbourg) font sans succès une ovariotomie le 23 novembre 1858. (*Gazette médicale de Strasbourg*, p. 31. — 1859.)

BOINET,
28 février 1859.
Insuccès.

Boinet, dans le courant de février 1859, enlève une tumeur fibreuse dégénérée sur une femme âgée. La malade extrêmemnt faible est promptement enlevée par l'hémorrhagie. (*Gazette des hôpitaux*, p. 571. — 1861. *Bulletin de la Société de chirurgie.*)

Ces opérations forment ce qu'on pourrait appeler la première période de l'ovariotomie en France, et prouvent que plusieurs chirurgiens, avant la brochure de M. Worms et le voyage de M. Nélaton à Londres, s'étaient montrés partisans de cette opération. Elles n'étaient guère de nature, il est vrai, à entraîner les chirurgiens, d'autant mieux que les insuccès avaient été plus remarqués que les deux succès obtenus par MM. Woyerkowski et Vaullégeard. C'est en 1861 seulement que commence la seconde période de l'ovariotomie ; la première opération en date est celle de M. A. Richard.

Richard, avril 1861. Insuccès.	A. Richard opère, dans les environs de Troyes, une jeune fille forte, fraîche et vigoureuse qui meurt en quinze ou vingt heures. Nul autre renseignement sur cette opération. (*Gazette hebdomadaire,* p. 531, — 1862.)
Demarquay, 2 février 1862. Insuccès.	Le 2 février 1862, M. Demarquay fait une ovariotomie, à Saint-Germain-en-Laye, sur une jeune fille de 19 ans. Kyste volumineux, sans adhérence. — Une seule ponction. Mort trois jours après. (*Gazette médicale,* p. 531, — 1862.)
Kœberlé, 2 juin 1862. Succès.	Kœberlé (de Strasbourg) fait sa première opération d'ovariotomie, le 2 juin 1862, sur une femme de 26 ans de bonne constitution. Kyste multiloculaire, adhérences épiploïques. — Guérison. (*Observation adressée à l'Académie de médecine, le 1er juillet 1862.*)
Nélaton, 17 juin 1862. Succès.	La première opération de M. Nélaton date du 17 juillet 1862 ; elle est faite sur une femme de 26 ans. Kyste multiloculaire avec adhérences nombreuses. Une ponction. Tétanos le vingt et unième jour de l'opération. — Mort. (*Maison de santé Duval à Neuilly.*)
Nélaton, 29 juin 1862. Succès.	Femme âgée de 41 ans, ayant subi treize ponctions ; constitution détériorée. Kyste multiloculaire non adhérent, compliqué d'ascite. — Ovariotomie à

Montrouge, près des fortifications. — Guérison.
(*Gazette des hôpitaux*, 21 août 1862.)

DEMARQUAY,
22 juillet 1862.
Insuccès.

Ovariotomie pratiquée, avenue de Saint-Cloud, sur une
femme de 39 ans. — Six ponctions. — Kyste multiloculaire, adhérences fortes et nombreuses. —
Mort vingt-quatre heures après. (*Gazette médicale*,
p. 799, — 1862.)

NÉLATON,
août 1862.
Insuccès.

Dans le courant d'août 1862, M. Nélaton pratique une
troisième opération. — Mort. (*Cette observation n'a
pas été publiée et les détails en sont inconnus.*)

PARISSE,
4 août 1862.
Insuccès.

A Lille, M. Parisse extirpe un kyste multiloculaire
volumineux avec adhérences faciles à rompre. Cinq
ponctions, péritonite. — Mort trente-deux heures
après. (*Gazette hebdomadaire*, 26 septembre 1862.)

DESGRANGES,
10 septemb. 1862.
Succès.

A Lyon, une femme de 38 ans, de bonne constitution,
est opérée par M. Desgranges d'un kyste mulitlocu-
laire ayant de larges adhérences. Guérison. (*Publiée
dans un mémoire de M. Desgranges.*)

A. RICHARD,
11 septemb. 1862.
Insuccès.

Ovariotomie pratiquée à Bellevue, près Paris ; kyste
multiloculaire volumineux, adhérences solides. —
Mort vingt-quatre heures après. (*Observation non
publiée.*)

BOINET,
15 septemb. 1862.
Succès.

Femme de 30 ans, bonne constitution, kyste uniloculaire renfermant à sa base plusieurs petits kystes et dans
l'épaisseur de ses parois une tumeur de la grosseur
d'un œuf d'oie. Cinq ponctions, cinq injections iodées. Ovariotomie pratiquée à Bellevue. — Guérison.
(*Gazette hebdom.*, 1862.) *Mémoire sur l'ovariotomie.*

KŒBERLÉ,
29 septemb. 1862.
Succès.

Dame de 37 ans, bonne santé. — Une ponction antérieure, kyste multiloculaire avec adhérences. —
Ovariotomie double. — Guérison. (*De l'Ovariotomie*,
par M. Kœberlé, 1865.)

KŒBERLÉ,
4 décembre 1862.
Succès.

Agée de 21 ans, mariée, bonne santé. Kyste multiloculaire adhérent à l'épiploon. — Ovariotomie, guérison. (*Mémoire de Kœberlé.*)

MAISONNEUVE.
7 septembre 1862.
Insuccès

Ovariotomie pratiquée à *l'Hôtel-Dieu*, sur une femme
de 35 à 40 ans. Opération inachevée. — Mort quelques heures après. (*Observation non publiée.*)

A. RICHARD,
8 octobre 1862.
Insuccès.

Femme Gèdre, âgée de 23 ans, opérée à Rueil. Kyste multiloculaire volumineux. — Adhérences nombreuses. — Mort par hémorrhagie trente-six heures après l'opération. (*Observation non publiée.*)

KŒBERLÉ,
20 décembre 1862.
Succès.

Demoiselle de 23 ans, bonne constitution. — Six ponctions antérieures. Kyste multiloculaire droit. — Adhérences. — Guérison. (*Mémoire de M. Kœberlé.*)

NÉLATON,
janvier 1863.
Insuccès.

Dans les premiers jours de janvier 1863, ovariotomie *à l'hôpital des Cliniques.* — Femme jeune, kyste uniloculaire sans adhérences, pédiculé. — Péritonite. — Mort quatre jours après l'opération. (*Observation non publiée.*)

NÉLATON,
14 janvier 1863.
Insuccès.

Ovariotomie pratiquée *à l'hôpital des Cliniques.* — Mort quelques jours après l'opération, aucun autre renseignement. (*Observation non publiée.*)

MAISONNEUVE,
23 janvier 1863.
Insuccès.

Assisté de M. Robert, M. Maisonneuve opère en ville (Paris) un kyste multiloculaire volumineux. — Mort, point de renseignements. (*Observation non publiée.*)

KŒBERLÉ,
8 février 1863.
Insuccès.

Religieuse de 38 ans, santé assez bonne. Kyste multiloculaire droit. Adhérences lâches, pédicule court. — Mort le troisième jour. (*Mémoire cité.*)

VALETTE,
14 février 1863.
Insuccès.

A Lyon, M. Valette opère une femme de 38 ans. — Sept ponctions antérieures, kyste multiloculaire — Ovariotomie double. — Mort attribuée au choc de l'opération. (*Gazette des hôpitaux.*)

A. RICHARD.
26 mars 1863.
Insuccès.

Ovariotomie pratiquée à Romainville (banlieue de Paris), M. Nélaton étant présent. — Mort, renseignements nuls. (*Observation non publiée.*)

LANDOUZY,
mars 1863.
Insuccès.

A Reims, Landouzy pratique une ovariotomie sans succès. — Mort, aucun renseignement. (*Observation non publiée.*)

LUTTON,
mars 1863.
Insuccès.

Sans plus de succès, M. Lutton a opéré à Reims une malade qui a promptement succombé. — Point de renseignements. (*Observation non publiée.*)

DEMARQUAY,
mars 1863.
Insuccès.

Femme de 28 à 30 ans. — Kyste multiloculaire sans adhérences, péritonite. — Mort dix jours après l'opération. — Opération à la campagne. (*Observation communiquée par M. Demarquay.*)

KŒBERLÉ,
20 avril 1863.
Succès.

Ovariotomie double, extirpation d'une tumeur fibreuse de la matrice, du poids de 7 kil., amputation sus-vaginale de la matrice. — Femme de 30 ans, de bonne constitution et de bonne santé. — Guérison. (*Mémoire cité.*)

DAVIERS,
23 mai 1863.
Succès.

Aux environs d'Angers, assisté de MM. Nélaton, Denonvilliers, Gallard, etc., M. Daviers opère la femme Berthelet, âgée de 47 ans, constitution faible, amaigrissement considérable, fièvre continue. — Deux ponctions antérieures. Kyste uniloculaire, liquide purulent, filant. — Faibles adhérences en arrière. — Guérison rapide. (*Communiquée par M. Daviers, d'Angers.*)

KŒBERLÉ,
15 juin 1863.
Insuccès.

Demoiselle de 30 ans, forte constitution. Kyste multiloculaire gauche sans adhérences. — Ovariotomie double, péritonite. — Mort le septième jour. (*Mémoire cité.*)

HUGUIER,
16 juin 1863.
Insuccès.

Jeune Anglaise de 20 ans, belle santé, forte constitution. Kyste multiloculaire ; adhérences solides et nombreuses. — Opération à Bellevue près Paris, péritonite. — Mort quarante-cinq heures après. (*Observation non publiée.*)

CUSCO,
1863.
Insuccès.

M. Cusco opère, *à l'Hôpital de la Riboisière*, un kyste multiloculaire compliqué d'adhérences fortes et étendues. — Mort rapide. (*Observation non publiée.*)

KŒBERLÉ,
16 juillet 1863.
Succès.

Vieille demoiselle de 45 ans, bonne constitution. Kyste multiloculaire, adhérences solides. — Guérison. (*Mémoire cité.*)

GOSSELIN,
juillet 1863.
Insuccès.

A Vitry-sur-Seine, M. Gosselin opère une jeune femme sans succès, bonne constitution. Kyste multiloculaire, adhérences nombreuses. — Mort vingt-quatre heures après. (*Observation non publiée.*)

REGNAULT,
21 août 1863.
Succès.

A Rennes, M. Regnault opère une jeune fille de 19 ans, bonne constitution. — Une ponction. — Succès rapide et complet. (*Gazette des hôpitaux,* 1863.)

KŒBERLÉ,
19 octobre 1863.
Insuccès.

Dame de 43 ans, de Lyon, bonne constitution. Kyste multiloculaire. Ovariotomie double, péritonite. — Mort le quatrième jour. (*Mémoire cité.*)

LACROIX,
24 octobre 1863.
Succès.

A Béziers, M. Lacroix enlève une tumeur abdominale du poids de $3^{kil},700$. — Guérison rapide. (*Communiquée à la Société de chirurgie. — Mémoires de la Société de chirurgie.*)

BOINET,
15 novembre 1863.
Insuccès.

Femme de 43 ans, mauvaise constitution, affaiblissement considérable, tumeur fibreuse prise pour kyste de l'ovaire, adhérences, ligature des deux trompes. Ablation sus-vaginale de la matrice, péritonite. — Mort le cinquième jour (opérée à Bellevue).

SERRE,
9 janvier 1864.
Succès.

A Alais, M. Serre opère une jeune fille de 20 ans, excellentes conditions de santé, kyste uniloculaire droit. — Trois ponctions antérieures, adhérences faibles. — Guérison. (*Communiquée à la Société de chirurgie. — Mémoires de la Société.*)

BOINET,
22 mars 1864.
Insuccès.

Dame de 49 ans, bonne constitution, beaucoup d'embonpoint. Kyste multiloculaire cancéreux, adhérences lâches. Opération en province, péritonite. — Mort à la fin du troisième jour.

KŒBERLÉ,
30 avril 1864.
Succès.

Agée de 34 ans, bonne constitution, kyste multiloculaire droit. — Une ponction, adhérences légères. — Guérison. (*Mémoire cité.*)

DEMARQUAY,
mai 1864.
Insuccès.

Femme de 39 ans, épuisée, maigre, dans le marasme; fièvre hectique, péritonite chronique purulente. Kyste multiloculaire suppuré, adhérences étendues et solides. Opération aux Batignolles. — Mort rapide. (*Communiquée par l'auteur.*)

KŒBERLÉ,
4 juin 1864.
Succès.

Dame de 31 ans, bonne constitution, embonpoint. Kyste multiloculaire, fortes adhérences. — Ovariotomie. — Guérison. (*Mémoire cité.*)

KŒBERLÉ,
23 juin 1864.
Succès.

Agée de 40 ans, ayant eu un enfant, bonne constitution. Kyste uniloculaire, sans adhérences, ovariotomie. — Succès complet. (*Mémoire cité.*)

MAISONNEUVE,
3 juillet 1864.
Insuccès.

Ovariotomie pratiquée *à l'Hôtel-Dieu*, pour un kyste multiloculaire, péritonite. — Mort le cinquième jour, aucun autre renseignement. (*Observation non publiée.*)

BOINET,
26 juillet 1864.
Succès.

Dame de 50 ans, santé affaiblie, constitution bonne, deux kystes, l'un séreux, l'autre multiloculaire purulent. — Cinq ponctions, cinq injections, opérée à la campagne ; ablation du kyste séreux droit, adhérences intimes et indestructibles du kyste gauche. Ponction de ce kyste. — Guérison.

La malade est morte huit mois après cette opération.

Kœberlé,
12 septemb. 1864.
Succès.

Femme de 38 ans, maigre, bonne constitution, une ponction, une injectien iodée. Kyste multiloculaire, adhérences étendues et solides. Ovariotomie double. — Guérison. (*Mémoire cité.*)

Kœberlé,
1864.
Insuccès.

Nota. — Dans la *Gazette des hôpitaux*, p. 314, — 1866, M. Kœberlé déclare avoir fait jusqu'à la fin de l'année 1864, quatorze ovariotomies ; je n'ai trouvé publiée nulle part la quatorzième observation, qui serait un *insuccès*, et je me suis demandé, sans pouvoir le comprendre, pourquoi, le 7 juillet 1866, en parlant des quatorze premières opérations d'ovariotomie qu'il a faites, M. Kœberlé, ne dit mot des opérations qu'il a pratiquées en 1865 et jusqu'au 7 juillet 1866.

Berrut,
24 octobre 1864.
Succès.

A Marseille, M. Berrut opère une femme de 53 ans, ayant subi neuf ponctions, bonne constitution. Kyste multiloculaire, adhérences faibles. — Guérison. (*Observation communiquée à la Société de chirurgie et publiée dans ses Mémoires.*)

Péan,
novembre 1864.
Succès.

Italienne de 30 ans, constitution frêle et délicate, cinq enfants, état général très-grave au moment de l'opération. Kyste multiloculaire, adhérences solides, opérée avenue de Clichy. — Guérison. (*Présentée à l'Académie de médecine, 25 juillet 1865.*)

Descranges,
novembre 1864.
Succès.

Jeune fille de 21 ans, bonne constitution, une ponction. Kyste multiloculaire, adhérences épiploïques très-faibles. Ovariotomie. — Guérison, éventration, quelques mois après la guérison, maintenue à l'aide d'une ceinture.

Gayet,
11 février 1865.
Insuccès.

A Lyon, M. Gayet pratique une ovariotomie qui n'est pas suivie de succès. — Aucun détail. (*Observation non publiée.*)

Kœberlé,
13 février 1865.
Succès.

Malade de 45 ans, bonne constitution, deux ponctions. Kyste uniloculaire droit, ovariotomie. — Guérison. (*Gazette des hôpitaux*, p. 464, — 1866.)

Kœberlé, 21 février 1865. Insuccès.	Dame de 50 ans, mauvaise santé, œdème, kyste multiloculaire droit, adhérences solides et très-étendues, ovariotomie, résorption purulente.— Mort. (*Gazette des hôpitaux*, 1866.)
Kœberlé, 19 avril 1865. Succès.	Agée de 35 ans, mariée, bonne santé, kyste multiloculaire de l'ovaire droit, non adhérent. — Guérison. (*Gazette des hôpitaux*, 1866.)
Richet, 19 avril 1865. Insuccès.	Jeune fille de 17 ans, bien portante, belle santé, bonne constitution, kyste uniloculaire simple, séreux, non adhérent, long pédicule, opérée *à l'hôpital de la Pitié*. — Mort. (*Union médicale*, 1865.)
Demarquay, avril 1865. Insuccès.	Jeune femme de 36 ans, kyste multiloculaire, adhérences, opérée à Neuilly, péritonite. —Mort trente-six heures après l'opération. (*Communiquée par l'opérateur.*)
Maisonneuve, 6 mai 1865. Insuccès.	Ovariotomie pratiquée à Belleville, près Paris, kyste multiloculaire. — Mort vingt-quatre heures après, aucun autre renseignement. (*Observation non publiée.*)
Leroux, mai 1865. Insuccès.	A Versailles, M. Leroux enlève un kyste multiloculaire adhérent. — Mort vingt-quatre heures après l'opération. (*Observation non publiée.*)
Kœberlé, 51 mai 1865. Succès.	Mariée, 26 ans, bonne constitution, belle santé, a eu trois enfants. Kyste multiloculaire avec adhérences intestinales et épiploïques peu résistantes, ovariotomie. -- Guérison. (*Gazette des hôpitaux.*)
Boinet, 14 juin 1865. Succès.	23 ans, bonne constitution, bonne santé mais affaiblie, kyste multiloculaire, adhérences épiploïques faciles à rompre, pédicule court. — Guérison.
Kœberlé, 12 juillet 1865. Insuccès.	Sage-femme, 72 ans, forte constitution, ponctions nombreuses, kyste multiloculaire gauche, non adhérent, péritonite. — Mort. (*Gazette des hôpitaux*, observation XIX° de M. Kœberlé.)
Labbé (Léon), 19 juillet 1865. Succès.	Ovariotomie pratiquée avec succès, aucun renseignement sur cette observation, qui n'a pas été publiée. La malade a été présentée guérie à l'Académie de médecine, le 17 octobre 1865.

CouRTY,
26 juillet 1865.
Succès.

Vieille fille de **40 ans**, atteinte d'aliénation mentale, kyste multiloculaire non adhérent, ovariotomie. — Guérison: présentée à l'Académie des sciences, le 25 septembre 1865. (*Gazette des hôpitaux*, p. 462, — 1865.)

Péan,
juillet 1865.
Succès.

Dame de **38 ans**, constitution délicate, sept enfants, état général très-mauvais, péritonite suppurée, kyste multiloculaire droit, nombreuses adhérences. Opération faite à Paris, près les fortifications. — Guérison. (*Présentée à l'Académie*, le 16 janvier 1866.)

Péan,
1865,
Insuccès.

Opération pratiquée probablement dans le courant de l'année 1865. — Dame de **40 ans**, un enfant, état général mauvais, maigreur extrême, tumeur de l'ovaire droit, compliquée d'ascite, adhérences fortes et nombreuses. — Mort le lendemain de l'opération. (*Opuscule de M. Péan sur l'Ovariotomie.*)

Nota.— Cette observation laisse beaucoup à désirer, la date et le lieu de l'opération ne sont pas indiqués, ni la nature de la tumeur, etc.

Kœberlé,
6 septembre 1865.
Succès.

32 ans, bonne santé, kyste multiloculaire droit, adhérences, ovariotomie, guérison. (*Gazette des hôpitaux*, 1866.)

Boinet,
6 septembre 1865.
Succès.

Dame de **48 ans**, bonne constitution ordinaire, mais affaiblie par la maladie, deux ponctions, deux injections iodées. Kyste multiloculaire, adhérences épiploïques. Opérée à Versailles. — Mort le dixième jour, par suite de l'arrachement de la ligature, dû à une imprudence de la malade.

Nota. — Je compte ce cas comme un succès, parce que la malade pouvait être considérée comme guérie. Le huitième jour de l'opération, cette malade, d'un caractère très-violent et excentrique, se trouvait si bien qu'elle voulut se lever, prétendant que je la tenais au lit inutilement ; elle se mit en colère contre ses gardes et les chassa, parce qu'elles voulaient s'y opposer; le médecin qui la gardait ne put la convaincre du danger auquel elle pouvait s'exposer. Elle se leva, il n'en advint rien de fâcheux : la plaie abdominale était entièrement cicatrisée, les fils étaient enlevés, il ne restait plus que la ligature du pédicule. Malgré toutes mes recommandations, elle se leva de nouveau le lendemain ; mais cette fois, elle éprouva en s'asseyant brusquement, une douleur très-vive dans le bas-ventre, comme si quelque chose s'était déchiré. C'était la ligature du pédicule qui s'était détachée ; il survint une péritonite mortelle.

Kœberlé,
26 octobre 1865.
Succès.

Demoiselle de 22 ans, bonne santé, bonne constitution, deux ponctions. Kyste multiloculaire, non adhérent, pédicule long, ovariotomie. — Guérison. (*Gazette des hôpitaux*, p. 11, — 1867.)

Kœberlé,
9 novembre 1865.
Insuccès.

36 ans, forte constitution, bonne santé, kyste multiloculaire de deux ovaires, adhérences, ovariotomie double, avec ablation du corps de la matrice. (*Gazette des hôpitaux*, p. 91, — 1867.)

Sims,
18 novembre 1865.
Succès.

Dame américaine de 52 ans, opérée à Saint-Germain-en-Laye, mauvaise santé, kyste multiloculaire, non adhérent, section du pédicule par le cautère actuel, hémorrhagies consécutives, ligatures perdues. — Guérison. (*Communiquée à la Société de chirurgie,* — *Mémoires de la Société de chirurgie.*)

Aubrée,
décembre 1865.
Succès.

A Rennes, M. Aubrée opère une femme de 51 ans, kyste multiloculaire, non adhérent, trois ponctions antérieures, ovariotomie. — Guérison. (*Mémoires de la Société de chirurgie.*)

Kœberlé,
9 janvier 1866.
Succès.

25 ans, mariée, constitution délicate, deux ponctions antérieures, kyste multiloculaire droit, adhérences faibles, pédicule court, ovariotomie double. — Guérison. (*Gazette des hôpitaux*, p. 126. — Mars 1867.)

Kœberlé,
22 janvier 1866.
Insuccès.

Madame *** (de Douai), 30 ans, constitution délicate, amaigrie, un enfant, kyste multiloculaire de l'ovaire droit, trois ponctions, deux injections iodées, adhérences pelviennes. — Mort trente-six heures après l'opération. (*Gazette des hôpitaux*, 1867.)

Dolbeau,
1866.
Insuccès.

Femme de 49 ans, une ponction, une injection iodée, kyste multiloculaire sans adhérences, compliqué d'ascite, péritonite. — Mort, ovariotomie *pratiquée à l'Hôtel-Dieu.* (*Clinique chirurgicale de M. Dolbeau.*)

DESPRÉS,
1866.
Insuccès.

Agée de 50 ans, plusieurs fois ponctionnée, kyste multiloculaire, fortes adhérences, ovariotomie incomplète, péritonite. — Mort par épuisement le troisième jour. (*Opération à l'hôpital Saint-Antoine, communiquée par l'opérateur.*)

DUBARRY,
6 juillet 1866.
Insuccès.

Jeune femme de 29 ans, deux ponctions antérieures, kyste multiloculaire cancéreux, adhérences épiploïques légères, péritonite. — Mort. (*Mémoires de la Société impériale de chirurgie.*)

PÉAN,
juillet 1866.
Succès.

Dame de 38 ans, bien constituée, chargée d'embonpoint, deux enfants, santé passable, kyste multiloculaire de l'ovaire gauche, adhérences profondes et difficiles à détruire. — Guérison, opérée dans l'ancienne banlieue de Paris. (Mémoire de M. Péan, *sur l'Ovariotomie*.)

GOSSELIN,
26 novembre 1866.
Succès.

Femme de 28 ans, opérée par MM. Gosselin et Labbé, à l'hospice des Ménages, hors Paris, bonne constitution, plusieurs ponctions et injections iodées, kyste multiloculaire non adhérent. — Guérison. (*Gazette des hôpitaux*, p. 565, — 8 décembre 1866.)

LACROIX,
26 novembre 1866.
Succès.

Femme de 45 ans, bonne santé, kyste multiloculaire, adhérences antérieures, ovariotomie. — Guérison. (*Mémoires de la Société de chirurgie.*)

MAISONNEUVE,
30 novembre 1866.
Insuccès.

Agée de 45 ans, bonne constitution, kyste purulent sans adhérences. — Mort quarante jours après l'opération de résorption purulente. (*Opération pratiquée à l'Hôtel-Dieu.*) Non publiée.

NOTA. — Il y avait, à l'autopsie, dans le petit bassin, des foyers purulents nombreux et des adhérences solides, avec prolongement pseudo-membraneux. (*Gazette des hôpitaux*, — 8 décembre 1866.)

MAISONNEUVE,
19 décembre 1866.
Insuccès.

Femme de 38 ans, kyste multiloculaire, adhérences solides et étendues; les adhérences n'ayant pu être détruites, une grande partie des parois du kyste est restée dans l'abdomen, opération incomplète *pratiquée à l'Hôtel-Dieu.* — Mort dix-huit heures après. (*Gazette des hôpitaux*, n° 6, — 1867.)

Serre, 1866. Succès.	Jeune femme dont l'âge n'est pas indiqué, bonne santé, constitution faible, kyste multiloculaire, adhérent, ovariotomie. — Guérison prompte. (*Mémoires de la Société de chirurgie.*)
Lacroix, 20 janvier 1867. Succès.	Agée de 38 ans, bonne santé, bonne constitution, six ponctions, kyste uniloculaire, non adhérent. — Guérison rapide. (*Mémoires de la Société de chirurgie.*)
Demarquay, 6 février 1867. Insuccès.	37 ans, mariée, constitution affaiblie, mauvaise santé, trois ponctions, kystes multiloculaires des deux ovaires, très-adhérents à l'épiploon, à l'utérus, au rectum, dans tout le pourtour du petit bassin, ouverture du rectum pendant l'opér ation, faite *à la Maison municipale de santé*, passage d'un drain dans le cul-de-sac rétro-utérin. — Mort vingt heures après de péritonite. (*Communiquée par l'opérateur.*)
Giraldes, 16 février 1867. Insuccès.	Jeune fille de 16 ans, constitution délicate, débilitée, kyste dermoïde, non adhérent, ovariotomie *pratiquée à l'hôpital des Enfants*, péritonite. — Mort. (*Mémoires de la Société de chirurgie.*)
Closmadeuc, 8 mars 1867. Succès.	Femme mariée, 50 ans, constitution vigoureuse, une ponction, tumeur fibreuse pédiculée de l'ovaire droit, prise pour un kyste, point d'adhérences, ovariotomie. — Guérison. (*Mémoires de la Société de chirurgie.*)
Gosselin, 30 mars 1867. Insuccès.	Femme de 53 ans, très-affaiblie, mauvaise constitution, trois ponctions antérieures, quelques adéhrences faibles, dans le petit bassin, kyste multiloculaire, opération *à l'hôpital de la Pitié*. — Mort quarante-huit heures après. (*Observation non publiée.*)

Le tableau suivant est le résumé des opérations analysées ci-dessus.

TABLEAU STATISTIQUE DES OVARIOTO

NOM DES OPÉRATEURS.	LIEU ET DATE DES OPÉRATIONS
1. LAUMONIER	Rouen, 5 janvier 1781. . . . .
2. WOYERKOWSKY	Quingez (Doubs), avril 1844. . . . .
3. RIGAUD.	Strasbourg, juillet 1844. . . . .
4. VAULLÉGEARD	Condé-sur-Noireau (Calvados), septembre 1847. . . .
5. MAISONNEUVE	Paris (hôpital Cochin), 5 octobre 1848. . . . . . .
6. BACK	Strasbourg, 1852. . . . .
7. JOBERT (de Lamballe) .	Paris, 1856. . . . .
8. HERGOTT et MICHEL . .	Strasbourg, 23 novembre 1858. . . . .
9. BOINET.	Saint-Germain-en-Laye, février 1859. . . . .
10. A. RICHARD.	Environs de Troyes, avril 1861. . . . . . .
11. DEMARQUAY.	Saint-Germain-en-Laye, 2 février 1862. . . . . . .
12. KŒBERLÉ.	Strasbourg, 2 juin 1862. . . . .
13. NÉLATON.	Neuilly (banlieue de Paris), 17 juin 1862. . . . . .
14. NÉLATON.	Montrouge (banlieue de Paris), 9 juillet 1862. . . .
15. DEMARQUAY.	Avenue de Saint-Cloud (Paris), 22 juillet 1862. . . .
16. NÉLATON.	Paris, août 1862. . . . .
17. PARISSE (de Lille). . . .	Lille, 4 août 1862. . . . .
18. DESGRANGES.	Lyon, 10 septembre 1862. . . . .
19. A. RICHARD.	Bellevue (environs de Paris), 11 septembre 1862. . .
20. BOINET.	Bellevue (environs de Paris), 15 septembre 1862. . .
21. KŒBERLÉ.	Strasbourg, 29 septembre 1862. . . . .
22. KŒBERLÉ.	Strasbourg, 4 décembre 1862. . . . .
23. MAISONNEUVE.	Paris (hôpital Hôtel-Dieu), 7 décembre 1862. . . .
24. A. RICHARD.	Rueil (près Paris), 8 décembre 1862. . . . .
25. KŒBERLÉ.	Strasbourg, 20 décembre 1862. . . . .
26. NÉLATON.	Paris (hôpital des Cliniques), 14 janvier 1863. . . .
27. NÉLATON.	Paris, janvier 1863. . . . .
28. MAISONNEUVE.	Paris, 23 janvier 1863. . . . .
29. KŒBERLÉ.	Strasbourg, 8 février 1863. . . . .
30. VALETTE (de Lyon) . .	Lyon, 14 février 1863. . . . .
31. A. RICHARD.	Romainville (banlieue de Paris), 26 mars 1863. . . .
32. LANDOUZY.	Reims, mars 1863. . . . .
33. LUTTON	Reims, mars 1863. . . . .
34. DEMARQUAY.	A la campagne, mars 1863. . . . .
35. KŒBERLÉ.	Strasbourg, 20 avril 1863. . . . .
36. DAVIERS (d'Angers) . .	Aux environs d'Angers, 23 mai 1863. . . . .
37. KŒBERLÉ.	Strasbourg, 15 juin 1863. . . . .

QUÉES EN FRANCE JUSQU'AU 31 MARS 1867.

GE.	SUCCÈS.	MORTS.	INDICATIONS BIBLIOGRAPHIQUES.
	Succès.		*Mém. de la Société roy. de méd. de Paris*, t. V, 1782-83.
	Succès.		*Revue médico-chirurgicale*, 1847.
		Mort.	*Gazette médic. de Strasbourg*, 1858.
	Succès.		*Jour. des connaiss. méd.-chirurg.*, 1847.
		Mort.	*Thèse de concours agrégation* (chirurgie).
		Mort.	*Gazette médic. de Strasbourg*, 1852.
		Mort.	*Bullet. de l'Acad. de méd.*, 18 nov. 1856, t. XXII, p. 142.
		Mort.	*Gazette méd. de Strasbourg*, p. 31, 1859.
		Mort.	*Gazette des hôpitaux*, p. 571, 1861.
		Mort.	*Gazette hebdomadaire*, 1861.
		Mort.	*Gazette médicale*, p. 531, 1862.
	Succès.		*Bulletin de l'Académie de médecine*, 1862.
	Succès.		*Bulletin de l'Académie de médecine*, 1862.
41	Succès.		*Gazette des hôpitaux*, 21 août 1862.
39		Mort.	*Gazette médicale*, p. 799, 1862.
		Mort.	Observation non publiée.
		Mort.	*Gazette hebdomadaire*, 26 septembre 1862.
	Succès.		*Mémoire* de M. Desgranges.
		Mort.	Observation non publiée.
30	Succès.		*Gazette hebdomadaire*, 1862.
37	Succès.		*Mémoire* de Kœberlé, 1865.
21	Succès.		*Mémoire* de Kœberlé, 1865.
40		Mort.	Observation non publiée.
23		Mort.	Observation non publiée.
23	Succès.		*Mémoire* de Kœberlé.
		Mort.	Observation non publiée.
		Mort.	Observation non publiée.
		Mort.	Observation non publiée.
38		Mort.	*Mémoire* de Kœberlé.
58		Mort.	*Gazette des hôpitaux*.
		Mort.	Observation non publiée.
		Mort.	Observation non publiée.
		Mort.	Observation non publiée.
30		Mort.	Observation communiquée par l'auteur.
	Succès.		*Mémoire* Kœberlé.
	Succès.		Observation communiquée par l'auteur.
50		Mort.	*Mémoire* de Kœberlé.

NOM DES OPÉRATEURS.	LIEU ET DATE DES OPÉRATIONS.
38. Hugdier.	Bellevue (près Paris), 16 juin 1863. . . . .
39. Cusco.	Paris (hôpital de la Riboisière), 1863. . . . . . .
40. Kœberlé.	Strasbourg. . . . .
41. Gosselin.	Vitry-sur-Seine (près Paris), juillet 1863.. . . . .
42. Regnault (de Rennes).	Rennes, 21 août 1863. . . . . . .
43. Kœberlé.	Strasbourg, 19 octobre 1863. . . . . . .
44. Lacroix (de Béziers) .	Béziers, 24 octobre 1863. . . . .
45. Boinet..	Bellevue (près Paris), 15 novembre 1863. . . . .
46. Serre (d'Alais). . . .	Alais, 9 janvier 1864. . . . .
47. Boinet..	Montsauche (campagne), 22 mars 1864 . . . .
48. Kœberlé..	Strasbourg, 30 avril 1864. . . . .
49. Demarquay.	Batignolles (Paris), mai 1864.. . . . .
50. Kœberlé.	Strasbourg, 4 juin 1864. . . . .
51. Kœberlé.	Strasbourg, 23 juin 1864.. . . . .
52. Maisonneuve.	Paris (Hôtel-Dieu), 3 juillet 1864. . . . . . .
53. Boinet..	Saint-Gratien, 26 juillet 1864.. . . . . . .
54. Kœberlé.	Strasbourg, 12 septembre 1864. . . . .
55. Kœberlé.	Strasbourg, 1864. . . . .
56. Berrut (de Marseille) .	Marseille, 24 octobre 1864. . . . .
57. Péan.	Clichy (banlieue de Paris), novembre 1864. . . . .
58. Desgranges..	Lyon, novembre 1864. . . . .
59. Gavet (de Lyon) . . .	Lyon, 11 février 1865. . . . .
60. Kœberlé.	Strasbourg, 13 février 1865. . . . .
61. Kœberlé.	Strasbourg, 21 février 1865. . . . .
62. Kœberlé.	Strasbourg, 19 avril 1865. . . . .
63. Richet..	Paris (hôpital de la Pitié), 19 avril 1865. . . . . .
64. Demarquay.	Neuilly (banlieue de Paris), avril 1865. . . . . . .
65. Maisonneuve.	Bellevue (Paris), 6 mai 1865. . . . .
66. Leroux (de Versailles).	Versailles, mai 1865. . . . .
67. Kœberlé.	Strasbourg, 31 mai 1865.. . . . .
68. Boinet..	Paris (banlieue), 14 juin 1865. . . . .
69. Kœberlé.	Strasbourg, 12 juillet 1865.. . . . .
70. Labbé, Léon.	Paris, 19 juillet 1865.. . . . .
71. Courty (de Montpellier)	Montpellier, 26 juillet 1865.. . . . . . .
72. Péan.	Paris (banlieue), juillet 1865. . . . .
73. Péan.	Paris, 1865.. . . . .
74. Kœberlé.	Strasbourg, 6 septembre 1865. . . . .
75. Boinet.	Versailles, 9 septembre 1865. . . . .
76. Kœberlé.	Strasbourg, 26 octobre 1865. . . . .
77. Kœberlé.	Strasbourg, 9 novembre 1865.. . . . .

	SUCCÈS.	MORT.	INDICATIONS BIBLIOGRAPHIQUES.
40		Mort.	Observation non publiée.
		Mort.	Observation non publiée.
45	Succès.		*Mémoire* Kœberlé.
		Mort.	Observation non publiée.
19	Succès.		*Gazette des hôpitaux*, 1863.
43		Mort.	*Mémoire* Kœberlé.
	Succès.		*Mémoires de la Société de chirurgie.*
43		Mort.	Non publiée.
20	Succès.		*Mémoires de la Société de chirurgie.*
49		Mort.	Non publiée.
54	Succès.		*Mémoire* Kœberlé.
59		Mort.	Communiquée par l'auteur.
51	Succès.		*Mémoire* Kœberlé.
40	Succès.		*Mémoire* Kœberlé.
		Mort.	Observation non publiée.
50	Succès.		Observation non publiée.
38	Succès.		*Gazette des hôpitaux.*
		Mort.	Non publiée.
53	Succès.		*Mémoires de la Société de chirurgie.*
50	Succès.		*Mémoire* Péan.
21	Succès.		*Leçons de clinique chirurg.* professées à l'Hôtel-Dieu de Lyon.
		Mort.	Observation non publiée.
45	Succès.		*Gazette des hôpitaux*, p. 464, 1866.
50		Mort.	*Gazette des hôpitaux*, 1866.
35	Succès.		*Gazette des hôpitaux*, 1866.
17		Mort.	*Union médicale*, 1865.
56		Mort.	Communiquée par l'auteur.
		Mort.	Non publiée.
		Mort.	Non publiée.
26	Succès.		*Gazette des hôpitaux*, 1866.
37	Succès.		Non publiée.
72		Mort.	*Gazette des hôpitaux*, 1866.
	Succès.		Présentée à l'Académie de médecine, 17 octobre 1867.
40	Succès.		*Gazette des hôpitaux*, p. 462, 1865.
38	Succès.		*Mémoire* Péan.
40		Mort.	*Mémoire* Péan.
32	Succès.		*Gazette des hôpitaux*, p. 524, 1866.
48	Succès.		Non publiée.
22	Succès.		*Gazette des hôpitaux*, p. 11, 1867.
36		Mort.	*Gazette des hôpitaux*, p. 91, 1867.

NOM DES OPÉRATEURS.	LIEU ET DATE DES OPÉRATIONS.
78. Sims.	Saint-Germain-en-Laye, 18 novembre 1865. . . .
79. Aubrée (de Rennes). .	Rennes, décembre 1865. . . . .
80. Kœberlé.	Strasbourg, 9 janvier 1866. . . . .
81. Kœberlé.	Strasbourg, 22 janvier 1866. . . . .
82. Dolbeau.	Paris (Hôtel-Dieu), 1866. . . . .
83. Després	Paris (hôpital Saint-Antoine), 1866. . . . .
84. Dubarry.	Province, 16 juillet 1866. . . . .
85. Péan.	Paris (banlieue), juillet 1866. . . . .
86. Gosselin.	Paris (hospice des Ménages, banlieue), 26 novembre 186
87. Lacroix (de Béziers) .	Béziers, 26 novembre 1866. . . . .
88. Maisonneuve.	Paris (Hôtel-Dieu), 30 novembre 1866. . . . . . .
89. Maisonneuve.	Paris (Hôtel-Dieu), 19 décembre 1866. . . . . . .
90. Serre (d'Alais). . .	Alais, 1866. . . . .
91. Lacroix (de Béziers). .	Béziers, 20 janvier 1867. . . . .
92. Demarquay.	Paris (Maison municipale de santé), 6 février 1867. .
93. Giraldès.	Paris (hôpital des Enfants), 16 février 1867. . . . .
94. Closmadeuc.	Vannes, 8 mars 1867. . . . .
95. Gosselin.	Paris (hôpital de la Pitié), 30 mars 1867. . . . . .

Il résulte de ce tableau que le nombre des opérations
d'ovariotomie que nous avons pu recueillir jusqu'à ce
jour, 31 mars 1867, est de 95, lesquelles ont fourni 44
succès et 51 insuccès. A ces 95 opérations nous pouvons
en ajouter 27 autres, mais de ces 27 opérations, nous en
retrancherons 4, dont nous ne connaissons pas les résultats, résultats qui probablement ont été malheureux, puisqu'ils n'ont pas été publiés. Ces 4 opérations auraient été
pratiquées par MM. Dusseris, Denucé, Bricez (de Lille) et
Bauchet (de Paris). Les 23 autres opérations peuvent être
classées de la manière suivante :

	SUCCÈS.	MORT.	INDICATIONS BIBLIOGRAPHIQUES.
52	Succès.		*Mémoires de la Société de chirurgie.*
51	Succès.		*Mémoires de la Société de chirurgie.*
25	Succès.		*Gazette des hôpitaux*, p. 126, 1867.
30		Mort.	*Gazette des hôpitaux*, 1867.
		Mort.	*Clinique chirurgicale* de Dolbeau.
59		Mort.	Communiquée par l'auteur.
29		Mort.	*Mémoire* de la Société de chirurgie.
38	Succès.		*Mémoire* Péan.
	Succès.		*Gazette des hôpitaux*, p. 565, 8 décembre 1866.
5	Succès.		*Mémoires de la Société de chirurgie.*
45		Mort.	*Gazette des hôpitaux*, 8 décembre 1866.
38		Mort.	*Gazette des hôpitaux*, n° 6, 1867.
	Succès.		*Mémoires de la Société de chirurgie.*
38	Succès.		*Mémoires de la Société de chirurgie.*
37		Mort.	Communiquée par l'auteur.
16		Mort.	*Mémoires de la Société de chirurgie.*
50	Succès.		*Mémoires de la Société de chirurgie.*
53		Mort.	Non publiée.

	Succès.	Morts.
10 opérations pratiquées par M. Nélaton [1]	5	5
3 opérations pratiquées à Lyon par divers	»	3
7 opérations pratiquées à Strasbourg par divers [2] . .	»	7
1 opération pratiquée à Reims.	»	1
1 opération inachevée pratiquée à Angers (aux Sœurs Saint-Charles, par MM. Farge et Dezanneau). . .	»	1
1 opération pratiquée à Paris par M. Léon Labbé. .	»	1
TOTAL.	5	18

[1] On lit dans le mémoire de M. Negroni (*Aperçu sur l'ovariotomie*, 1866) que M. le professeur Nélaton, en janvier 1866, avait pratiqué 11 fois l'ovariotomie et avait obtenu 4 succès ; en mars 1867, M. Nélaton nous a dit avoir pratiqué 15 fois cette opération et compté 7 succès. Comme M. Nélaton ne figure dans notre table statistique que pour 5 opérations, dont 2 avec succès, c'est donc 10 opérations qui ont fourni 5 succès, qu'il faut ajouter au compte de ce chirurgien.

[2] Renseignement emprunté à M. Kœberlé. (*Gazette des hôpitaux*, n° 77, année 1866, p. 307.)

C'est donc 27 opérations à ajouter aux 95 que nous avons relevées dans notre tableau, ce qui donne un total de 122 opérations, et dont le résultat a été de 73 insuccès et de 49 succès.

Le procédé que nous avons suivi, pour construire notre tableau statistique, a été bien simple; nous avons compté les cas, et nous les avons rangés en deux colonnes, l'une pour les succès, l'autre pour les morts ou insuccès, et à l'aide d'une simple addition, nous avons tiré des conclusions... Mais ces conclusions sont-elles vraies, et peut-on conclure de nos chiffres que l'ovariotomie ne peut pas fournir des résultats meilleurs que ceux que nous avons trouvés? Non assurément, car en analysant les observations que nous avons passées en revue, nous avons pu nous convaincre que l'ovariotomie était appelée à de plus beaux succès : ceux qui ont été obtenus jusqu'à présent, quoique très-inférieurs à ceux obtenus par les chirurgiens d'Angleterre et d'Amérique, nous paraissent assez encourageants pour déterminer à pratiquer une opération qui n'a donné en France que 2 succès sur 5 opérations et dans une maladie, il ne faut pas le perdre de vue, qui tue fatalement 98 malades sur 100, et cela dans un délai très-court.

Sur les 122 ovariotomies que nous avons rassemblées, y a eu des revers nombreux, c'est vrai, puisque nous comptons 73 insuccès; mais si on fait le dépouillement et l'examen de la plupart de ces observations, on remarque, qu'en dehors des accidents qui appartiennent à l'opération proprement dite, il y a beaucoup de cas malheureux qui sont imputables, bien moins à l'opération qu'aux circonstances particulières dans lesquelles ont été pratiquées les opérations ; ces faits malheureux, qu'on serait maintenant à même d'éviter, n'en sont pas moins inscrits au nombre des revers et portés à la charge de l'opération. A coup sûr, ces insuccès sont déplorables, ils peuvent intimider les esprits timorés, ou bien être mal interprétés et fournir des armes aux adversaires de l'ovariotomie. Si on peut, jusqu'à un certain point, comparer entre elles toutes les grandes amputations, il n'en est plus de même, pour les opérations d'ovariotomie, qui sont loin de se ressembler. En effet, notre relevé nous montre que les unes ont été d'une simplicité remarquable, tandis que les autres ont été entourées de complications et de difficultés très-grandes, de telle sorte, que ceux qui n'ont opéré que des cas simples, ont eu des résultats que n'ont pas obtenus ceux qui ont opéré des cas graves et désespérés ; et si en France, à Paris surtout, on n'a pas eu plus de succès, c'est que les cas qu'on a opérés étaient défavorables et compliqués. A cette heure encore, les malades ne se laissent opérer qu'à toute extrémité, après avoir épuisé toutes les ressources de la thérapeutique, et souvent contre l'avis de la grande majorité des médecins, qui éloignent les malades d'une opération qui les effraye, et qu'ils jugent avec des idées préconçues et sans l'avoir jamais étudiée. Pour un chirurgien qui conseille cette opération on trouve cinquante médecins qui la blâment, alors même qu'ils savent que les malades vont succomber... Et ce n'est que lorsque les malades sont arrivées au dernier terme de la maladie, et qu'elles reconnaissent qu'elles vont mourir, qu'elles sollicitent en dernier ressort une opération qui leur avait été conseillée dans un moment où elle avait plus de chances de succès. Les faits que nous avons examinés nous montrent que l'ovariotomie pratiquée en temps opportun, avant qu'il existe des complications graves, comme des adhérences, un affaiblissement et un dépérissement extrême, est une opération qui est bien moins grave que bien des opérations qu'on pratique tous les jours.

Quand on considère l'étendue du traumatisme, les organes sur lesquels il porte, et surtout la susceptibilité inflammatoire du péritoine, signalée et regardée comme excessive par tous les auteurs qui ont écrit sur les lésions de cette séreuse, on reste vraiment frappé d'étonnement de voir que cette membrane incisée, dans toute l'étendue de l'abdomen, exposée pendant des heures entières au contact de l'air, déchirée, lavée, épongée, piquée, etc., ne devient pas le siége de la moindre inflammation, dans bien des cas. Or ce fait, qui s'observe presque toujours dans les ovariotomies simples, c'est-à-dire dans celles où les malades jouissent d'une bonne santé et où les kystes n'offrent aucune complication, ne tend-il pas à faire admettre que les nombreuses péritonites signalées dans nos observations tiennent moins peut-être au caractère de la lésion prise en elle-même, qu'aux circonstances fâcheuses dans lesquelles on opère, qu'au mode de pansement et aux soins consécutifs, etc. ? Car s'il en était autrement, comment expliquer que l'ovariotomie, constamment mortelle à Édimbourg jusqu'en 1862, fournit depuis cette époque, dans la même ville, les résultats les plus remarquables, entre les mains du même opérateur ? Si, dans le relevé que nous avons fait pour les opérations pratiquées en France, nous avons trouvé tant d'insuccès, c'est que bon nombre de ces opérations ont été pratiquées dans des conditions déplorables, et en dehors, pour ainsi dire, de toutes chances sérieuses de réussite, et uniquement pour accéder aux supplications, pour obéir à la volonté bien arrêtée de pauvres malades qui, malgré tout ce qu'on peut leur dire de défavorable, d'effrayant, n'en persistent pas moins dans la résolution qu'elles ont prise d'être opérées.

Il ressort encore des observations que nous avons examinées que la commotion nerveuse, ou le *choc*, comme disent les Anglais, est un accident qui se rencontre le plus souvent à la suite des grands délabrements. Cette dépression du système nerveux, ce collapsus est d'autant plus sensible, que l'état général des sujets, la conservation de ses forces et la durée de ses souffrances sont plus ou moins grandes. Chez les femmes qui ont été opérées dans de bonnes conditions, les accidents nerveux ont été plus rares, et nous avons noté qu'ils avaient augmenté en fréquence et en gravité, en raison de l'épuisement, des souffrances prolongées et de l'état de débilité des malades.

La péritonite a également frappé de préférence les sujets débilités, et surtout les opérées dont les fonctions étaient depuis longtemps altérées par le développement des kystes, et notre statistique nous apprend que les opérations pratiquées dans de mauvaises conditions de santé, et principalement dans les hôpitaux, étaient souvent suivies de péritonite. Tout le monde sait d'ailleurs combien l'influence nosocomiale est énergique et funeste dans la pratique hospitalière; et 15 opérations d'ovariotomie pratiquées dans les hôpitaux de Paris ont donné 15 insuccès; ce résultat n'est-il pas la meilleure preuve qu'on doit éviter de faire l'ovariotomie dans les hôpitaux? Il est donc indispensable, pour réussir dans cette opération, d'attacher une grande importance aux circonstances accessoires, dont l'influence, peut-être trop oubliée, modifie si fatalement les résultats de l'ovariotomie. Quelques médecins, dirigés par des vues théoriques plutôt que par les faits, voyant les insuccès des chirurgiens français, ont pensé, que les succès de l'ovariotomie en Angleterre tenaient à une question de race et pas à autre chose. Il nous paraît difficile d'accepter cette manière de voir, et déjà dans un article publié dans la *Revue médicale* (p. 539, 1863), nous avons indiqué les raisons pour lesquelles l'ovariotomie avait mieux réussi jusqu'ici en Angleterre qu'en France, et nous avons montré que ces raisons étaient autre chose que la *chair anglaise*.

La première raison, c'est que les chirurgiens anglais, qui ne sont pas plus habiles opérateurs que nous, mais qui sont plus prudents et mieux avisés, choisissent les malades, et soumettent à l'ovariotomie tous les kystes simples et uniloculaires, et c'est ce que nous ne faisons pas, si ce n'est M. Kœberlé, qui, à Strasbourg, a suivi ces principes : aussi a-t-il obtenu de meilleurs résultats que les chirurgiens de Paris, qui, jusqu'à ce jour, ne se sont adressés qu'aux kystes anciens, multiloculaires et compliqués. Lorsque les chirurgiens anglais trouvent des kystes anciens multiloculaires, chez lesquels ils soupçonnent des adhérences nombreuses et fortes, solides et vasculaires, ils ne les opèrent pas ; ou si, trompés dans leur diagnostic, ils reconnaissent pendant l'opération les complications que nous venons d'indiquer, ils s'arrêtent et laissent l'opération inachevée, ce qui, dans ces cas, donne des résultats moins fâcheux, ainsi que le prouvent les statistiques, que lorsqu'on veut absolument continuer l'opération et enlever complétement le kyste.

La seconde raison, c'est qu'ils ont le soin de n'opérer que les malades dont les conditions générales de santé sont bonnes, qu'ils ne laissent pas vieillir les kystes, et n'attendent pas pour opérer, comme nous l'avons fait jusqu'à présent, que les malades soient affaiblies, épuisées et dans un état de santé déplorable. Il est évident que, se plaçant dans de telles conditions, ils doivent obtenir des succès plus nombreux que nos chirurgiens français, qui, encore peu expérimentés pour cette opération, n'ont pas assez tenu compte des indications et des contre-indications et ont fait des ovariotomies qu'ils n'auraient pas dû faire, ou qu'ils auraient dû discontinuer, lorsqu'ils reconnaissaient qu'elles n'étaient pas praticables. Si, en France, on a opéré beaucoup de kystes anciens, multiloculaires, adhérents, et alors que les malades sont dans des conditions déplorables de santé, c'est qu'il est difficile de trouver une occasion favorable de pratiquer une ovariotomie dans de bonnes conditions, les malades étant détournées de cette opération, non-seulement par l'immense majorité des médecins, mais encore par certains chirurgiens qui ne veulent pas faire cette opération. Il en résulte que les malades ne se décident à cette opération et ne la sollicitent que lorsqu'elles sont convaincues, par le temps et par la maladie, que tous les remèdes qu'on leur a conseillés sont inutiles et qu'elles vont mourir... Alors, l'opération n'offre que peu de chances de succès, et les malades, tourmentées, se soumettent avec une grande inquiétude à une opération qui doit les tuer, ainsi que n'ont cessé de le leur dire ceux qui ne veulent pas de cette opération. Comme on le voit, les conditions morales et physiques des malades sont des plus mauvaises.

Après ces raisons, qui sont capitales, pour montrer pourquoi l'ovariotomie a eu plus de succès en Angleterre qu'en France, est-il possible d'invoquer *la chair meilleure* des Anglais, et leurs statistiques nous apprennent que, dans les cas graves et compliqués, ainsi que nous le verrons plus loin, leurs résultats ne sont pas meilleurs que les nôtres. Nous sommes persuadé que le jour où l'ovariotomie sera franchement acceptée en France, et qu'on opérera dans des conditions convenables et dirigées par des indications bien établies, nos succès seront égaux à ceux des Anglais. Si on refusait encore de reconnaître que la question de race n'est que fort secondaire, nous irions en chercher la preuve chez les étrangers eux-mêmes, et nous rappellerions à nos contradicteurs, qu'à Édimbourg, par exemple, l'ovariotomie a été constamment mortelle jusqu'en 1862; que depuis cette époque, dans la même ville, et avec la même race et le même opérateur, elle a donné des résultats très-remarquables entre les mains de M. Keith : il a obtenu 78,05 de guérisons sur 100 cas. Nous dira-t-on pourquoi l'opération césarienne n'a jamais réussi à Paris, tandis que les succès se multiplient en province ? Est-ce affaire de race ? Jusqu'en 1865, Baker Brown comptait à Londres autant d'insuccès que de guérisons; il modifie sa manière de sectionner le pédicule, qu'il coupe avec le fer rouge, et il n'a plus d'hémorrhagie : sur 32 cas traités ainsi, jusqu'en 1866, il obtient 29 guérisons ; Spencer Wells, de 1861 à 1862, sur 12 opérations compte 9 insuccès, et dès l'année suivante, instruit par ses propres fautes, il compte 22 succès sur 22 opérations ; aujourd'hui, sur 209 opérations qu'il a pratiquées, il compte 2 succès sur 3 opérations. Enfin M. Keith, sur ses 16 premiers cas, compte 6 morts, puis les 13 suivants lui donnent 3 morts, enfin les 12 dernières opérations ont été 12 succès.

Cette marche ascendante du progrès de l'ovariotomie

entre les mains des mêmes opérateurs, dans le même pays, sur la même race, ne montre-t-elle pas comment peu à peu on est arrivé à de véritables et utiles perfectionnements? Il en est déjà de même en France, et les dernières opérations offrent plus de succès que les premières, et prouvent que la question de race n'est pas tout, mais que l'expérience plus grande des opérateurs, que les procédés opératoires mieux perfectionnés, que le diagnostic mieux fait, que les indications de l'opération mieux posées, que les soins consécutifs mieux administrés, etc., sont les principales causes des succès de l'ovariotomie, et un jour viendra, que notre race, jugée aujourd'hui si mauvaise pour l'ovariotomie, donnera d'aussi beaux résultats que la race anglaise; il nous suffira de nous placer dans toutes les conditions réclamées pour que l'opération réussisse, et alors il sera prouvé que la tolérance de la race anglo-saxonne pour les atteintes du bistouri n'est pas plus grande que pour la race française.

Dans le but de montrer que les résultats fournis par l'ovariotomie ne sont pas plus défavorables que ceux que donnent les grandes opérations, nous allons d'abord rappeler plusieurs statistiques de chirurgiens étrangers, puis ensuite celles de quelques grandes opérations; cette manière de faire nous permettra de comparer entre eux les résultats fournis par l'ovariotomie, et ceux que donnent les grandes opérations dont la pratique est généralement admise.

Nous emprunterons la plupart de ces statistiques à la thèse de M. Herréra Vegas, où elles ont été transcrites avec soin. Elles établissent que non-seulement l'ovariotomie a conquis sa place parmi les grandes opérations de la chirurgie, mais encore que cette opération est moins

meurtrière que la plupart des grandes opérations que
nous pratiquons tous les jours, et que si à son début, les
revers ont été nombreux, ils deviennent plus rares et
s'éloignent de plus en plus.

STATISTIQUE DU DOCTEUR ATLEE [1].

		Guérisons.	Morts.
Grande incision..	133	87	46
Petite incision.	28	20	8
Longueur de l'incision inconnue.	18	13	5
TOTAL.	179	120	59

PROPORTION.

Grande incision..	1 pour 2 41/46	ou	50,54	p. 100
Petite incision.	1 — 3 1/2	ou	40	—
Longueur de l'incision inconnue..	1 — 3 3/5	ou	38,23	—
TOTAL..	1 pour 3 2/59	ou	32,96	p. 100

Des 179 opérations, 34 ne furent pas terminées, ou
18,94 pour 100.

Dans 6, il n'y avait pas de tumeur, ou 1 pour 29 5/6 ou
3,35 pour 100.

		Guérisons.	Morts.
Grande incision.	19	14	4
Petite incision.	8	4	4
Longueur de l'incision inconnue.	7	6	1
TOTAL.	34	24	10

PROPORTION.

Grande incision.	1 pour 3 3/4	ou	38	p. 100
Petite incision..	1 — 2	ou	50	—
Longueur de l'incision inconnue.	1 — 7	ou	14,28	—
TOTAL.	1 pour 3 2/5	ou	29,70	p. 100

Des 6 opérations dans lesquelles on ne trouva pas de
tumeur :

[1] Dans l'ouvrage du docteur Churchill, *Diseases of the women*,
p. 526 (1864).

		Guérisons.	Morts.
Grande incision..	5	3	2
Petite incision.	1	1	»
TOTAL..	6	4	2

PROPORTION.

TOTAL. . . . . 1 sur 3 ou 33,3 p. 100

Dans 17 cas, d'autres maladies graves coexistaient.

Grande incision. . . 14	La mort est survenue dans 12 cas ; 4 malades,
Petite incision. . . 2	chez lesquelles l'opération fut laissée non
Longueur inconnue. 1	terminée, se sont toutes rétablies.

		Guérisons.	Morts.
Adhérences.	62	36	26
Pas d'adhérences..	41	29	12
Non mentionnées..	76	55	23

PROPORTION.

Adhérences..	1 sur 2 5/13	ou	51,90 p. 100
Pas d'adhérences.	1 sur 3 5/12	ou	29,27 —
Non mentionnées.	1 sur 3 7/23	ou	30,26 —

CAUSES DE LA MORT.

Hémorrhagie.	12
Péritonite..	12
Prostration ou épuisement.	3
Impression morale de l'opération.	2
Inflammation de la muqueuse du gros intestin. Gangrène, pneumonie, etc., etc.	9
Causes non données.	21
TOTAL.	59

ÉPOQUE DE LA MORT.

Dans les premières 24 heures.	9	
— — 48 —	9	
Du deuxième au septième jour..	14	
Du septième au quinzième jour.	4	Le temps
Le dix-septième jour.	1	moyen
En trois semaines..	1	est
En six semaines.	2	de 8 jours.
Le soixante-dixième jour..	1	
Époque non mentionnée.	18	
Total..	59	

M. Atlee termine cette statistique en faisant les réflexions suivantes :

« Des 17 cas compliqués d'autres maladies graves, 7 étaient évidemment impropres pour l'opération, 4 autres cas auraient dû rester non terminés après l'incision abdominale.

« Rejetant les premiers 7 cas de notre appréciation, cela nous laisse 172 opérations légitimes, et considérant les 4 autres cas qui auraient dû rester non terminés selon la mortalité de cette espèce d'opération, nous aurions :

« 125 guérisons et 49 morts, ou 1 sur 5 25/49 ou 28/48 p. 100.

« Ce que je considère comme la proportion juste donnée par mon tableau.

« Dans 1 cas, la mort est survenue le soixante-dixième jour, dans 2 autres après six semaines, et enfin une fois par une chute pendant la convalescence. Je me demande donc si l'on doit considérer la terminaison fatale dans ces cas comme résultat de l'opération, si l'on ne devrait pas plutôt regarder ces malades comme guéries *de l'opération* et les compter comme telles. Si nous les considérons comme guéries, l'appréciation juste sera (après le rejet des 7 cas antérieurs) :

« 127 guérisons et 45 morts, 1 pour 5 37/45 ou 26,16 p. 100.

« La proportion de la mortalité a diminué de beaucoup depuis la publication de mon tableau en 1845. A cette époque, on avait :

« 1 cas de mort pour 2 25/28 ovariotomies, ou 57,62 p. 100.

« Depuis la publication de ce premier tableau, 78 nouvelles opérations ont été pratiquées, dans lesquelles on a eu :

« 1 mort pour 5 5/7 ovariotomies, ou 26,92 p. 100.

une diminution de presque 40 pour 100 dans la proportion de la mortalité.

« Il y a eu aussi une diminution notable dans les opérations incomplètes, et il faut noter que dans aucun cas depuis on n'a ouvert l'abdomen sans qu'il existât de tumeur. Enfin plusieurs des opérations incomplètes, pratiquées dernièrement, ont été faites expressément comme moyen d'exploration, ce qui prouve que le diagnostic est devenu plus exact. »

STATISTIQUE DU DOCTEUR GEORGE H. LYMAN (DE BOSTON) [1].

Elle comprend 300 cas d'ovariotomie comprenant aussi le cas de Laumonier (de Rouen), qui, nous l'avons déjà vu, doit être éliminé.

Ovariotomies.	Succès.	Insuccès.	
299	179	120	ou 40 pour 100

L'opération fut complète dans :

	Succès.	Insuccès.	
208 cas : de ceux-ci.	119	89	ou 42,78 pour 100.

L'opération ne put être terminée dans 78 cas, pour lesquels on a eu 55 rétablissements et 22 morts ; le résultat n'est pas donné dans un de ces cas.

L'excision partielle du kyste fut pratiquée.

10 fois.	5 succès.	5 morts.

Dans 88 cas dans lesquels l'opération ne fut pas terminée, 68 fois ce fut à cause des adhérences ; de ceux-ci, 24 décès.

[1] Prize, *Essays in the Massachusetts Medical Society.* Boston, 1856, p. 36, et dans *Gross System of surgery,* vol. II, p. 933.

Dans 8 cas, on ne trouva pas de tumeur.

La petite incision fut pratiquée dans 117 cas, et de ceux-ci l'opération fut complète pour 60, desquels 37 guérisons, 23 morts. — Des 57 à petite incision dans lesquels l'opération ne put être complétée, 44 se rétablirent, 13 succombèrent.

La grande incision fut employée dans 143 cas, 72 guérisons, 51 morts; 20 fois l'opération fut abandonnée, de ceux-ci 11 se rétablirent et 9 moururent.

L'âge moyen, pour 221 cas, a été de 34, 33 ans. La plus jeune avait 17 ans et la plus âgée 68.

La cause de la mort est signalée dans 85 cas; 35 fois par péritonite, 20 par hémorrhagie, 12 par épuisement, 2 par choc, 2 par pneumonie, 2 par diarrhée.

La plus petite mortalité est entre 50 et 60 ans, et la plus grande au-dessous de 20.

La durée de la maladie exerce une influence considérable pour le résultat; la guérison est plus fréquente quand la maladie date seulement de trois ou quatre ans.

La différence de mortalité entre les femmes mariées et celles qui ne le sont pas est très-minime.

Finalement les chances de succès diminuent avec la coexistence d'une affection de l'utérus ou une autre maladie.

STATISTIQUE DE M. T. SAFORT LEE.

M. T. S. Lee[1] a donné une statistique dont voici le résumé :

[1] *On tumors of the uterus*, etc., p. 210, et Append., p. 642.

Total des opérations.	Guérisons.	Morts.	Proportion.
114	74	40	1 sur 2 85/10, ou 35,08 pour 100

Opérations non terminées.. 24   21,05 —
Adhérences. 46   1 pour 2 1/2,   40 —
Pas d'adhérences.. 35   1 pour 3,   33,3 —
Non mentionnées.. 33
Grande incision. . . . . 1 pour 2 1/2,   40 —
Petite incision.. . . . . 1 pour 6,   16,6 —

ÉPOQUE DE LA MORT.

Dans les 36 heures. . . . . 14 malades.
Dans la première semaine. . . . . 25 —

CARACTÈRES DE LA TUMEUR.

Tumeur solide, mortalité.. . . . . plus de 50 pour 100
Tumeur en partie solide, en partie liquide. . moins que 33 —

STATISTIQUE DU DOCTEUR LOCK [1].

	Opérations.	Guérisons.	Morts.	
Cas rassemblés.. .	292	120	120	1 sur 2 13/30, 41,09 p. 100
Guéris de l'opération, mais non de la maladie. . . .	52	»		
TOTAL.	172	120		
Opérations non terminées..	92			31,54 —

STATISTIQUE DU DOCTEUR ROBERT LEE [2].

Elle comprend les opérations pratiquées dans la Grande-Bretagne jusqu'à 1851.

En tout 162. Dans 60, la tumeur ne put être extirpée; 19 de ces cas furent fatals.

Des 102 cas restants, on a eu 60 guérisons et 42 morts. En résumé

	Succès.	Insuccès.	Proportion
162 cas..	101	61	ou 37,53 pour 100

[1] *Brit. and For. Medic. Chir. Rev.*, oct. 1856, p. 552.
[2] *Clinical reports of ovarian*, etc., by Robert Lee. London, 1853.

STATISTIQUE DU DOCTEUR P. J. BUCKNER [1].

Elle ne comprend que les cas opérés dans l'État d'Ohio jusqu'à 1854 :

	Succès.	Insuccès.
11 cas.	6	5

A ceux-ci M. Churchill a ajouté 13 qui sont venus à sa connaissance appartenant au même État. On aurait donc :

Ovariotomies.	Succès.	Insuccès.	Proportion.
24	11	13	ou 54,16 pour 100

STATISTIQUE DU DOCTEUR GUSTAVE SIMON (DE DARMSTADT).

61 opérations, 44 ayant été suivies de mort. Ceci explique suffisamment pourquoi on avait cessé de pratiquer l'ovariotomie en Allemagne [1].

STATISTIQUE DU DOCTEUR CLAY.

Le docteur John Clay, qui a fait l'analyse la plus complète que l'on puisse imaginer des cas où cette opération a été pratiquée, a résumé tous les tableaux précédents. Pour chaque cas il présente en forme de tableau tout ce qu'il y a d'intéressant : date de l'opération, nom de l'opérateur, âge de la malade, durée et progrès de la maladie, conditions de la malade avant l'opération, anésthesique, mode d'administration et préparation employée, longueur de l'incision, adhérences, nature de la tumeur, procédé opératoire et accidents pendant l'opération, pédicule laissé dans l'intérieur de la cavité abdominale, ou retenu en dehors, méthode de réunion de la plaie, sutures comprenant

[1] *Medical Times.* May 1849.
[2] *Der Extirpation der milz am Menschen (gneiss*

le péritoine ou non, symptômes de réaction, durée de la convalescence et du traitement, état consécutif, source d'information.

Dans un premier tableau sont compris les cas dans lesquels un ou les deux ovaires ont été extirpés et les malades guéries de l'opération : 212 cas.

Dans le second, sont classés les cas d'extirpation d'un ou de deux ovaires, mais dont les malades sont mortes à la suite de l'opération : 183 cas.

Dans le troisième, sont compris les cas où les kystes ne furent excisés que partiellement : 24 cas, dont 10 guérisons, 14 morts.

Dans le quatrième tableau sont donnés les détails des cas où l'ovariotomie a été tentée, et qui sont divisés dans les sections suivantes :

A. Extirpation des tumeurs extra-ovariennes.

13 cas, dont 11 tumeurs utérines, 1 mésentérique et 1 supposée grossesse extra-utérine tubaire.

3 se sont rétablies de l'opération dont 1 a vécu neuf ans. 1 autre est morte de phthisie trois ans après, et la troisième est morte du choléra le trente-neuvième jour de l'opération.

10 sont mortes des suites de l'opération.

B. Cas abandonnés à cause des adhérences. Sur 82 de ces cas, 58 rétablies de l'opération, 24 morts.

Pour ce qui est de l'état consécutif des cas où le *rétablissement* a eu lieu, 10 seraient vivantes au moment du rapport ; dans quelques-uns de ceux-ci, plusieurs années se sont passées depuis la tentative d'opération, 2 sont devenues enceintes et des 21 autres on ne parle pas ; des autres, 12 ont vécu six mois après l'opération ; 5, un an ; 4, deux ans ; 2, trois ans ; 1, quatre ans, et 3, six ans.

Des cas *malheureux*, 6 sont mortes de péritonite, 3 d'épuisement, 1 d'ouverture d'un abcès hépatique, 3 de gangrène partielle du kyste. Pour les autres 11 cas, la cause de la mort n'est pas donnée.

Cas abandonnés parce que la maladie était extra-ovarienne, 23 cas.

De ces cas 23 cas, 16 se sont rétablies, 3 sont mortes et des 4 autres il n'est pas fait mention.

Par rapport à l'état consécutif, des 16 cas de succès, 2 ont vécu six mois; 1, deux ans; 1, quatre ans; 1, vingt-cinq ans; 3 vivaient encore au moment du rapport; et des huit autres il n'est pas fait mention.

Des 3 morts, 2 sont arrivées par épuisement et 1 de péritonite et gangrène.

Quant à la nature des tumeurs, 12 étaient utérines; 1, splénique; 2, épiploïques; 1, supposée grossesse tubaire; 1, obésité, etc. ; 2, résultant de péritonite chronique; 1, mésentérique; dans 2 cas, la tumeur ne fut pas découverte, et dans 1 cas, la nature de la tumeur n'est pas indiquée.

Les tableaux qui vont suivre sont un résumé des points les plus importants qu'on a trouvés consignés dans le détail des 395 ovariotomies complètes. Il me paraît inutile de faire ressortir leur mérite.

AGE DES MALADES.

Ages.	17	18	19	20	21	22	23	24	25	26	27	28
Succès.. . . .	2	2	3	5	7	2	4	5	10	6	5	7
Insuccès.. . .	»	2	2	5	3	5	4	6	1	3	4	7
Total.	2	4	5	10	10	7	8	11	11	9	9	14

Ages..	29	30	31	32	33	34	35	36	37	38	39	40
Succès.. . . .	5	4	5	7	9	2	3	3	4	7	4	3
Insuccès.. . . .	6	10	4	5	2	»	6	1	5	4	4	5
Total.	11	14	9	12	11	2	9	4	9	11	8	8

Ages.	41	42	43	44	45	46	47	48	49	50	51	52
Succès.. . . .	2	3	1	»	6	3	4	1	2	1	3	2
Insuccès.. . . .	2	2	1	1	8	2	2	»	2	3	2	3
Total.	4	5	2	1	14	5	6	1	4	4	5	5

Ages.	53	54	55	de 55 à 60		Plus de 60		Totaux.	
Succès.. . . .	»	»	»	7		3		152	
Insuccès . . .	»	»	»	6		1		129	
Total.	»	»	»	13		4		281	

PAYS DANS LESQUELS L'OPÉRATION A ÉTÉ PRATIQUÉE.

	Succès.	Insuccès.	Total.
Grande-Bretagne.	127	95	222
Allemagne.	13	38	51
Amérique.	64	49	113
Inconnu.	8	1	9
TOTAL.	212	183	395

ÉTAT DE LA MALADE AU MOMENT DE L'OPÉRATION.

Santé générale.	Succès.	Insuccès.	Total.
Bonne..	21	21	42
Altérée..	17	25	42
Très-altérée.	47	46	93
Complication d'autre maladie..	21	27	48
— avec la grossesse.	2	2	4

DURÉE DE LA MALADIE.

	Succès.	Insuccès.	Total.
De 6 à 12 mois....................	21	11	32
— 1 à 2 ans....................	13	29	42
— 2 à 3 —	12	16	28
— 3 à 4 —	10	9	19
— 4 à 5 —	6	5	11
— 5 à 6 —	8	7	15
— 6 à 7 —	4	1	5
— 7 à 8 —	3	1	4
— 8 à 9 —	0	1	1
— 9 à 10 ans	1	2	3
Au-dessus de 10 ans....................	10	5	15
Total....................	88	87	175

NOMBRE DES PONCTIONS.

Ponctions.	Succès.	Insuccès.	Total.
1	29	23	52
2	13	9	22
3	7	2	9
4	3	5	8
5	2	1	3
6	1	1	2
7	4	1	5
8	2	2	4
9	0	1	1
10	0	2	2
Plus de 10	8	9	17
Total...	69	56	125

INCISIONS ET SUTURES.

	Succès.	Insuccès.	Total.
Courte....................	36	37	73
Moyenne....................	38	35	73
Longue....................	102	45	147
Suture interrompue....................	126	105	231
Épingles ou suture métallique........	18	12	30
Sutures comprenant le péritoine........	9	11	20

ANESTHÉSIQUES.

	Succès.	Insuccès.	Total.
Non administré..	45	37	82
Administré..	134	108	242
TOTAL..	179	145	324

ADHÉRENCES.

	Succès.	Insuccès.	Total.
Faibles..	66	45	111
Étendues..	67	66	133
Exigeant une ligature.	13	29	42
Pas d'adhérences.	68	31	99

NATURE ET VOLUME DES TUMEURS.

	Succès.	Insuccès.	Total.
Uniloculaire.	19	25	44
Multiloculaire..	66	106	172
Solide.	8	13	21
Petite.	4	4	7
Moyenne..	14	17	31
Volumineuse.	30	48	78
Les deux ovaires malades..	8	6	14

PÉDICULE.

	Succès.	Insuccès.	Total.
Laissé dans l'abdomen.	113	58	171
Probablement laissé dans l'abdomen.	76	97	173
Retenu en dehors par différents moyens.	20	25	45
Lié en deux ou plusieurs parties.	122	57	179
Lié séparément..	22	26	48
Cousu dans la plaie.	3	3	6
Divisé avec l'écraseur.	2	1	3

TEMPS DU RÉTABLISSEMENT DANS LES CAS DE GUÉRISON.

En 14 jours..	5
— 3 semaines.	35
— 4 —	21
— 5 —	15
— 6 —	12
— 7 —	4
— 8 —	10
— 9 —	1

DURÉE DE LA VIE APRÈS L'OPÉRATION.

Grossesse postérieure..	23
Mort dans la première année.	6

Vivant après :

1 an.	10
2 ans.	16
3 ans.	7
4 ans.	5
5 ans.	5
6 ans.	5
7 ans.	4
8 ans.	4
9 ans.	4
10 ans.	9
Au-dessus de 10 ans.	8

INSUCCÈS. — ÉPOQUE ET CAUSE DE LA MORT.

	COLLAPSUS.	HÉMORRHAGIE.	PÉRITONITE.	PHLÉBITE.	TÉTANOS.	AFFECTIONS INTESTINALES.	ABCÈS.	AFFECTION THORACIQUE.	CONGESTION DU CERVEAU.	DIABÈTE.	NON MENTIONNÉ.	TOTAL.
En 2 heures.	»	3	»	»	»	»	»	»	»	»	»	3
Entre 2 et 12 heures.	2	2	»	»	»	»	»	»	»	»	3	7
— 12 et 24 —	6	6	4	»	»	»	»	»	»	»	3	19
— 24 et 36 —	4	3	8	»	»	»	»	»	»	»	2	17
— 36 et 48 —	2	4	9	»	»	2	»	»	»	»	1	18
Au 3e jour.	2	3	12	»	»	»	»	1	»	»	4	22
— 4e —	2	1	6	»	»	»	»	1	»	»	»	10
— 5e —	2	1	5	»	»	1	»	»	»	»	2	11
— 6e —	2	1	7	»	»	»	»	1	»	»	»	11
— 7e —	1	»	2	»	1	1	»	»	1	»	2	8
— 8e —	»	»	»	»	»	1	»	»	»	»	»	1
— 9e —	1	»	2	»	»	1	»	»	»	»	»	4
—10e —	1	»	2	»	»	»	»	»	»	»	»	3
—11e —	»	»	1	»	»	»	»	»	»	»	»	1
Du 11e au 13e jour.	»	»	2	»	1	»	»	»	»	»	1	4
— 13e au 15e —	»	»	»	»	»	»	»	»	»	1	»	1
— 15e au 18e —	»	»	1	»	»	»	»	1	»	»	»	2
De la 3e à la 4e semaine	»	»	3	»	»	»	»	»	»	»	»	3
— 4e à la 5e —	»	»	»	»	»	»	1	»	»	»	»	1
— 5e à la 7e —	»	»	»	»	»	»	»	»	»	»	1	1
— 6e à la 8e —	»	»	»	»	»	»	2	»	»	»	»	2
— 7e à la 10e —	»	»	»	1	»	»	»	»	»	»	»	1
Total.	25	24	64	1	2	6	3	4	1	1	19	150

A ces résultats nous joindrons ceux obtenus par

MM. Clay (de Manchester), Spencer Wells, B. Brown, Keith, Thyler Smith, Bryant, Kœberlé, Nélaton, Boinet.

	OVARIO-TOMIE.	GUÉRIS.	MORTS.	PRO-PORTIONS.
Ch. Clay, jusqu'en mai 1866	100	76	34	69,09
Spencer Wells, jusqu'en mai 1866. .	166	112	54	67,46[1]
Baker Brown, jusqu'en mai 1866. .	95	62	33	65,26
Keith, jusqu'en mai 1866.	41	32	9	78,04
Thyler Smith, jusqu'au 16 avril 1864.	21	16	5	76,18
Bryant, jusqu'au 16 avril 1864. . . .	10	6	4	60, »
Kœberlé, jusqu'en juillet 1866. . . .	28	19	9	67,85
Nélaton. jusqu'au 31 mars 1867. . .	15	7	8	46,66
Boinet, jusqu'au 31 mars 1867. . . .	7	4	3	57,14
TOTAUX.	493	334	159	67,74

En résumé, nous voyons que la proportion des cas heureux, sur un chiffre de 493 opérations faites par 9 chirurgiens dans des localités différentes, est à peu près de 2 succès sur 3 opérations ; cette proportion peut donc être considérée comme l'expression actuelle de l'ovariotomie. De plus, nous ferons observer que ces statistiques représentent toutes les opérations pratiquées par les chirurgiens, aussi bien les premières que les dernières; d'où il faut conclure que si les premières opérations ont fourni plus de revers que les dernières, on doit espérer que les succès deviendront encore plus grands, à mesure que les chirurgiens seront plus familiarisés avec les indications de l'opération et avec les soins qu'elle réclame, et que la proportion de 67,74 pour 100 de guérisons, qu'ont donnée toutes ces opérations prises en masse, augmentera, lorsqu'on constate que l'un des opérateurs a

[1] Dans une note publiée dans le *Dictionnaire d'Astley Cooper* (1867).

obtenu 78,04 pour 100, dans les opérations qu'il a faites. On lit que depuis le mois de février 1858, époque de sa première opération, jusqu'en mars 1867, M. Spencer Wells a pratiqué l'ovariotomie 229 fois. Sur ce nombre 211 fois l'opération a été complète, 10 fois incomplète et 8 fois il y a eu seulement une incision exploratrice. Dans 7 cas, il a enlevé les deux ovaires, 4 de ces opérées ont guéri; dans 2 cas il a enlevé plus tard un deuxième kyste et l'ovaire chez la même malade. La première de ces deux femmes avait été ovariotomisée 8 mois avant par un autre chirurgien; elle a succombé le septième jour. Dans le deuxième cas, l'ovaire droit a été enlevé 18 mois après le gauche, la malade a guéri de la deuxième opération. — Dans un cas, la malade était enceinte et l'ovariotomie a été compliquée de l'opération césarienne; cette femme se porte encore très-bien aujourd'hui.

TABLEAU DES CAS DE M. SPENCER WELLS, PAR ANNÉES.

ANNÉES.	OVARIOTOMIES COMPLÈTES.		INCOMPLÈTES.		INCISION EXPLORATRICE.	
	GUÉRIES.	MORTES.	GUÉRIES.	MORTES.	GUÉRIES.	MORTES.
1857.	»	»	1	»	»	»
1858.	5	»	»	»	»	»
1859.	6	5	»	»	»	»
1860.	4	2	1	»	1	»
1861.	6	5	»	»	1	»
1862.	16	5	1	»	»	1
1863.	18	13	»	»	»	»
1864.	25	9	»	1	1	»
1865.	26	8	2	1	1	»
1866.	31	14	1	2	2	1
1867.	11	2	»	»	»	»
	146	65	6	4	6	2
TOTAL.	211		10		8	

La proportion des guérisons sur ces 229 opérations ou

tentatives d'opérations est de 75,44 pour 100, et sur les opérations complètes et achevées de 69,19 pour 100.

La proportion des cas sans adhérences ou avec adhérences légères, ont été pour chaque opérateur, sur l'ensemble de ses opérations :

Pour MM. B. Brown.	2/5	55 guérisons
— S. Wells	1/3	75
— Keith.	1/2	75
— Kœberlé.	1/5	76

Ces faits nous paraissent suffisants, pour établir que l'ovariotomie pratiquée dans les cas bien déterminés qui la réclament, est une opération qui sera acceptée par tous les chirurgiens.

Voyons maintenant si les résultats fournis par les autres grandes opérations, sont plus favorables que ceux de l'ovariotomie et si les adversaires de cette opération peuvent les invoquer pour la rejeter.

La statistique suivante, que nous trouvons dans la thèse de M. Negroni (*Aperçu de l'ovariotomie.* — Paris, 1866), va nous fournir un précieux enseignement.

	TOTAL.	GUÉ-RISONS.	MORTS.	PRO-PORTIONS DES GUÉRISONS SUR 100 CAS.
Ligature des grands artères (Imman et Philips).	370	247	123	66,75
Amputation des membres, y compris les doigts et les orteils (Malgaigne).	852	520	332	61 »
Ligature de la sous-clavière (Imman).	40	22	18	55 »
Herniotoine (Cooper et Imman). . .	622	326	206	52,41
Désarticulation du coude (Legouest).	»	»	»	52 »
Désarticulation de l'épaule (Legouest).	»	»	»	40,50
Amputation de cuisse (Malgaigne). .	200	78	122	39 »
Désarticulation coxo-femorale (Cox).	24	6	18	25 »
Désarticulation coxo-femorale (Legouest).	»	»	»	12 »
Désarticulation du genou (Legouest).	»	»	»	15 »

Il est vrai qu'on accuse les chirurgiens de ne pas publier tous leurs insuccès, mais ce reproche est-il bien mérité? Pour ce qui concerne l'ovariotomie, c'est une opération nouvelle qui attire l'attention de tout le public médical, et ceux qui l'étudient sont à la piste de toutes les opérations qui sont pratiquées, et qu'ils connaissent, par conséquent, lors même qu'elles ne sont pas publiées ou qu'on chercherait à les cacher. D'un autre côté, la gravité même de l'opération impose moins de réserve pour les chirurgiens à publier leurs revers. Ainsi donc, d'après les résultats que nous donnent toutes ces statistiques réunies, on peut conclure que l'ovariotomie est une opération aussi praticable que toutes les autres grandes opérations acceptées par les chirurgiens.

Si maintenant nous examinons l'ovariotomie au point de vue de sa simplicité ou de sa gravité, suivant qu'il existe ou non des adhérences ou d'autres complications, nous voyons que les résultats qu'elle donne, offrent des résultats marqués. Nous prendrons pour exemple les statistiques de MM. Backer Brown, Sp. Wells, Keith et Kœberlé, telles qu'elles sont rapportées dans la thèse de M. Caternault (*Essai sur la gastrotomie*, 1866).

La proportion des cas avec adhérences graves a été, pour chaque opérateur, sur l'ensemble de ses opérations :

Pour MM. B. Brown.	3/5	45 guérisons.
— S. Wells	2/3	55 —
— Keith.	1/2	60 —
— Kœberlé.	4/5	62 [1] —

Tels sont les résultats fournis par la pratique journa-

[1] Cette statistique porte seulement sur les 140 premiers cas de M. Wells, les 50 premiers de B. Brown, les 35 premiers de Keith et les 28 de M. Kœberlé.

lière ; ceux de la pratique militaire sont encore moins favorables ; M. Chenu, à l'ambulance française en Crimée, est arrivé aux résultats suivants (*Gazette des hôpitaux,* n° 52, 54, 57. — Paris, 1865) :

	TOTAL.	GUÉ-RISONS.	MORTS.	PRO-PORTIONS DES GUÉRISONS SUR 100 CAS.
Amputation de cuisse	1,666	135	1,551	8
Amputation de jambe	1,255	352	903	29
Amputation de bras	1,175	519	654	44
Amputation d'avant-bras.	337	183	154	54
Désarticulation coxo-fémorale. . . .	20	»	20	»
Désarticulation du genou.	69	6	63	8
Désarticulation du pied.	156	39	117	25
Désarticulation de l'épaule	222	85	137	38

Nous avons vu que sur 493 cas d'ovariotomie, pris dans la pratique de divers chirurgiens, nous avions trouvé que la proportion des guérisons était de 67,74 pour 100, résultat que n'a fourni aucune des opérations mentionnées ci-dessus. En France, sur 122 opérations d'ovariotomie, nous n'avons eu que 49 succès, c'est-à-dire 41,17 pour 100 de guérisons ; mais nous avons fait connaître les causes de cette infériorité dans nos résultats, et les faits qui ont servi à composer notre statistique font voir que le succès de l'ovariotomie, malgré sa gravité, qui est toujours grande, dépend souvent, même quand elle est simple et exempte de complications, d'une foule de petits soins et de précautions très-minutieuses ; les kystes de l'ovaire offrent tant de variétés, qu'il est impossible de poser une règle générale pour tous les cas, et les opérations d'ovariotomie sont si peu analogues entre elles, qu'on ne peut faire leur statistique, comme on peut faire celle des autres opérations, des amputations, des ligatures, etc., par exemple.

D'après toutes ces remarques, nous pouvons donc conclure que l'ovariotomie, qui inspire tant de crainte à certains chirurgiens, n'est pas plus dangereuse que la plupart des opérations qu'on pratique tous les jours, pour des affections qui sont loin de présenter la gravité d'un kyste de l'ovaire arrivé à la période où l'extirpation est indiquée; il y a une autre remarque à faire, c'est que, quand on ampute la cuisse à un malade pour une tumeur blanche, on débarrasse ce malheureux de sa tumeur blanche, mais la cause de la tumeur blanche, la scrofule dont la constitution est atteinte, continue sa marche et conduit souvent le malade au tombeau; le kyste de l'ovaire, au contraire, étant une affection purement locale, permet un rétablissement complet après l'opération; et, si nous voulions comparer l'extirpation des tumeurs du cou, de l'aisselle, de l'arrière-gorge, des cancers en général avec l'ovariotomie, qui offre au moins pour première chance de ne pas exposer à des récidives, on verrait que l'avantage est en faveur de cette opération. Nous croyons inutile d'insister plus longtemps, pour établir la légitimité de l'ovariotomie, lorsqu'on admet qu'il faut faire la taille ou pratiquer la lithotritie pour un calcul qui ne compromet la vie qu'après un temps plus ou moins long, et beaucoup moins, que ne la compromet un kyste de l'ovaire. Quelle différence y a-t-il entre ces deux affections, au point de vue de la longueur du temps que les malades ont encore à vivre? La principale, sinon la seule, est que les kystes de l'ovaire présentent une gravité incontestablement plus grande que les calculs vésicaux. Quant aux résultats de l'opération, voici les statistiques réunies par Malgaigne.

M. Velpeau. . . 24 lithotrities.   4 morts.   16,50 pour 100.

LITHOTRITIES PRATIQUÉES DANS LES HÔPITAUX DE PARIS DE 1836 A 1842

58 opérés.. . . . . {
11 morts, environ 11 pour 100.
3 sujets qui ont gardé leur pierre.
2 résultats inconnus.

Civiale. 40 opérés.. {
10 morts.   25 pour 100.
24 guérisons.
6 gardant leur pierre.

Si, au lieu de la lithotritie, c'est la taille, de 1836 à 1842 on trouve :

Opérés. 75   28 morts   57 pour 100.

La comparaison de toutes ces statistiques nous montre que l'avantage est en faveur de l'ovariotomie, et nous concluons avec tous ceux qui ont étudié cette question, que l'opération est légitimée par la gravité de la maladie, par les souffrances qu'elle fait éprouver aux malades, et surtout par l'impuissance bien reconnue de tous les médicaments, et dès lors, dans les cas où elle est indiquée, il serait inhumain de la refuser aux malades qui la demandent, et même il est du devoir des chirurgiens, comme le disait Cazeaux, d'instruire les familles des ressources qu'elle offre aux malades.

DES INDICATIONS ET DES CONTRE-INDICATIONS.

Pour pratiquer l'ovariotomie avec de meilleures chances de succès, il faut avant tout se préoccuper de ses indications et de ses contre-indications, cette opération ne devant être appliquée qu'aux cas où tous les autres moyens de traitement sont inutiles. Un kyste de l'ovaire étant donné, la première chose à faire est donc de déterminer le traitement qu'il faut préférer ; c'est sans contredit le point le plus important de la question. Grâce aux travaux qui ont paru dans ces dernières années sur le diagnostic différentiel des tumeurs de l'abdomen (*Iodothérapie*, (1ʳᵉ édition, 1855, et 2ᵉ édition, 1865), bien des difficultés ont été levées, et le diagnostic est devenu assez précis pour savoir si on a affaire à un kyste multiloculaire, à un kyste uniloculaire, à une tumeur fibreuse ou à toute autre tumeur ; cependant il y a encore des cas qui présentent des difficultés telles, que des hommes très-habiles ont commis des erreurs de diagnostic et ont pris la grossesse, la tympanite, l'ascite des tumeurs épiploïques et surtout des tumeurs fibreuses, pour des kystes de l'ovaire; ces méprises graves ont entraîné à des opérations qu'on aurait évitées si la véritable nature de la maladie avait été reconnue, et parmi ces opérations plusieurs sont restées inachevées. Ce qui doit avant tout préoccuper le chirurgien, c'est donc la nature du kyste.

S'il est simple, uniloculaire, s'il renferme un liquide séreux, clair comme de l'eau de roche ou même sanguinolent ou purulent, on doit commencer le traitement par les injections iodées, puisqu'elles réussissent ordinairement bien dans les cas simples et exempts de la moindre complication, et que, d'autre part, les injections sont de beaucoup moins dangereuses que l'ovariotomie; mais si le kyste, quoique uniloculaire, renferme un liquide épais, visqueux, filant, ou bien si le liquide ayant d'abord été séreux, change de nature et devient gras et onctueux, ou même si le kyste résiste aux injections iodées répétées, le liquide conservant sa nature ascitique, il faut recourir à l'ovariotomie, car il devient probable que le kyste n'est pas aussi simple qu'on pouvait le supposer d'abord, ou

bien que ses parois sont dures et épaisses, ou qu'il offre
à sa base ou dans l'épaisseur de ses parois, des éléments
pathologiques qui s'opposent aux effets des injections
iodées. Ces kystes rentrent alors, au point de vue du traitement, dans la classe des kystes multiloculaires, et doivent
être traités comme tels, c'est-à-dire par l'ovariotomie.
Lorsque d'ailleurs on se trouve en présence des autres
indications générales tirées de l'accroissement incessant
de la tumeur, de la reproduction rapide du liquide et du
dépérissement progressif de la malade, ne pas pratiquer
l'ovariotomie dans ces cas où les progrès de la maladie
sont rapides, c'est vouloir laisser mourir les malades,
tandis qu'en les soumettant à l'ovariotomie, l'expérience
nous a appris qu'on en sauve au moins 70 sur 100. C'est
d'ailleurs dans ces cas de kystes uniloculaires compliqués,
que l'ovariotomie trouve ses plus beaux succès, parce que
le plus souvent, ils sont exempts d'adhérences et des
complications qui nuisent au succès de l'opération.

Dans le cas où le kyste est multiloculaire ou composé,
quelle que soit la nature du liquide qu'il contient, il n'est
susceptible de guérison que par l'extirpation, et il la réclame impérieusement ; les troubles fonctionnels qu'il
occasionne sont bien plus rapides et plus graves que dans
les kystes uniloculaires. Sa puissance proligère, la facilité
avec laquelle une ou plusieurs de ses loges s'enflamment,
à un moment souvent très-rapproché du début de la maladie, le font tolérer moins complaisamment par l'organisme, et amènent des péritonites partielles qui favorisent
le développement des adhérences, lesquelles sont, sinon
une contre-indication absolue de l'opération, du moins un
obstacle très-sérieux à cette opération, dont elles diminuent les chances de succès ; de plus, la santé des malades

s'altère d'une manière plus marquée, l'état général devient plus grave, les troubles fonctionnels déterminés par le volume du kyste, s'accroissent au point de rendre toute tentative d'extirpation, sinon impossible, du moins très-dangereuse.

Maintenant, que le kyste soit uniloculaire ou multiloculaire, si on soupçonne qu'il est de nature cancéreuse, il ne faut pas pratiquer l'ovariotomie, car outre qu'on doit craindre une affection consécutive, il se rencontre dans la pratique de l'opération des difficultés telles, qu'elles sont quelquefois insurmontables et la rendent presque toujours très-périlleuse pour la malade; malheureusement on rencontre des cas où rien ne fait soupçonner l'existence d'une tumeur de mauvaise nature.

Dans tous les cas, il est un moyen sûr d'assurer son diagnostic et de poser les indications de l'opération, c'est de faire une ponction avant de pratiquer l'ovariotomie. Outre que cette ponction servira à faire reconnaître la véritable nature du kyste, et si le liquide est séreux ou filant, elle apprendra, dans certains cas, si le kyste a des adhérences, et surtout si on n'a pas pris une tumeur fibreuse pour un kyste de l'ovaire. Pour les tumeurs fibreuses, la ponction est un moyen sûr de les reconnaître, elle indique toujours, par la sensation particulière qu'éprouve la main qui enfonce le trocart, si la malade est atteinte d'un kyste ou d'une tumeur fibreuse, et si on avait toujours pris cette précaution, qui n'a rien de grave, on se serait dispensé plus d'une fois de pratiquer l'ovariotomie, pour des tumeurs fibreuses prises pour des kystes ovariens.

A quel moment convient-il d'opérer? Doit-on attendre que l'état général soit tout à fait mauvais, que les malades n'aient plus que quelques semaines, quelques jours à vivre, ou bien qu'elles jouissent d'une santé encore bonne ou au moins passable? Les chirurgiens ne sont pas d'accord sur ce point. Les uns avec MM. Clay, Nélaton, veulent que les malades soit affaiblies, dans un état grave ; les autres avec M. S. Wells, veulent que la santé générale soit sinon bonne, du moins peu altérée; d'autres enfin avec M. Brown, pratiquent l'ovariotomie, dès qu'ils ont reconnu que la malade n'a pas d'autres chances de salut que dans cette opération, et ils se basent pour en agir ainsi, sur ce que les risques de l'opération deviennent plus grands, à mesure que la maladie devient plus ancienne et que la malade vieillit; alors la tumeur, ses enveloppes, son pédicule grossissent de plus en plus; les adhérences s'établissent, se multiplient, deviennent plus solides, plus vasculaires, toutes les fonctions s'altèrent et les malades deviennent de moins en moins capables de supporter l'opération. De même, ajoute M. Brown, que je ne différerai pas l'opération de la hernie étranglée, jusqu'à ce que les symptômes de la gangrène deviennent menaçants, de même je n'hésiterai pas à extirper un kyste ovarique, lorsque je serai une fois décidé à le faire ; je crois qui si l'affection est récente, les chances de mortalité seront très-faibles.

En effet, pourquoi différer l'opération, dès qu'il est reconnu qu'un kyste n'a d'autres moyen de guérir que l'ovariotomie? Est-ce parce que l'ovariotomie est une opération dangereuse, et qu'en ne la faisant pas, les malades pourront encore vivre pendant quelques mois, quelques années même? Mais ces malades qui vivent avec un kyste de l'ovaire, pendant des années, sont-elles donc si nombreuses, qu'on doive repousser une opération qui réussit plus de 60 fois sur 100, alors que toutes les statistiques nous apprennent que les malades abandonnées à elles-mêmes succombent promptement et fatalement 95 fois sur 100, épuisées par la maladie et après des souffrances horribles ; on sait qu'abandonnés à eux-mêmes ou traités par les moyens médicaux ou la ponction simple, les kystes de l'ovaire entraînent la perte des malades, dans un espace de peu d'années ; le quart des malades succombent dans la première année ; un autre quart dans la deuxième, et la durée de l'existence de celles qui survivent ne dépasse pas 3 ou 4 ans. Le diagnostic de cette maladie, sa marche habituelle, sont si bien connus aujourd'hui, qu'on peut jusqu'à un certain point distinguer les cas qu'on doit respecter, avec espoir d'une existence assez longue ; il est de règle, lorsqu'un kyste se développe lentement, qu'il n'a aucune influence sur l'état constitutionnel, d'attendre pour pratiquer l'opération ; que si au contraire, il se développe avec rapidité, ce qui arrive le plus souvent chez les jeunes femmes, on doit attendre moins longtemps pour prendre un parti.

Ainsi donc, pour que la pensée d'extirper un kyste puisse naître, il faut d'abord qu'il n'existe aucune autre lésion grave que la tumeur abdominale ; il faut qu'il soit établi, d'une manière positive, que celle-ci est constituée par un kyste de l'ovaire ; puis, il ne faut pas opérer les kystes à leur début, alors qu'ils ne gênent ni par leur poids ou leur volume, et qu'ils n'ont apporté aucun trouble fonctionnel ; ne jamais opérer, si on soupçonne une diathèse quelconque, cancéreuse, tuberculeuse, etc., et si les malades sont tellement affaiblies, qu'elles semblent ne pas pouvoir supporter l'opération. S'il y a grossesse concomitante, on doit renoncer à l'opération, de même que si on a acquis la certitude qu'il existe avec des tumeurs ovariques, une ou plusieurs tumeurs dans les parois de l'utérus, ou liées à cet organe par des adhérences si solides, que l'utérus et les tumeurs ne semblent faire qu'une seule et même masse. Enfin on ne doit jamais pratiquer l'opération, pour les kystes simples et uniloculaires, qu'après les avoir soumis aux injections iodées, et lorsqu'il a été constaté par une ou plusieurs ponctions, que le liquide est épais, filant, albumineux, ou bien que le liquide, malgré les injections iodées, revient avec une grande rapidité et affaiblit la malade.

D'un autre côté, il ne faut pas reculer l'opération, toutes les fois que la tumeur prend un accroissement rapide, qu'elle est une cause de gêne et de souffrance, et que l'amaigrissement commence, parce que les chances de succès seront d'autant plus grandes, que l'on opérera à une époque plus rapprochée du début de la maladie, et alors qu'il n'y a pas encore d'adhérences ou qu'elles sont peu solides, s'il en existe, et que l'état de la malade lui permet de supporter un grand traumatisme. S'il est indiqué de tenir compte des troubles fonctionnels déterminés par le volume de la tumeur, pour se décider à pratiquer l'opération, on ne doit pas non plus perdre de vue que le dépérissement des malades vient le plus souvent de la reproduction rapide du liquide après les ponctions, et comme on est certain que les malades sont atteintes d'une affection que rien ne pourra guérir, si ce n'est l'ovariotomie, on s'expose en temporisant à perdre les meilleures chances de succès pour l'opération, car dans ces cas, la mort est la terminaison fatale; ce n'est plus qu'une question de temps.

Peut-on pratiquer l'extirpation des ovaires à tous les âges? Elle a été faite depuis l'âge de 15 ans jusqu'à 78 ans, mais c'est dans le jeune âge, de 20 à 40 ans, qu'elle a fourni les meilleurs résultats.

Adhérences. — Un des principaux obstacles au succès de l'ovariotomie, et souvent c'est une contre-indication formelle, c'est l'existence des adhérences, surtout si elles sont fortes, solides, vasculaires et difficiles à détruire; il est donc très-important de savoir avant l'opération si des adhérences existent ou n'existent pas. Est-il possible de le constater d'une manière positive? Non assurément, mais on peut avoir sur leur existence des présomptions plus ou moins fortes; déjà à l'article Diagnostic, nous avons essayé de donner les signes qui peuvent faire reconnaître cette grave complication, sur laquelle nous ne saurions trop insister, parce que lors même qu'on serait arrivé à diagnostiquer ces adhérences, il est souvent impossible de savoir, avant l'opération, quelle est leur étendue, leur résistance, ni les organes qu'elles intéressent.

Si la malade a éprouvé, à différentes époques, des douleurs plus ou moins vives, si elle a offert des signes d'inflammation, si le péritoine a été le siége d'une inflammation partielle ou générale, si on constate dans certains points la sensation particulière de crépitation et de frottement, si le kyste offre une immobilité absolue, si on le déplace sensiblement en imprimant des mouvements à l'utérus, soit au moyen de la sonde utérine, soit par le toucher vaginal ou rectal, si surtout la tumeur est volumineuse et ancienne, sans même qu'il y ait eu la moindre douleur qu'on puisse attribuer à la péritonite, il y a presque certitude de l'existence d'adhérences, entre le kyste et les organes abdominaux.

On peut supposer que ces adhérences n'existent pas, ou sont très-faibles et très-lâches, si les parois de l'abdomen -

glissent facilement sur la tumeur, si la tumeur n'est pas ancienne et s'est développée rapidement, et si le kyste est uniloculaire. T.-S. Lee a prétendu que quand un kyste volumineux n'a pas d'adhérence avec la paroi antérieure de l'abdomen, il fait saillie entre les muscles droits, quand la malade est assise; cela n'a pas lieu, dit-il, quand la tumeur adhère à l'abdomen, mais ce signe n'a pas grande valeur, pas plus que le suivant, qui indiquerait que le kyste n'a pas d'adhérences lorsque la tumeur peut s'abaisser de $0^m,05$ à $0^m,06$, pendant une profonde inspiration. J'ai remarqué que, chez les femmes dont les parois abdominales sont très-épaisses, les adhérences existaient rarement.

La présence d'une ascite est une circonstance qui permet de reconnaître qu'il n'existe pas d'adhérence dans les parties antérieures et latérales de l'abdomen. Un des meilleurs moyens de s'assurer si le kyste est adhérent ou non, c'est de le vider par une ponction, peu de temps avant l'opération; s'il est exempt d'adhérences, il se rétracte, revient sur lui-même, sans entraîner avec lui les parois de l'abdomen.

En résumé, tous les moyens que nous venons d'énumérer, pour reconnaître si un kyste est libre d'adhérences, n'ont de valeur que pour la partie antérieure du ventre, ils n'apprennent rien, lorsque le kyste a des adhérences en arrière et profondément avec les organes abdominaux, alors il devient tout à fait impossible de constater ces adhérences, lors même qu'on peut mouvoir la tumeur dans tous les sens et la déplacer; on ne peut avoir dans ces cas que des présomptions et jamais de certitude.

Nous avons dit que les adhérences étaient dues à des péritonites partielles, qui elles-mêmes étaient le plus souvent consécutives à la propagation de l'inflammation interne du kyste, aux membranes qui le circonscrivent et à la compression prolongée du kyste, qui, lorsqu'il a acquis un développement considérable, perd de ses mouvements de glissement et s'immobilise. On les a encore attribuées aux ponctions antérieures, faites soit dans un but palliatif, soit pour pratiquer des injections iodées. Suivant certains ovariotomistes, toutes les ponctions devraient être rejetées, dans le but d'éviter les adhérences qu'elles produisent dans les points où elles ont été pratiquées. M. Herera Vegas, qui admet cette manière de voir, a cherché à la soutenir en analysant les observations contenues dans le travail de M. Clay; il a noté que, sur 135 cas où il est fait mention de la ponction, 116 fois les tumeurs présentaient des adhérences, et que 19 fois les adhérences n'existaient pas; ces chiffres prouvent, ajoute-t-il, que les ponctions ont une influence certaine sur la production des adhérences... Pour que ces chiffres pussent prouver que 116 fois sur 135, les adhérences ont été le résultat des ponctions, il eût fallu établir d'abord que les adhérences n'existaient pas avant les ponctions, et c'est ce qui n'a pas été fait; on a donc dû mettre sur le compte des ponctions, des adhérences qui leur étaient antérieures, adhérences qu'on rencontre d'ailleurs très-fréquemment dans les kystes multiloculaires anciens et volumineux où aucune ponction n'a été pratiquée... Il est d'ailleurs facile de comprendre pourquoi, dans un kyste non adhérent, les adhérences ne peuvent se former après une ou plusieurs ponctions. Ne sait-on pas qu'un kyste, une fois vidé, s'il n'est adhérent en aucun point, revient immédiatement sur lui-même, qu'il se rétracte, et alors la piqûre faite à la paroi abdominale, par le trocart, ne correspond plus avec la piqûre faite au kyste, et ces deux piqûres n'étant plus au contact l'une de l'autre, et se trouvant plus ou moins éloignées, se cicatrisent séparément, et le travail inflammatoire, dont elles peuvent être le siége, ne peut faire adhérer entre elles des parties qui ne se touchent par aucun point. Des faits nombreux, et entre autres plusieurs de ceux que nous avons rapportés dans notre rapport sur l'ovariotomie, à la Société de chirurgie, prouvent, d'une manière positive, que des ponctions souvent répétées sur un même kyste, pour peu qu'il soit mobile, et suivies ou non d'injections iodées, ne produisent pas les adhérences dont on les accuse, et qu'elles ne sont pas nuisibles au succès de l'ovariotomie ; nous ne pourrions en dire autant de la sonde à demeure, qui produit toujours de fortes adhérences, et dont on ne fait d'ailleurs usage que pour obtenir ces adhérences, qui sont utiles pour ce mode de traitement.

Quelle que soit la cause des adhérences, on peut dire qu'on les rencontre à peu près 3 fois sur 4, et qu'elles sont dues plus particulièrement à l'ancienneté de la maladie ; quand elles sont solides, vasculaires et très-étendues, elles sont une contre-indication à l'opération, dont les chances sont d'autant plus grandes, que les adhérences sont plus faibles, ou mieux n'existent pas.

OPÉRATION

PRÉCAUTIONS A PRENDRE AVANT L'OPÉRATION.

La première précaution à prendre est de choisir soigneusement le lieu où l'on doit opérer. Ce point nous paraît d'une importance capitale, et nous sommes surpris de la persistance de quelques chirurgiens à vouloir opérer

dans des hôpitaux où se trouvent toutes les influences fâcheuses de l'encombrement, et où les malades n'ont ni le
repos, ni l'isolement, ni les conditions hygiéniques, ni les
soins minutieux et si nécessaires d'une garde attentive...
Et cependant les résultats obtenus jusqu'à ce jour ont été
des plus déplorables. A cette heure, l'ovariotomie a été
faite 16 fois dans les hôpitaux de Paris, et 16 fois il y a
eu insuccès, 5 fois entre les mains de M. Maisonneuve et
11 fois entre celles de MM. Cusco, Richard, Richet, Nélaton,
Dolbeau, Després, Demarquay, Giraldès, Labbé et Gosselin,
et cela dans des hôpitaux différents; 1 fois à Cochin, 5 fois
à l'Hôtel-Dieu, 2 fois à la Riboissière, 2 fois à la Pitié, 2 fois
à l'hôpital des Cliniques, 1 fois à Saint-Antoine, 1 fois à la
Maison municipale de santé, 1 fois à l'hôpital des Enfants,
1 fois à la Salpêtrière; ceux, au contraire, qui ont opéré
dans des maisons isolées, particulières, bien disposées, ou
mieux encore à la campagne, ont obtenu de bien meilleurs
résultats.

On arguera peut-être que ces opérations faites dans
les hôpitaux n'ont eu des résultats aussi mauvais que
parce que les malades présentaient peu de chances de succès, et que si elles avaient été opérées ailleurs, elles n'en
auraient pas moins succombé. C'est là précisément qu'est
la question, et à cette heure elle est jugée par la pratique
de ceux qui n'opèrent pas dans les hôpitaux... D'un autre
côté, des résultats aussi constamment fâcheux que ceux
observés dans les hôpitaux prouveraient au moins, si les
hôpitaux n'ont été pour rien dans la mort des malades,
quelle importance il y a à bien choisir les cas à opérer...
Mais tous les cas opérés dans les hôpitaux étaient-ils donc
dans de si mauvaises conditions, que toute chance de
guérison était sinon nulle, au moins très-douteuse? Nous

ne le pensons pas, et si on examine les cas opérés à l'hôpital, on trouve que plusieurs offraient de bonnes conditions pour un résultat heureux. Ainsi la malade, opérée par M. Maisonneuve, à Cochin, était une jeune religieuse de 23 ans, jouissant d'une bonne santé générale et n'ayant subi aucun traitement antérieur; elle avait un kyste multiloculaire d'un volume ordinaire, sans adhérence aucune et dont l'ablation fut facile; elle mourut 22 heures après l'opération. Une autre malade de M. Maisonneuve, opérée à l'Hôtel-Dieu, le 30 novembre 1866, était âgée de 45 ans; elle était affaiblie, avait un kyste purulent, plusieurs fois ponctionné, mais exempt de toute adhérence. L'opération n'offrit aucune difficulté, et la malade a succombé à une résorption purulente 40 jours après l'opération; à l'autopsie, on trouva dans le petit bassin des foyers purulents nombreux, des traces d'une péritonite généralisée, etc. La malade, opérée à l'hôpital de la Pitié par M. Richet, était une jeune fille de 17 ans, ayant une belle santé, un kyste uniloculaire séreux, dépourvu d'adhérences, et elle n'avait jamais été ponctionnée; elle mourut de l'opération. La jeune fille, opérée à l'hôpital des Enfants par M. Giraldès le 16 février 1867, avait 16 ans; le kyste n'était pas volumineux, il était pédiculé et sans adhérence; elle mourut de péritonite le troisième jour de l'opération (*Gazette des hôpitaux*, n° 37, 1867). Il en fut de même des malades de MM. Gosselin et Labbé, qui semblaient offrir des chances favorables pour l'opération, etc.

Ces faits n'ont-ils aucune valeur pour établir que le lieu où l'on doit faire l'ovariotomie doit offrir de bonnes conditions hygiéniques, et que l'air de la campagne est de beaucoup préférable à celui des hôpitaux?

Après avoir choisi le lieu pour opérer, il faut encore choisir la pièce où l'opération doit être faite. Elle a besoin d'une température assez élevée, de 20 à 25 degrés au moins, pour que les malades n'éprouvent pas le moindre refroidissement; et comment faire dans une salle d'hôpital ou dans un amphithéâtre pour obtenir cette température convenable? Il est vrai que quelques opérateurs croient devoir négliger ces précautions; mais n'est-il pas à craindre que le péritoine, les intestins et tous les organes de l'abdomen, exposés à une température bien inférieure à celle qu'ils ont dans l'état normal, n'éprouvent un refroidissement qui deviendra fâcheux pour les suites de l'opération, et pour la malade elle-même? Il est également prudent d'avoir une température élevée dans la pièce où la malade doit rester après l'opération, afin qu'elle ne change pas brusquement de température et qu'elle ne soit pas exposée aux refroidissements et aux mouvements dangereux, qui pourraient avoir lieu en la transportant dans une autre pièce.

Spencer Wells recommande de faire autant que possible l'opération dans le même lit que la malade doit occuper après l'opération, la malade étant habillée de flanelle, qu'elle doit garder après l'opération, et tout cela pour éviter des mouvements et des déplacements qui pourraient en compromettre le succès; mais il est bien difficile, quelque soin que l'on prenne, que les liquides échappés de la cavité abdominale ne viennent pas mouiller le lit, et dans ce cas mieux vaut avoir dans la même pièce un lit bien préparé, bien chaud et bien propre, pour y placer la malade après l'opération.

Si la malade qu'on doit opérer est affaiblie par les progrès de la maladie, d'une constitution faible et chétive, et qu'on puisse retarder l'opération de quelque temps sans inconvénients, on doit chercher à reconstituer la santé générale par tous les moyens possibles.

Un ou deux jours avant l'opération, il est bon de purger la malade, afin d'éviter des garde-robes et par conséquent des mouvements pendant les premiers jours qui suivront l'opération ; B. Brown recommande un bain la veille de l'opération, pour purifier la peau et faciliter la transpiration. Enfin, il faut prendre la précaution de faire uriner la malade ou de vider la vessie, avant de commencer l'opération.

Le procédé opératoire, le plus généralement suivi, est celui de Sp. Wells, cependant il a subi quelques modifications que nous indiquerons. Avant de décrire tous les temps de cette grave opération, nous dirons avec M. Caternault, que le chirurgien qui se dispose à la pratiquer « doit être sur le qui-vive et se tenir prêt contre toutes les éventualités. C'est ici surtout qu'il faut posséder des connaissances anatomiques étendues, un coup d'œil juste, une conception vive, une résolution ferme, un sang-froid à toute épreuve ; car au moment où vous ouvrez le ventre vous marchez à l'inconnu ; et prenez-y garde, la mise en scène peut devenir des plus dramatiques, des plus effrayantes, même pour les personnes habituées au spectacle des opérations les plus graves de la chirurgie, et n'oubliez pas que la moindre faute, une simple méprise, peuvent tout compromettre et tout perdre. »

Avant de procéder à l'opération, le chirurgien doit avoir fait préparer tout ce qui suit :

1° Un lit étroit, solide, ou une table de hauteur convenable, pour que l'opérateur puisse opérer sans se baisser et sans trop élever les bras. Le lit ou la table seront recouverts d'un matelas sur lequel on aura étendu une toile cirée, un drap, et par-dessus celui-ci un second drap plié en alaise, afin de pouvoir soulever la malade au besoin. Un ou plusieurs oreillers pour soulever la tête de la malade ; deux chemises de flanelle, fendues par devant, pour l'envelopper, l'une pendant l'opération et l'autre après l'opération, au moment de la changer de lit ; de grands morceaux de flanelle pour couvrir le ventre et les membres inférieurs. Un de ces morceaux de flanelle doit être fendu en deux jusqu'à sa partie moyenne, comme la compresse fendue dont on fait usage dans les amputations, afin de garantir les intestins et d'envelopper le pédicule du kyste, avant de placer le clamp ou de lier le pédicule. Cette flanelle ainsi disposée a encore pour avantage d'empêcher le liquide de pénétrer dans la cavité abdominale.

2° Plusieurs bistouris ou scalpels droits à manche fixe.

3° Plusieurs pinces à disséquer.

4° Plusieurs sondes cannelées.

5° Des ciseaux droits et courbés sur le plat.

6° Un tenaculum.

7° Des pinces de plusieurs espèces (pinces à griffes, pinces à mors plats, pinces à pansements, pinces à pression continue pour lier les artères, et enfoncer les épingles pour faire la suture, etc.).

8° Des fils de soie cirés pour les ligatures et d'autres préparés pour lier le pédicule et faire la suture.

9° Des trocarts ordinaires, et un ou deux gros trocarts munis d'un tube en caoutchouc pour vider rapidement le kyste.

10° Un baquet ou seau pour recevoir le liquide du kyste.

11° Un clamp pour serrer le pédicule du kyste.

12° Un écraseur.

15° Un réchaud allumé et des cautères chauffés à blanc, soit pour arrêter des hémorrhagies, soit pour sectionner et cautériser le pédicule.

14° Des fils d'argent, fins, de rechange, ou des fils de fer, pour la suture profonde.

15° Des aiguilles particulières et faites exprès pour passer les fils d'argent (aux aiguilles tubulées dont on se sert habituellement pour la suture profonde, nous préferons de beaucoup celles que nous avons fait construire pour ce temps de l'opération. Elles ont la forme d'une alène de cordonnier et un chas pour recevoir le fil d'argent).

16° Des épingles longues et fines pour la suture entortillée (de fortes épingles à insectes) et des épingles ordinaires pour attacher les pièces du pansement.

17° Une forte aiguille en argent avec une pointe en fer de lance, pour traverser les parois abdominales et le pédicule, et le maintenir hors de l'abdomen, dans l'angle inférieur de la plaie.

18° Une pince plate, pour tordre les fils d'argent.

19° Un sécateur pour couper la pointe des épingles.

20° Des bandelettes agglutinatives.

21° Quinze à vingt éponges fines de la grosseur d'un œuf de poule et débarrassées des graviers qu'elles pourraient contenir.

22° Plusieurs seaux d'eau préalablement soumise à l'ébullition, chaude et froide.

23° Cinq ou six cuvettes.

24° Un grand nombre de serviettes.

25° Un bandage de corps en flanelle, des pièces de ouate non gommée, des compresses, de la charpie fine.

26° Sondes pour vider la vessie. — Sondes à drainer si besoin en est.

27° Bouillotte d'eau chaude pour mettre aux pieds de la malade et dans son lit après l'opération.

28° Seringue ou poire en caoutchouc pour aspirer les liquides ou faire des lavages...

29° Du perchlorure de fer au 30° (30 grammes).

30° Du collodion riciné 50 grammes.

31° Un pinceau en poils de blaireau.

32°Des pilules d'un centigramme d'extrait thébaïque n° 20.

33° Ou une potion calmante à l'acétate de morphine.

34° Chloroforme 200 à 250 grammes.

35° Glace en morceaux.

36° Vins de Malaga ou de Madère, bouillon froid.

Tout étant bien préparé, le chirurgien doit placer sa malade et ses aides, désigner celui qui sera chargé de la chloroformisation, et ceux qui devront l'aider ou lui donner les instrments dont il aura besoin pendant l'opération. Des personnes seront chargées de changer l'eau des cuvettes et de laver dans de l'eau chaude les éponges aussi souvent qu'il en sera besoin.

L'opération ne doit commencer que lorsque la malade est complétement chloroformée, et elle doit rester sous l'influence du chloroforme jusqu'à ce que l'opération soit complétement terminée.

La manière de se placer pour l'opération varie aussi avec les chirurgiens. Quelques-uns se placent entre les jambes de la malade, placés à peu près comme pour l'opération de la taille; mais dans cette position les aides qui soutiennent la malade en lui maintenant les jambes écartées, gênent l'opérateur et les autres aides chargés de presser sur les parois du ventre, de chaque côté, ou de

lier les vaisseaux, ou de soutenir le kyste avec des pinces.
L'opérateur lui-même masque toujours les parties qu'il a
intérêt à bien voir, se trouvant mal éclairées. Cette position, pour ceux qui la préfèrent, n'a pas d'autre but que
de favoriser l'écoulement du liquide du bassin, et c'est
celle qu'adoptent MM. Tiler et B. Brown. Nous avons vu
M. Demarquay opérer ainsi, et nous n'avons pas remarqué que le liquide tombé dans le petit bassin s'écoulât
mieux, il n'en faut pas moins recourir aux éponges pour
l'enlever; nous avons remarqué, au contraire, que cette
position favorisait l'échappement des intestins de la cavité abdominale. Pour nous, et avec le plus grand nombre
des opérateurs, nous préférons opérer debout, placé à
droite ou à gauche de la malade, couchée horizontalement sur un lit solide et étroit, et la tête légèrement re-
levée par des oreillers.

L'incision de l'abdomen, quoiqu'elle ait éprouvé plusieurs modifications, suivant les chirurgiens, est aujour-
d'hui pratiquée, par tous les opérateurs, sur la ligne médiane; sa longueur doit varier suivant le volume de la
tumeur, suivant la nature et l'étendue des adhérences; la
règle la meilleure est d'abord de faire une incision assez
longue, pour que le chirurgien puisse s'assurer d'abord
si le kyste est intimement adhérent à la paroi abdominale,
et ensuite pouvoir introduire la main entre le kyste et les
parois abdominales, et reconnaître s'il existe des adhérences plus profondément, et quels sont les obstacles qui
pourraient s'opposer à son extraction; il sera toujours
temps, si l'incision n'est pas jugée suffisante, de l'agrandir successivement, sans craindre que sa longueur puisse
compromettre le résultat de l'opération. Nous recommandons d'en agir ainsi, parce que, dans les cas où le kyste

adhérerait intimement aux parois abdominales, on pourrait, sans laisser l'opération inachevée, comme on recommande de le faire dans ces cas d'adhérences nombreuses et
intimes, imiter Houstoun, Granville (*Journal du Progrès*
t. I, pag. 274), Galeuzowski (*Journal du Progrès*, t. XVIII,
pag. 222), c'est-à-dire inciser largement le kyste, le débri-
der avec soin, déchirer ses diverses cellules et le vider complétement; cette incision simple d'un kyste adhérent, mise
en pratique par Portal, Bonnemain, Rey et Bausden, leur a
fourni à chacun une guérison, et devrait être préférée à
l'extirpation proprement dite, dans les cas que nous venons
de mentionner; si dans certains points l'union du kyste
avec la paroi abdominale n'existait pas, on pourrait, pour
prévenir un épanchement dans le péritoine, traverser
d'un ou de plusieurs fils les bords de l'incision du kyste,
et les réunir aux bords de la plaie abdominale. Une mèche ou un drain, placée dans l'angle inférieur de la plaie,
permettrait l'écoulement continu du kyste, des lavages et
des injections iodées et détersives quotidiens, et après
un certain temps, la rétraction et la guérison du kyste.

Les inconvénients d'une ouverture abdominale trop
étroite sont nombreux : 1° on ne pourrait s'assurer de
l'existence des adhérences, et si elles existent, on ne pourrait les détruire facilement; 2° il deviendrait difficile de
saisir le kyste convenablement, il pourrait s'échapper des
pinces et exposer à la chute de son liquide dans la cavité
péritonéale; 3° ce serait se créer des difficultés pour
extraire la poche du kyste, alors même qu'elle serait
exempte de toute adhérence; 4° on ne pourrait examiner
de *visu*, si l'autre ovaire est sain ou malade; 5° le pédicule
s'il est court et large, ne pourra être lié convenablement;
6° les éponges pour la toilette du péritoine ne seront in-

troduites que difficilement ; et 7° enfin, si des adhérences ont été rompues au moment de la traction du kyste, ou déchirées avec la main, on ne pourra le constater ; et si elles sont le siége d'un écoulement sanguin, on ne pourra les lier ou les cautériser, et il en résultera une péritonite mortelle ; il y a donc un avantage sérieux à pratiquer une incision assez longue, pour se mettre à l'abri de tous les inconvénients que nous venons de passer en revue ; nous dirons cependant qu'il faut, autant que possible, ménager le traumatisme du péritoine.

L'incision doit être faite, couche par couche, jusqu'au péritoine, afin de ne pas entrer d'emblée dans le kyste, ce qui amènerait, s'il n'existait pas d'adhérences entre le kyste et la paroi abdominale, un épanchement abdominal qu'il est toujours si important d'éviter. Si des vaisseaux ont été ouverts en incisant la paroi abdominale, il faut avoir soin de les lier, avant d'inciser le péritoine que l'on ouvre sur une sonde cannelée.

Le kyste une fois mis à découvert, dans l'étendue de 5 ou 6 centimètres, avec un ou deux doigts introduits dans le ventre, chercher à reconnaître si des adhérences existent entre le kyste et la paroi abdominale... Si on n'en rencontre pas, on agrandit l'ouverture du péritoine sur la sonde cannelée, et lorsque l'ouverture est assez grande pour permettre l'introduction de la main, on s'assure s'il y a des obstacles qui peuvent s'opposer à son extraction, que ce soient des adhérences, des bosselures, ou des tumeurs surajoutées au kyste principal ; dans le premier cas, c'est-à-dire s'il n'existe pas d'adhérences, on parviendra facilement à l'extraire, en agrandissant l'incision ; dans le cas d'adhérences, si elles ne sont pas trop intimes, ni trop solides, il faut chercher à les détruire ; mais c'est ici que se présentent des difficultés réelles et de plus d'un genre. Dans tous les cas, les adhérences quelles qu'elles soient, ne doivent jamais être déchirées de vive force, elles ne doivent être que décollées avec la main ou les doigts, ou détruites avec les ciseaux, le fer rouge, suivant les cas; la main introduite dans le ventre ne doit pas chercher si le kyste a des adhérences dans les parties profondes; mais si elle rencontre des adhérences faibles et se décollant facilement, elle doit agir avec douceur et sans précipitation aucune; et si les adhérences offrent la moindre résistance, il faut se garder d'insister pour les détruire avec les doigts ou tout autre instrument.

Avant d'aller plus loin, que le kyste soit ou non exempt d'adhérences, il faut le ponctionner pour le débarrasser de son contenu, réduire son volume, et lui assurer une sortie plus facile, c'est à ce moment que les deux aides, placés de chaque côté de la malade, doivent exercer, d'une manière soutenue, une pression douce et uniforme, qui a pour but : de faire saillir le kyste entre les lèvres de la plaie, de rapprocher ces lèvres d'une manière exacte du kyste, afin que si du liquide venait à s'écouler, il ne pût pénétrer dans le ventre. Toutes ces précautions prises, on ponctionne le kyste avec un trocart spécial, et on le soutient soulevé avec des pinces à griffes ou à mors plats, dans le but d'éviter l'écoulement du liquide du kyste par l'ouverture du trocart, ce qui arrive assez souvent, quoi qu'on fasse. Pour éviter cet écoulement du liquide dans la cavité abdominale, on a imaginé de nombreux trocarts, mais ils sont si gros, et le tissu des kystes est en général si friables, qu'ils ne peuvent pénétrer dans les kystes qu'en les déchirant, plutôt qu'en les perçant; il en résulte que l'ouverture qu'ils font n'est pas exactement fermée

par le trocart, et que le liquide coule entre le trocart et
l'ouverture qu'il a faite ; et si dans ce moment les lèvres de
la plaie ne sont pas dans un contact parfait avec le kyste,
ou autrement dit si celui-ci ne bouche pas complétement
la plaie abdominale, du liquide s'échappe dans la cavité
abdominale, ce qu'on doit chercher à éviter par tous les
moyens possibles. Le trocart une fois introduit dans le
kyste, peu à peu celui-ci se débarrasse de son contenu, par
un tube en caoutchouc qui se rend dans un seau ou un
baquet placé à côté du lit de la malade.

De tous les trocarts mis en usage jusqu'ici pour cette
manœuvre opératoire, celui qui paraît réunir les meilleures
conditions est celui de M. Thomson, modifié par M. Nélaton ; avec ce trocart, muni d'une rondelle en spirale, on
peut, par un mécanisme très-simple, une fois que l'instrument a pénétré dans le kyste, empêcher l'écoulement
du liquide entre le trocart et les bords de la piqûre qu'il
a faite... Mais comme c'est au moment où le trocart pénètre dans le kyste, que l'écoulement d'une certaine quantité de liquide se fait, et avant que la rondelle n'ait été
appliquée et serrée, il en résulte qu'il peut, si on n'a pas
pris les autres précautions que nous avons recommandées
plus haut, tomber du liquide dans la cavité péritonéale ;
il est donc très-important, quel que soit le trocart dont on
fasse usage, de ne pas trop compter sur les prétendus avantages qu'ils paraissent offrir, pour se mettre à l'abri de l'é-
coulement d'un peu de liquide dans la cavité abdominale.
Mais malheureusement le liquide contenu dans le kyste
n'est pas toujours assez fluide pour pouvoir s'écouler par
le tube en caoutchouc, ajouté au trocart, et il arrive assez
souvent qu'on est obligé de retirer le trocart et de fendre
le kyste pour le débarrasser de son contenu. C'est alors

surtout qu'il faut redoubler de précautions pour empêcher la pénétration du liquide dans le ventre, et qu'on
doit entourer le kyste de flanelle, de taffetas gommé, pour
recevoir le liquide et le diriger en dehors de la plaie abdominale. Le plat à barbe, peu profond, convenablement
échancré, recommandé par M. Kœberlé, a dans ces cas un
avantage pour recevoir les liquides et les empêcher de
souiller le lit et la malade.

Si le kyste est composé de plusieurs poches, ce qui est
la règle dans les kystes multiloculaires, on doit, la première poche vidée, la maintenir au dehors avec des
pinces, après avoir pris la précaution de fermer l'ouverture faite par le trocart par une ligature, afin que si cette
poche n'était pas complétement débarrassée de son contenu, ce qui en reste ne pût s'échapper pendant les manœuvres et les tractions qu'on est obligé de faire pour
amener les autres parties du kyste au dehors, ou pour
reconnaître si ce sont des adhérences ou autres obstacles
qui s'opposent à la sortie du kyste.

Si après quelques tractions douces et soutenues on
parvient à attirer au dehors une ou plusieurs autres
poches remplies de liquide, on les ponctionne comme la
première et avec les mêmes précautions que ci-dessus.
On s'assure de temps en temps, en cessant doucement la
traction exercée par les pinces ou la main, des obstacles
qui s'opposent à la sortie de toutes les parties du kyste;
si, toutes ces précautions prises, on reconnaît que le
kyste est trop volumineux ou trop adhérent pour être
extrait, il faut sur-le-champ et sans hésiter agrandir
l'incision aussi loin qu'il est nécessaire pour l'extraction
du kyste, ou pour pouvoir bien examiner quels sont les
obstacles qui s'opposent à sa sortie.

Si au contraire le kyste est exempt d'adhérences, et s'il ne tient que par son pédicule, on doit, une fois qu'il est sorti et pendant que des aides le tiennent suspendu au-dessus de l'abdomen, dans le but de garantir les intestins, de les empêcher de s'échapper et aussi pour préserver le péritoine et la cavité abdominale de tout écoulement de liquide, placer autour du pédicule une compresse en flanelle, imbibée d'eau chaude et fendue jusqu'à sa partie moyenne, de manière à maintenir les intestins et à les garantir du contact de l'air et des doigts, pendant qu'on appliquera le clamp, les ligatures, ou qu'on fera la section du pédicule, soit avec le bistouri, des ciseaux, l'écraseur ou le cautère actuel.

Le plus souvent, ce sont les adhérences qui retiennent le kyste; et quel que soit leur siége, qu'elles soient périto-néales, épiploïques ou intestinales, ou périétales, il faut se mettre en mesure de les détruire; les plus graves sont celles qui sont solides, étendues, vasculaires, et qui ont lieu avec le foie, la rate, l'utérus, la vessie et le rec-tum, etc.; qu'elles soient faibles ou fortes, il faut appor-ter pour les détruire le même soin; c'est de là que dépend souvent tout le succès de l'opération; il faut agir avec calme, sans précipitation aucune; c'est dans cette circon-stance que le *festina lente* a toute sa valeur.

Ainsi, toutes les fois qu'une adhérence résiste, même faiblement, à la main ou au doigt, il faut procéder avec les précautions que réclament les adhérences fortes et solides, pour ne pas s'exposer à déchirer le péritoine. Les adhérences solides, étendues, sont la complication la plus grave de l'ovariotomie; elles jettent quelquefois l'opé-rateur dans une incertitude telle, qu'il perd son sang-froid, et laisse son opération inachevée; ou bien, s'il la continue, il agit sans mesure, et oublie souvent les précautions les plus importantes; il est bien difficile en effet de prendre un parti, quand on ignore l'étendue et la nature des adhérences qui fixent le kyste profondément, et que le commencement de l'opération vous fait craindre de ne pouvoir la mener à bonne fin. Il nous semble, si le kyste est tellement adhérent à la paroi abdominale, qu'il n'y a à craindre aucun épanchement dans la cavité abdominale, qu'il faut l'ouvrir comme un abcès ordinaire, et le traiter de la même manière; si même il était libre, seulement dans sa partie antérieure, et qu'en continuant l'opération on s'aperçût que de fortes et solides adhérences le fixent aux organes environnants, il faudrait encore procéder de la même façon, en ayant soin de coudre ensemble les bords du kyste et ceux de la paroi abdominale, toujours dans l'espoir de s'opposer à tout épanchement dans le péritoine; mais heureusement qu'aujourd'hui les cas inopérables pour cause d'adhérences deviennent plus rares, par suite des procédés meilleurs mis en usage pour détruire ces adhérences.

En résumé, ne jamais déchirer les adhérences qu'on ne peut décoller, et ne jamais couper avec l'instrument tranchant, bistouri ou ciseaux, les adhérences qu'on n'a pu décoller, à moins que l'instrument n'agisse entre deux ligatures; les chirurgiens anglais préfèrent les diviser avec le fer rouge. Si on déchire les adhérences, si on les coupe, surtout lorsqu'elles sont très-vasculaires, on s'expose d'abord à déchirer les organes, le péritoine, le foie, la rate, etc., et ensuite à avoir des hémorrhagies en nappe, difficiles à arrêter.

Si, pendant qu'on retire la tumeur, on voit que l'épiploon, le mésentère ou les intestins y adhèrent, il faut détruire avec précaution ces adhérences avec les doigts, rarement avec les ciseaux ou le bistouri. Si l'intestin adhère si fermement qu'on ne puisse pas le séparer sans danger, alors on doit couper au niveau de la portion adhérente du kyste en laissant cette portion attachée à l'intestin, mais en enlevant la membrane sécrétante du kyste ; encore n'est-il pas toujours possible de faire cette séparation, si l'intestin est profondément situé, comme le rectum. Dans une opération excessivement difficile et compliquée, et où des adhérences très-intimes et très-étendues existaient entre le kyste et le rectum, nous avons vu un chirurgien très-habile intéresser le rectum et y faire une perforation.

Toute portion d'épiploon séparée doit être examinée soigneusement, pour voir si on ne laisse pas dans la cavité abdominale un vaisseau saignant ; toute portion qui a été altérée ou déchirée pendant la séparation, doit être coupée et tout vaisseau saignant doit être tordu, ou lié, ou cautérisé avec le fer rouge ou le perchlorure de fer : ce n'est que lorsque le vaisseau est trop volumineux, comme cela arrive quelquefois pour le pédicule, qu'on doit faire une ligature.

Les bouts de toute ligature doivent être portés au dehors à travers la plaie plutôt que coupés court et laissés avec l'épiploon ; la ligature ne doit comprendre aucune partie de l'épiploon, excepté le vaisseau saignant ; on peut encore recourir à l'acupressure, à la pression, à la mâchure ou écrasement avec des pinces, pour arrêter l'écoulement des petits vaisseaux. Quel que soit le moyen mis en usage, le point important pour le succès de l'opération, est de ne fermer la plaie, que lorsqu'on a la certitude qu'il n'existe pas le plus petit suintement de sang, soit en nappe, soit autrement ; il faut donc apporter un grand soin pour éviter les hémorrhagies consécutives, puisqu'il est si important pour le succès de cette opération, de ne laisser séjourner aucun produit morbide dans la cavité abdominale, qu'il ne faut d'ailleurs fermer, que lorsqu'on est bien sûr que tout suintement de sang est arrêté.

Si malgré les précautions prises, les surfaces des adhérences donnent lieu à un suintement sanguin ou le laissent craindre, il est prudent de se mettre en mesure, contre les épanchements consécutifs qui pourraient avoir lieu, en plaçant soit dans l'angle inférieur de la plaie, soit dans le cul-de-sac rétro-utérin, des canules, sondes ou drains, qu'on laisse à demeure et qui déversent au dehors, soit par l'angle inférieur de la plaie, soit par le vagin, le liquide qui pourrait s'amasser dans la cavité abdominale ; c'est ce que fit avec succès M. Keith, dans un cas de collection de pus dans la cavité du péritoine, chez une malade qu'il avait opérée le 31 mars 1863 ; il se développa, le douzième jour, une péritonite avec un commencement d'épanchement dans le péritoine pelvien et menace d'un danger prochain ; le seizième jour, M. Keith fit une ponction vaginale dans le cul-de-sac utéro-rectal ; cette petite opération amena immédiatement l'évacuation d'un liquide fétide et consécutivement la cessation de tous les accidents ; la malade fut rétablie en six semaines (*Gazette hebdomadaire*, 1863, p. 552). Pour parer à ces épanchements consécutifs, M. Kœberlé fait usage de tubes en verre qu'il plonge jusqu'au fond de l'excavation. Dans une opération d'ovariotomie où la malade faillit être emportée au quatorzième jour, par une hémorrhagie considérable, M. Kœberlé défit avec précaution, mais rapidement, l'appareil à pansement, introduisit dans la cicatrice

les doigts des deux mains écartées avec effort et déchira
violemment la cicatrice, de manière à obtenir une ouverture de 0^m,10 environ; opérant alors brusquement, au
moyen de la main gauche, une violente compression, sur
le trajet de l'artère ovarique, il introduisit deux doigts
de la main droite dans la cavité péritonéale, d'où il re-
tira deux caillots volumineux et des détritus de caillots;
il arracha en même temps le pédicule de la paroi abdominale, à laquelle il se trouvait encore en partie fixé; après
avoir détergé la plaie qu'un aide maintenait béante, il
saisit en travers, dans la profondeur, avec une pince à
pansement, l'artère ovarique, dont le sang jaillissait en
abondance, dès que l'on cessait d'exercer une forte compression. Une douleur très-vive, occasionnée par le pince-
ment de quelques filets nerveux de l'ovaire, survint, par
suite du rapprochement des branches de la pince, que je
portai, dit-il, à sa dernière limite, pour produire une mor-
tification immédiate des tissus sains. La douleur cessa
aussitôt en même temps que l'hémorrhagie, les anses intestinales voisines furent nettoyées de quelques caillots
qui les recouvraient encore; l'un d'eux, assez volumineux,
s'étendait au-dessus de l'aine droite, vers la fosse iliaque;
je ne tentai nullement de l'extraire, craignant de produire
un décollement étendu des anses intestinales agglutinées
entre elles par les adhérences récentes, que je me gardai
bien d'intéresser au delà du foyer principal de l'hémorrhagie. Je laissai ensuite la plaie revenir sur elle-même,
la pince plongeant librement dans la cavité abdominale,
entre les anses de l'intestion grêle, à une profondeur de
0^m,06 ; la surface de la partie déchirée de l'ancienne incision, qui était cicatrisée de la manière la plus parfaite
dans toute son épaisseur, fut couverte d'une couche légère

de perchlorure de fer, pour s'opposer à la réunion et pour laisser un large espace à l'écoulement de la sérosité, d'odeur ammoniacale, qui venait affluer au fond de la plaie; du reste, les tissus violemment écartés de la paroi abdominale, ne tardèrent pas à revenir promptement sur eux-mêmes, et à la fin de la journée, la plaie n'offrait plus que 0^m,06 de longueur. Seize jours après l'accident, la malade retournait chez elle parfaitement bien guérie. (Kœberlé, *Observations d'ovariotomie*. Paris, 1865; IVe obs.)

Dans un cas où de nombreuses adhérences avaient été détruites et où un suintement sanguinolent persistait sur de larges surfaces, malgré toutes les précautions prises, et dans la crainte d'hémorrhagie consécutive, nous avons immédiatement après l'opération et avant de faire la suture abdominale, placé un drain en caoutchouc dans l'angle inférieur de la plaie, et par lequel une certaine quantité de sérosité sanguinolente s'est écoulée ; malheureusement la malade, opérée dans de mauvaises conditions, a succombé promptement. Il est donc quelquefois nécessaire de donner issue aux liquides épanchés et renfermés dans l'abdomen, en ponctionnant soit par le rectum, soit par le vagin, soit même par l'abdomen, plutôt que d'attendre une ouverture spontanée, qui est rarement heureuse; dans ces cas, la conduite de M. Keith, qui le premier a appliqué ce moyen, et de M. Kœberlé, qui facilite l'issue des liquides à l'aide de tubes en verre, serait bonne à suivre.

Il ressort donc de ces faits qu'il est de la dernière importance de ne jamais fermer le ventre, que lorsqu'on est bien certain qu'il n'existe pas le moindre suintement de sang, et que la cavité abdominale, si du liquide s'est écoulé dans son intérieur, est complétement épongée et desséchée, car le sang ou le liquide épanché dans l'abdomen et sorti des vaisseaux subit promptement une altération putride, une décomposition qui amène les accidents de la péritonite ou de la résorption purulente.

Quelques opérateurs n'hésitent pas à laisser dans le ventre des ligatures, soit en fils d'argent, soit en fils de soie, qu'ils coupent ras; cet abandon des ligatures dans la cavité abdominale ne nous paraît pas sans inconvénient, et des fils d'argent perdus dans la cavité abdominale, doivent provoquer des accidents, peut-être des abcès consécutifs, de la péritonite. C'est surtout pour la ligature du pédicule, qu'on a proposé ces ligatures perdues.

Plusieurs procédés ont été conseillés pour traiter le pédicule dans l'ovariotomie, et ces procédés doivent varier suivant que le pédicule est long, étroit, ou suivant qu'il est large et sessile. Dans le premier cas, il ne se présente aucune difficulté, mais dans le second, lorsque le pédicule est court et largement implanté sur le corps de la matrice, des difficultés sérieuses peuvent se présenter. Les procédés qu'on a proposés sont les suivants. Les uns, avec Tyler Smith, veulent qu'on abandonne le pédicule dans la cavité abdominale, après l'avoir lié fortement et coupé les fils au ras du nœud, ou simplement qu'on se contente de lier les vaisseaux du pédicule, et de l'abandonner ensuite avec les ligature coupées ras, dans la cavité abdominale. Chez une de ses malades, morte après quelques semaines d'une affection aiguë de poitrine, et sans aucun accident du côté de l'abdomen, il a eu l'occasion de vérifier par l'autopsie, l'état dans lequel se trouvaient le pédicule, la ligature et les surfaces séreuses voisines; à la suite de la guérison, il a trouvé simplement le moignon du pédicule et l'anse de fil, entourés ensemble par des adhérences qui les unissaient à la portion voisine de la séreuse, et les isolaient du reste de la cavité péritonéale.

Ce procédé serait en effet très-avantageux, dans ce sens qu'il permettrait d'abandonner le pédicule dans le ventre et de réunir l'incision abdominale par première intention ; mais il a plusieurs inconvénients graves ; c'est : 1° de laisser dans le ventre des ligatures qui agissent comme corps étrangers et exposent à la péritonite ou à des suppurations ; 2° c'est d'exposer à des hématocèles abdominales aux époques mensuelles, ainsi que l'a constaté M. S. Wells, dans deux cas où le pédicule avait été laissé dans le ventre ; enfin il pourrait survenir des hémorrhagies internes consécutives, si les ligatures venaient à s'échapper, avant l'oblitération complète des vaisseaux. Ce procédé de Tyler Smith a été mis en pratique par M. S. Wells dans cinq cas ; dans deux cas, quoique la guérison ait été obtenue probablement plus vite que par une autre méthode, il a observé que les symptômes de péritonite ont été plus violents que par le clamp ; dans les trois autres cas, une péritonite générale a enlevé les malades ; dans un seul cas, où l'autopsie put être faite, il trouva le pédicule et la ligature environnés d'une sorte de capsule, formée de deux anses d'intestin grêle, adhérant entre elles ; et au pédicule par de la lymphe plastique récente. Ces adhérences entre le pédicule, le péritoine et les intestins, ne pourraient-elles pas former des brides, qui plus tard produiraient des étranglements intestinaux ?

M. Marion Sims se déclare partisan de ces ligatures métalliques, et dans une observation d'ovariotomie qu'il a présentée à la Société de chirurgie (*Mémoires de la Société de chirurgie*) il a laissé dans le ventre de son opérée

six ou sept ligatures métalliques, ce qui n'a pas empêché
la malade de guérir. Seulement depuis cette opération,
la santé de la malade n'est pas des meilleures, et elle
éprouve des douleurs abdominales, etc. Ne peut-on pas
supposer que les fils abandonnés dans le ventre ne sont
pas étrangers à l'état de faiblesse et de malaise qu'éprouve
cette dame? Quoi qu'il en soit, M. Marion Sims, qui n'a
pour appuyer son opinion qu'un seul cas d'ovariotomie,
invoque les faits suivants pour soutenir son opinion. En
1864, il lia avec des fils d'argent le pédicule d'un kyste
de l'ovaire, sur une malade opérée par M. Nélaton. La
malade mourut de péritonite le cinquième jour de l'opération ; à l'autopsie, on constata que les ligatures métalliques étaient tout à fait incorporées dans le tissu du pédicule et tellement emprisonnées, qu'il fut obligé de couper
dans le tissu pour les trouver; « le fil avait pénétré dans
le tissu du pédicule, et les parties qu'il avait coupées
s'étaient déjà réunies et avaient recouvert le fil, qui par conséquent était entièrement caché à la vue. » Ce fait, il faut
le dire, ne nous paraît pas aussi probant qu'à M. Sims, et
pour plusieurs raisons ; la première, c'est qu'il était impossible de savoir, si ces fils métalliques ensevelis dans
l'épaisseur du pédicule, depuis quatre jours seulement,
n'auraient pas agi comme corps étrangers et provoqué un
abcès dans le ventre ; la seconde raison, c'est que si ces
fils métalliques pénètrent si facilement dans le tissu du pédicule, le coupent assez profondément pour être recouverts par les parties coupées, il peut arriver que les parties
coupées ne se réunissent pas et que des hémorrhagies
s'ensuivent, ou une péritonite. D'ailleurs il est difficile
de comprendre comment la partie du pédicule placée
au-dessus de la ligature, dépourvue de vie, par suite de la

forte compression du fil d'argent, peut vivre et se réunir à la partie placée au-dessous de la ligature, de manière à emprisonner celle-ci et à l'incorporer aux tissus. M. Sims apporte lui-même les preuves qu'il ne peut en être ainsi, en rappelant que dans un cas, en voulant lier au moyen d'un fil d'argent une excroissance verruqueuse sur la joue, il remarqua que le fil avait pénétré dans l'excroissance en coupant la circonférence, et que les tissus ainsi coupés avaient recouvert le fil, et cela s'était fait en moins de 20 heures : il ne dit pas s'il y avait eu hémorrhagie, seulement il ajoute que cette opération n'avait pas rempli le but qu'il se proposait. Dans un autre cas, il s'agit d'une tumeur hémorrhoïdale qu'il lia de la même façon, où les choses se passèrent comme pour la tumeur verruqueuse. La seule réflexion que nous ferons à l'occasion de ces deux opérations, c'est que le tissu du pédicule d'un kyste est plus dur, plus fibreux que celui d'une tumeur verruqueuse ou hémorroïdale, et que la pénétration des fils doit être plus lente et plus difficile, et qu'étant doué d'une puissance vitale moins grande, puisqu'il est moins vasculaire, il est exposé à se réunir moins promptement et pourrait donner lieu à des écoulements plus ou moins graves, surtout si ce pédicule renfermait de grosses veines ou de grosses artères, comme on en rencontre quelquefois.

Une seconde manière de traiter le pédicule, consiste à l'abandonner dans l'abdomen après l'avoir lié, et à ne pas couper les ligatures qu'on fixe dans l'angle inférieur de la plaie, soit qu'on ait passé plusieurs ligatures à travers le pédicule s'il est gros, large et court, soit qu'on n'en ait mis qu'une seule, s'il est long et mince. Ce procédé est celui qu'on suit assez généralement et qui paraît offrir le moins d'inconvénients.

Une autre méthode résulte de la combinaison de la
cautérisation avec l'usage du clamp; elle est due à
M. Clay (de Birmingham) et paraît avoir eu de grands
succès entre les mains de M. B. Brown.

Une autre méthode qui n'a été appliquée que très-rarement et qui serait assurément la meilleure, si on pouvait
l'appliquer sans crainte, serait celle qui pourrait se passer
de toute espèce de ligature; ce serait se placer dans les
meilleures conditions pour le succès de cette opération,
si l'on pouvait, par exemple, comme nous l'avons fait et
comme l'a proposé après nous Braxton Hicks, comprimer
le pédicule avec un clamp dentelé, resserrer, mâcher,
écraser les tissus assez complétement et assez solidement
pour empêcher toute hémorrhagie; alors le pédicule
pourrait être abandonné sans danger dans la cavité abdominale. Malheureusement les vaisseaux du pédicule sont
quelquefois si volumineux, que ce procédé ne mettrait
peut-être pas à l'abri de l'hémorrhagie et qu'on fera bien
par prudence de placer préalablement une ligature; cependant M. Atlee (de Philadelphie) a pratiqué une fois la
section du pédicule avec l'écraseur : la plaie abdominale
fut rapidement fermée, il n'y eut pas de suppuration et
le quatorzième jour, la femme, âgée de 61 ans, put faire
un voyage à cheval; dans un autre cas, M. Maisonneuve
sépara la tumeur par torsion, et la mort ayant eu lieu
22 heures après l'opération, l'autopsie permit de constater qu'il ne s'était produit aucun écoulement de sang.
Les clamps, qui agissent comme le nôtre en mâchant, en
écrasant les tissus, comme l'écraseur linéaire, doivent être
préférés, et les malades, si la ligature venait à glisser ou
à se déranger, seraient moins exposées à l'hémorrhagie.
Une dernière précaution à prendre, et qui a été employée

avec beaucoup de succès par M. Kœberlé, c'est de toucher légèrement le moignon du pédicule avec du perchlorure de fer à 40°.

Les méthodes que nous venons d'indiquer ont certainement donné de bons résultats, mais celle qui nous paraît donner les meilleurs et qui est généralement adoptée, est celle où l'on place le clamp, soit seul, soit combiné avec la cautérisation et les ligatures.

Il faut faire usage du clamp, toutes les fois que le pédicule est mince, étroit et assez long pour pouvoir être placé sans tiraillement dans l'angle inférieur de la plaie; cette méthode doit être préférée à toutes les autres, malgré les objections qu'on lui a adressées, basées sur la douleur et le malaise que peut déterminer ce mode opératoire; le clamp particulier dont nous faisons usage et qui a la forme d'un compas dont les branches sont dentelées et à mortaise comme l'entérotome de Dupuytren, nous paraît d'une application beaucoup plus facile que les autres clamps et moins gênante pour les malades. Quant à la suppuration du pédicule, on l'évite par l'emploi du perchlorure de fer, qui le durcit et le préserve ainsi des accidents de résorption. On a dit encore que cette manière de maintenir le pédicule au dehors exposait à un flux cataménial après la guérison : il est vrai, dit Sp. Wells, que cela arrive dans le tiers des cas, mais quand les malades sont prévenues de ce petit inconvénient, elles ne s'en effrayent pas, et d'ailleurs cet état ne dure que quelques mois; il vaut mieux, en tout cas, que ce flux s'opère au dehors, plutôt qu'au dedans de la cavité péritonéale.

On a dit encore que cette fixation du pédicule pouvait empêcher le développement de l'utérus, en cas de grossesse ultérieure. Neuf femmes opérées par M. Sp. Wells,

par le procédé du pédicule fixe, ont eu un ou plusieurs
enfants. L'objection la plus sérieuse, c'est la possibilité
d'un étranglement intestinal autour du pédicule, mais
jusqu'à présent on n'en connaît qu'un seul exemple, qui
appartient à M. Kœberlé.

Quand le pédicule est court, épais et large, que l'insertion directe des kystes a lieu sur l'utérus même, on doit
mettre le clamp de côté, parceque l'utérus serait déplacé,
tiraillé, ce qui pourrait donner lieu à des accidents graves,
tels que la péritonite, des douleurs, etc. Dans ce cas,
après avoir lié le pédicule en deux ou plusieurs portions,
avant ou après l'ablation du kyste, mais mieux avant, car
on éprouve quelquefois de grandes difficultés à lier convenablement le pédicule, quand il est court et épais, l'é-
crasement linéaire ou la combinaison de la compression
avec la cautérisation, doivent être employés. On pourrait
encore recourir à l'acupressure, proposée par Sympson.
Dans quelques cas, on s'est borné seulement à lier les vaisseaux du pédicule; nous pensons avec M. Sp. Wells qu'il
est préférable, quand on ne peut pas fixer le pédicule au
dehors, de laisser passer les ligatures au travers de la
plaie, et que l'emploi combiné de l'écrasement avec le
cautère actuel a fourni les meilleurs résultats. Dans les
cas où le pédicule est court et épais, M. Sp. Wells préfère
les fils de soie aux fils métalliques. Mais c'est dans ces
cas surtout, que nous trouvons qu'il est avantageux, pour
maintenir le pédicule dans l'angle inférieur de la plaie,
ou le plus rapproché possible de cet angle inférieur, de
traverser le pédicule avec une longue aiguille ou tige de
fer ou d'argent flexible, et à laquelle on donne une courbure convenable. Cette aiguille traverse en même temps
les parois abdominales, et est ensuite comprise dans la

suture entortillée. Dans ces cas, cette aiguille courbe remplace avantageusement le clamp.

Reste à fermer la plaie abdominale; mais avant de procéder à ce dernier temps de l'opération, il faut s'être mis en garde contre toute hémorrhagie, contre tout suintement de sang; l'hémorrhagie par les capillaires est souvent très-rebelle, et est faite pour exercer la patience et la sagacité du chirurgien, mais il ne faut jamais faire la suture abdominale, qu'elle ne soit complétement arrêtée et que la toilette du péritoine ne soit terminée avec une rigoureuse exactitude; quelquefois pendant l'opération il y a hernie des intestins, et ils s'échappent de la cavité abdominale; il ne faut pas trop s'en alarmer et il faut les remettre en place doucement et sans les froisser, et faire tout son possible en les recouvrant d'une flanelle imbibée d'eau chaude pour qu'ils ne se refroidissent pas pendant l'opération, pas plus que l'épiploon. On pourrait croire *a priori* que l'introduction de l'air dans la cavité péritonéale, que la hernie de l'intestin et de l'épiploon, que l'incision ou les piqûres du péritoine, sont des complications redoutables : les faits ont démontré que le plus souvent il n'en résulte rien de fâcheux, et que l'air dans la cavité abdominale n'y devient dangereux, que lorsqu'il y séjourne avec des liquides épanchés, soit du sang ou de la sérosité, dont il favorise la décomposition; mais si on a le soin de ménager une libre issue au liquide épanché ou au tissu mortifié, à l'aide d'une sonde, d'un tube ou d'un drain, on se met à l'abri de la péritonite, en même temps qu'on se réserve un passage pour les injections détersives et désinfectantes.

La crainte de léser le péritoine a toujours été la cause principale de l'éloignement des opérations sur cette séreuse; mais cette crainte n'est-elle pas trop exagérée, comme nous le faisions remarquer dans la première édition de notre traité d'iodothérapie, publié en 1855? de nombreuses observations ne prouvent-elles pas aujourd'hui, que le danger de l'inflammation traumatique du péritoine, habituellement si redoutable, est moins grand qu'on ne le pense, et que l'expérience, l'expérience importune et présomptueuse, comme dit M. le docteur Blundel, a quelquefois l'insolence de contredire nos opinions les plus favorites et les mieux accréditées, et que le péritoine et les vicères abdominaux, quoique très-susceptibles dans l'espèce humaine, supportent sans conséquence fatale, plus de lésions qu'on ne semble disposé à l'admettre ?

L'occlusion de l'incision abdominale se fait au moyen d'une double suture ; une première profonde et une seconde superficielle; la première a varié avec les chirurgiens; les uns préfèrent la suture à points passés, les autres la suture enchevillée, et tous se servent indifféremment de fils métalliques, de fils de soie ou de chanvre ; quant à la suture superficielle, c'est la suture entortillée ordinaire. Peu importe d'ailleurs le mode de suture ; là n'est pas le point important, mais bien de savoir si le péritoine doit être compris, oui ou non, dans les sutures. M. Sp. Wells, se basant sur plusieurs expériences qu'il a faites sur les animaux, et sur une opération d'ovariotomie qu'il a pratiquée une seconde fois, chez la même malade, recommande de comprendre le péritoine dans les sutures, et d'adosser les surfaces opposées de la séreuse qui borde la lèvre profonde de la solution de continuité, parce qu'il a remarqué que lorsque les bords du péritoine ne se réunissent pas entre eux, ils contractent des adhérences avec les organes abdominaux, lesquelles adhérences, devenues plus fortes

et plus solides, peuvent former des brides capables d'é-
trangler les intestins; de plus, si les bords du péritoine
restaient désunis, ne pourrait-il pas en résulter des éventrations, comme celles qui ont été signalées par M. Serre
(d'Alais) dans les deux observations qu'il a communi-
quées à la Société de chirurgie? Et cependant notre savant
confrère n'avait pas omis de comprendre le péritoine dans
les sutures; les deux exemples d'éventration rapportés par
M. Serre ne sont pas les seuls mentionnés dans la science,
deux autres chirurgiens ont fait la même remarque. Ceux
qui, comme MM. B. Brown, Clay et Kœberlé, ne traversent
pas le péritoine en faisant la suture profonde, n'ont jamais parlé de ces éventrations. Malgré la manière de faire
de ces messieurs, le procédé qui consiste à faire la suture à
travers le péritoine, est le plus généralement employé, et
c'est celui que nous suivons, de même que Tyler Smith;
et d'ailleurs M. Kœberlé lui-même, qui rejette cette manière
de faire, prend grand soin de faire passer le fil, juste
au-dessus du péritoine, dont il cherche à affronter les
bords, comme M. Wells et tous ceux en France qui jusqu'à ce jour ont pratiqué l'ovariotomie.

Les points de la suture profonde se placent à $0^m,03$,
$0^m,04$ les uns des autres; il faut avoir soin que chaque
point de suture se corresponde exactement, afin que la
réunion soit exacte. Pour pratiquer ces points de suture
profonde, qui offrent quelquefois d'assez grandes difficultés lorsque les parois abdominales sont très-épaisses,
soit qu'elles soient œdématiées, soit qu'elles présentent
une épaisse couche de tissu adipeux, on a imaginé diverses
aiguilles; on a d'abord fait usage des aiguilles courbes
ordinaires, enfoncées à l'aide d'un porte-aiguille ou d'une
pince ordinaire; mais on a bien vite reconnu l'inconvé-

nient de ces aiguilles, pour traverser convenablement et sûrement les parois abdominales, surtout lorsqu'elles sont épaisses ; l'emploi de ces aiguilles demande un certain temps ; convaincu de leur usage défectueux, on a cherché à les remplacer par des aiguilles tubulées, mais celles-ci offrent plusieurs inconvénients : le premier, c'est qu'elles sont assez difficiles à enfiler et que souvent le fil d'argent n'offrant pas assez de résistance, se plie dans leur intérieur ou à leur entrée ; le second, c'est que le fil d'argent, qui ne doit pas dépasser la pointe qui pénètre dans les tissus, devient un obstacle à leur introduction s'il dépasse trop, ou bien est difficile à retirer au milieu du sang, s'il ne dépasse pas assez, et il est arrivé plusieurs fois qu'on a été obligé d'ôter le premier fil pour en mettre un autre. Un dernier inconvénient, c'est qu'elles sont presque droites et trop flexibles, et qu'elles plient et se courbent lorsqu'on veut traverser la paroi du côté opposé, surtout lorsque les parois abdominales ont une certaine épaisseur.

Pour obvier à tous ces inconvénients, nous avons fait construire par M. Charrière, en 1862, des aiguilles particulières qui ont la forme et la longueur d'une alène de cordonnier. Ces aiguilles, très-aiguës et résistantes, traversent avec une grande facilité et très-commodément les parois abdominales, quelle que soit leur épaisseur. Leur talon est percé d'un chas, large et facile à enfiler, et à partir du chas, il existe au-dessus et au-dessous une gouttière ou cannelure, dans laquelle se loge le fil d'argent, de telle sorte qu'il n'apporte aucun obstacle au passage de l'aiguille au moment où elle traverse les tissus ; l'aiguille, une fois armée de son fil, peut servir à faire cinq ou six sutures, sans qu'on soit obligé de l'enfiler de nouveau, et deux aiguilles suffisent pour les incisions les plus longues. Avec ces aiguilles, le passage des fils métalliques se fait avec une promptitude et une sûreté remarquables. On doit faire pénétrer ces aiguilles extérieurement à 0^m,02 environ du bord de la plaie, et intérieurement à 0^m,01 environ du bord du péritoine. Les fils d'argent une fois passés, on peut les tordre avec une pince, ou tout simplement les nouer comme un fil de soie ; il faut avoir la précaution de ne pas trop les serrer. Ces points de suture profonde peuvent être enlevés du troisième au quatrième jour, si on reconnaît que la réunion immédiate a été obtenue et s'il n'y a pas de tympanite ; mais on peut les laisser en place 8 ou 10 jours et même plus sans inconvénient aucun, mais le mieux est de les enlever le plus tôt possible. Nous avons l'habitude de les enlever en deux fois, à 24 ou 48 heures d'intervalle.

La deuxième suture est une suture superficielle et entortillée, faite avec des épingles fines et longues, comme celles qu'on emploie pour le bec-de-lièvre. Ces épingles pénètrent obliquement dans l'épaisseur des parois abdominales, à peu près à égale distance du péritoine et de la peau. Une précaution que nous prenons toujours et que nous recommandons, lorsque le pédicule est assez long pour arriver à l'angle inférieur de la plaie, ou seulement au niveau des bords de la plaie, c'est de traverser le pédicule avec l'épingle ou avec une tige courbe spéciale, placée à l'angle inférieur de la plaie, de manière à fixer le pédicule et à l'empêcher de rentrer dans le ventre ; de cette façon, le pédicule se trouve compris dans la suture superficielle, et est soutenu par les parois abdominales. En procédant ainsi, on a l'avantage de pouvoir enlever le clamp immédiatement et de pouvoir faire la suture d'une façon plus exacte et plus convenable.

Une fois que la suture entortillée est achevée, que les pointes des épingles sont coupées et garnies d'une bandelette de diachylon, pour empêcher leur contact avec la peau, que toute la plaie est recouverte de plusieurs couches de collodion riciné, on s'empresse de nettoyer la malade, de la recouvrir de flanelles chaudes et humides, de l'envelopper dans un ample peignoir en flanelle, de lui mettre un bandage de corps en flanelle, après avoir mis sur le ventre, ou des ouates chaudes laudanisées, ou un large cataplasme bien chaud et arrosé de laudanum, et de la reporter dans un lit préalablement bassiné et bien chaud ; les jambes sont également enveloppées de flanelles bien chaudes, et des vases d'étain, pleins d'eau chaude ou des bouteilles chaudes sont placés aux pieds et le long des jambes de l'opérée. La chambre est maintenue à une température de 18 à 20°.

On peut donner à la malade quelques cuillerées de vin de Xérès ou de Malaga, et plusieurs bouillons dans la journée, pour boisson un peu d'eau sucrée avec un peu de jus de citron et quelques gouttes d'eau de fleurs d'oranger. Toutes les heures une pilule d'extrait thébaïque d'un centigramme, et pratiquer le cathétérisme toutes les 4 heures, avec recommandation à la malade de garder toujours la même position, et de rester dans une tranquillité absolue. On ne doit insister sur les stimulants, que si le pouls et d'autres signes de prostration les indiquent. Les ligatures du pédicule peuvent rester en place plus ou moins lontemps, quelquefois plusieurs semaines ; il ne faut jamais chercher à les arracher, il faut pour ainsi dire qu'elles tombent d'elles-mêmes ; seulement il faut panser avec soin le pédicule lorsqu'il suppure, et le nettoyer de toutes les sanies qui peuvent l'entourer.

Dans les cas simples et exempts de tout accident, la guérison suit la même marche que pour toutes les autres opérations et demande les mêmes soins; éviter les émotions aux malades, le moindre refroidissement, les laisser dans un calme absolu et soutenir leurs forces, par des boissons et des aliments convenables s'il en est besoin. S'il survient des vomissements, qui quelquefois sont dus au chloroforme, d'autres fois à la température trop élevée de la pièce où la malade a été opérée, il faut administrer de la glace et des boissons glacées, et cesser l'extrait thébaïque, qui quelquefois provoque ces vomissements.

Si du pus ou de la sérosité purulente et sanguinolente s'écoule le long du pédicule, par la partie inférieure de la plaie, il faut par tous les moyens empêcher la décomposition putride et pratiquer des injections détersives soit par l'ouverture par où s'écoule la sérosité, soit par le drain, la sonde ou le tube qu'on a laissé à demeure; ces injections doivent être faites soit avec de l'eau tiède, comme lavages, soit avec de l'eau iodée, soit, comme le recommande M. Kœberlé, avec une solution de sulfite de soude qu'il emploie comme agent désinfectant. Quant aux autres complications qui peuvent survenir pendant les jours qui suivent l'opération, comme la péritonite, la pyohémie, les abcès du bassin, l'érysipèle, la tympanite intestinale, le tétanos, etc., il faut les combattre par les moyens appropriés; si les garde-robes ne se rétablissaient pas naturellement au bout de 5 ou 6 jours, on aurait recours soit à un léger purgatif, soit à quelques lavements émollients. Ne jamais permettre aux opérées de se lever, que plusieurs jours après la chute de toutes les ligatures. En prenant toutes ces précautions, on arrive ordinairement du vingtième au trentième jour dans

les cas simples, à une guérison complète et radicale ; dans
les cas où il survient des accidents ou des complications
capables d'entraver la guérison, il faut quelquefois attendre plus longtemps.

Les accidents et les complications qui peuvent se développer après l'opération sont assez nombreux :

Les accidents qui sont à craindre sont, dans les premières vingt-quatre heures, l'ébranlement nerveux, ce
que les Anglais appelent le *choc*; vers le troisième jour,
ce sont les accidents inflammatoires, comme la péritonite
et toutes ses suites; plus tard ce sont les accidents dus à
la chute des ligatures, la résorption purulente, le tétanos,
qui est extrêmement rare, mais que pour notre compte
nous avons observé une fois, le huitième jour de l'opération, alors que notre malade nous paraissait hors de tout
danger ; M. Nélaton l'a également observé une fois chez
une de ses opérées; plusieurs autres chirurgiens en citent
également des exemples. S. Wells l'a observé chez trois
malades; il a même eu le bonheur d'en sauver une par le
curare. Enfin M. Murray-Humphry a eu une malade qui a
succombé au même accident 12 jours après l'opération.

Une complication très-fréquente après l'opération, mais
dont il ne faut pas trop s'effrayer, si elle n'apparaît pas
trop rapidement et trop brusquement, c'est la tympanite.
Elle est souvent le premier signe de la péritonite ; non-
seulement cet accident gêne les malades, qui éprouvent
de la difficulté à respirer, des vomissements, mais en dis-
tendant considérablement le ventre, il s'oppose à la réunion et à la cicatrisation de la plaie. Cette tympanite intestinale n'a lieu que lorsque les gaz ne s'échappent pas
par l'anus; aussi est-il très-important, lorsqu'on fait la
suture abdominale, de replacer autant que possible les

intestins et l'épiploon dans leur position normale, afin qu'ils ne soient exposés ni à une torsion ou à un déplacement, qui pourrait s'opposer au passage des gaz, d'autant mieux que l'impression de l'air ou du froid que les intestins ont pu subir, pendant l'opération, y produit une sorte d'atonie qui les paralyse momentanément et les empêche de remplir leurs fonctions. Si cette pneumatose gastro-intestinale persistait, après avoir essayé d'introduire de longues sondes par l'anus, de gros lavements, pour solliciter la sortie du gaz, il faudrait recourir aux ponctions des intestins avec un trocart explorateur, comme nous l'avons fait plusieurs fois. (Voir la première édition de notre *Traité d'iodothérapie*, publié en 1855.)

De tous les accident primitifs, le plus grave, c'est l'hémorrhagie. On doit chercher à l'arrêter par tous les moyens possibles, qu'elle soit èn nappe ou autrement, car elle peut produire la mort de plusieurs manières, d'abord par une perte considérable de sang, ensuite par la décomposition de celui-ci dans la cavité abdominale. Elle provient le plus ordinairement du pédicule, mais elle peut avoir sa source dans les vaisseaux des adhérences déchirées ; le docteur Bayless (d'Amérique) perdit une malade, à la suite d'une hémorrhagie qui eut lieu par l'incision de la paroi abdominale. Le traitement le plus sûr serait d'ouvrir de nouveau la plaie, comme l'a fait M. Kœberlé avec succès, tant pour s'assurer des vaisseaux qui produisent l'hémorrhagie, que pour enlever le sang épanché qui, en se décomposant, déterminerait la péritonite ou l'infection putride ; sur les 150 cas dans lesquels la cause de la mort est donnée dans les tableaux de M. Clay, 24 furent occasionnés par l'hémorrhagie.

OBSERVATIONS D'OVARIOTOMIE

—

Peut-être eût-il été convenable de relater à la fin de cet ouvrage, et avec quelque détail, celles des observations des chirurgiens français qui ont présenté un intérêt plus particulier à différents points de vue, comme celles de MM. Woyerkowsky, Vaullégeard, Nélaton, Kœberlé, Demarquay, etc., etc., mais comme toutes ces observations ont été publiées dans nos recueils scientifiques ou dans des mémoires particuliers et que j'ai pris le soin d'indiquer les publications où elles ont été consignées, je ne rapporterai ici que les opérations d'ovariotomie que j'ai pratiquées et dont la plupart n'ont pas été publiées.

OBSERVATION I.

La première ovariotomie que j'ai faite, remonte au 28 février 1859. Ce fut un insuccès ; je l'ai indiquée à la page 174 de cet ouvrage, et dans le *Bulletin de la Société de chirurgie*, t. II, IIe série, p. 687 — 1862.

OBSERVATION II.

Kyste uniloculaire de l'ovaire droit, avec tumeur de la grosseur d'un œuf d'oie dans les parois du kyste. — Cinq ponctions et cinq injections iodées pratiquées sans succès. — Ovariotomie. — Guérison radicale (*Gazette hebdomadaire*, p. 675, année 1862). — Observation recueillie par M. Perret, interne a l'Hotel-Dieu.

Une dame de Paris, où elle est née, caissière dans une maison de modes, âgée de 30 ans, d'un tempérament très-nerveux, d'une constitution primitivement très-bonne, mais aujourd'hui affaiblie par la maladie, n'a jamais eu de maladie grave, si ce n'est la rougeole dans son enfance. Réglée à 10 ans environ, les règles ont toujours été régulières; mariée à 19 ans, elle eut une petite fille un an après le mariage. Depuis, elle n'a eu ni enfants, ni fausses couches. Il y a 6 ans environ, les règles ont cessé de paraître pendant 8 mois, mais sans apporter aucun trouble dans l'économie. Trois ans après, elle ressentit, dans le flanc droit, de vives douleurs qui durèrent 8 jours, et ne laissèrent aucune trace.

Il y a environ 16 mois, vers le mois de mai 1861, elle remarqua que son ventre grossissait, ce qu'elle attribua à de l'embonpoint, sa santé étant très-bonne sous tous les rapports. Son ventre devenant de plus en plus gros, elle consulta un médecin, qui dit qu'elle était enceinte, bien que les règles n'eussent pas cessé de paraître régulièrement. Lorsqu'elle crut avoir dépassé le terme de sa grossesse, elle s'adressa à un autre médecin, M. le Dr. Delaunay, qui reconnut un kyste de l'ovaire. M. Boinet, appelé en consultation, confirma ce diagnostic et conseilla les ponctions et les injections iodées; la première ponction et la première injection furent faites le 16 janvier 1862. 14 litres d'un liquide clair citrin et légèrement filant furent évacués, et une injection iodée de 120 grammes (60 grammes d'eau, 60 grammes de teinture d'iode et 2 grammes d'iodure de potassium) fut pratiquée et laissée pendant 8 minutes dans le kyste. Aucun signe de douleur pendant l'opération, ni la moindre réaction après; au bout de trois jours, la malade reprenait ses fonctions de caissière dans sa maison de commerce, sa santé était excellente, et toutes les fonctions s'accomplissaient bien; mais bientôt le liquide se reproduisit peu à peu, et M. Boinet fut appelé pour pratiquer une seconde ponction et une seconde injection, le 12 mai 1862. Au moment de cette seconde opération, la malade ressentait depuis une douzaine de jours des douleurs très-vives dans le flanc droit.

Cette deuxième ponction donna issue à 16 litres de liquide, de même nature que le premier, et l'injection qui séjourna 8 minutes dans le kyste, ne produisit ni douleur, ni réaction. Comme la première fois, la malade reprit ses occupations, mais le liquide se reforma avec une rapidité telle que, le 7 juin 1862, il fallut recourir à une nouvelle ponction et à une nouvelle injection; le tout se passa comme les premières fois, et le liquide, dont la quantité était de 12 litres, n'avait été nullement modifié. Le 30 juin, quatrième ponction et quatrième injection, 11 litres de liquide, séjour de l'injection pendant 8 minutes. Déjà la santé générale était moins bonne, la constitution commençait à s'affaiblir, il y avait moins d'embonpoint, et M. Boinet craignait, à cause de la nature du liquide qui était filant, onctueux, que les injections iodées restassent sans efficacité. Le kyste s'étant rempli, ce chirurgien proposa une cinquième et dernière injection, déclarant que si elle ne réunissait pas, il faudrait recourir à l'ovariotomie. Le 25 juillet 1862, nouvelle ponction et nouvelle injection iodée, qui reste dans le kyste pendant 14 minutes, sans déterminer la moindre douleur, ni la moindre réaction. On avait retiré 12 litres de liquide, toujours le même.

Le ventre ne tarda pas à augmenter de nouveau, moins rapidement peut-être qu'après les dernières ponctions, mais d'une manière assez sensible pour démontrer l'inefficacité, dans ces cas, des injections iodées; et M. Delaunay, qui avait assisté à toutes les opérations, fut d'avis avec M. Boinet de recourir à l'ovariotomie; d'ailleurs lorsque le kyste était complétement vidé et les parois du ventre affaissées, on sentait dans la région de l'ovaire droit, une tumeur du volume d'un gros œuf d'oie, qu'on attribuait au kyste revenu sur lui-même, et qui était due, ce qu'il a été facile de constater après l'ovariotomie, à une tumeur siégeant dans les parois du kyste et vers sa base.

L'impuissance des injections iodées étant bien démontrée dans ce cas, la constitution s'affaiblissant de plus en plus, la santé générale devenant plus mauvaise, la malade n'hésita pas à accepter l'ovariotomie, qui lui avait été proposée par M. Boinet, prévenue d'ailleurs que cette opération, dont on lui avait fait connaître toute la gravité, était le seul moyen de la guérir.

Voulant se mettre en garde contre toutes les mauvaises chances hygiéniques qui peuvent nuire aux grandes opérations, et sachant, d'autre part, que l'opération césarienne, qui a une certaine analogie avec l'extirpation des ovaires, n'avait jamais réussi dans Paris, M. Boinet ne voulut opérer cette malade qu'à une certaine distance de Paris, et dans un lieu où seraient réunies de bonnes conditions hygiéniques, il s'adressa au directeur général de l'administration de l'assistance, à M. Husson, dont le zèle et le dévouement ne font jamais défaut, quand il s'agit

de venir au secours de la science et du pauvre, et il obtint d'opérer
cette malade, dans une maison située à Bellevue, dans l'avenue du
château de Meudon, et louée par l'administration des hôpitaux, pour la
pratique des grandes opérations.

L'ovariotomie étant décidée, la malade fut installée dans une chambre au premier étage, le jeudi 11 septembre, quatre jours avant l'opération, afin qu'elle s'acclimatât un peu dans cette nouvelle résidence.

Le lundi 15 septembre 1862, à 10 heures du matin, l'opération fut
pratiquée de la manière suivante:

D'abord pour éviter le moindre mouvement à la malade, pendant les
4 ou 5 premiers jours qui suivraient l'opération, on avait pris la précaution de provoquer les garde-robes par un lavement émollient, et de
faire uriner la malade immédiatement avant l'opération. La température de la chambre où la malade a été opérée avait été élevée à 24 ou
25 degrés. De l'eau de guimauve chaude, des morceaux de flanelle
chaude avaient été préparés et la malade était enveloppée d'un peignoir
de flanelle, et les membres inférieurs entourés également de flanelle
sèche, de telle sorte qu'il ne reste à découvert que la partie antérieure
du ventre, sur laquelle on doit pratiquer l'opération. La malade est à
jeun, couchée sur un lit de camp, placé à côté de celui qu'elle doit occuper après l'opération.

Sont présents MM. les docteurs Dechambre, Delaunay, Foucher, For-
get, J. Worms, Bennibarde, Perret, interne de l'Hôtel-Dieu et M. Charrière fils, qui avait eu la bonté d'apporter plusieurs instruments.

Tous les aides étant disposés, la malade fut soumise au chloroforme,
qui ne produisit l'insensibilité que très-difficilement; puis elle tomba
tout à coup dans une syncope qui ne laissa pas que de donner une
certaine inquiétude; le pouls continuait de battre, mais la respiration
était nulle. De l'eau fraîche à la figure, des pressions sur le ventre et
la poitrine, un peu d'air frais, eurent promptement raison de cet état,
qui se termina par plusieurs vomissements bilieux. Revenue à son état
normal, elle fut de nouveau chloroformée et assez promptement; alors
M. Boinet fit, sur la ligne blanche, une incision à 3 centimètres de
l'ombilic et lui donna une longueur de 9 à 10 centimètres, procédant
lentement et coupant couche par couche la peau, les muscles et l'aponévrose, ayant soin de lier toutes les artérioles qui donnent du sang,
avant d'ouvrir le péritoine. Tout écoulement de sang ayant complète-
ment cessé, il pince le péritoine avec une pince à griffe, le soulève légèrement et fait avec le bistouri une petite ouverture, par laquelle il
glisse une sonde cannelée, et qui lui sert à inciser le péritoine en haut
et en bas, dans toute l'étendue de l'incision faite aux parois de l'abdomen. Le kyste apparaît aussitôt entre les lèvres de la plaie et ferme

complétement l'ouverture abdominale ; il est d'ailleurs légèrement poussé en avant par les mains des aides, qui sont appliquées de chaque côté du ventre et qui ont pour mission de soutenir le kyste et de le faire saillir entre les lèvres de la plaie. Le kyste est alors ponctionné avec un gros trocart muni d'un long tube en caoutchouc, qui conduit le liquide dans un bassin placé auprès du lit de la malade. Le trocart, dont la forme a besoin d'être modifiée, laisse tout d'abord écouler une petite quantité de liquide, qui sort entre l'ouverture faite au kyste et la canule du trocart, avant que la manœuvre pour dégager le trocart de sa canule et permettre la sortie du liquide, soit exécutée. Pendant que le kyste se vide et avant qu'il soit complétement revenu sur lui-même, M. Boinet le saisit avec deux érignes et l'attire sur la canule à laquelle il l'attache fortement avec un fil ciré, pour éviter que le kyste en se vidant et en se rétractant ne puisse abandonner la canule, s'échapper dans le ventre, et donner lieu à l'écoulement dans la cavité péritonéale, d'une partie de son contenu. La poche kystique étant vidée ou à peu près, est saisie avec des pinces plates et attirée doucement au dehors, tantôt avec les mains, tantôt avec des pinces à mors plats. L'extraction se fait d'abord assez facilement, mais ensuite on éprouve une résistance assez grande, due à une tumeur située dans l'épaisseur des parois du kyste, mais qui cède à des tractions faites lentement et d'une manière soutenue. Les doigts introduits sur les côtés du kyste avant sa ponction n'avaient signalé aucune adhérence, aussi n'en rencontre-t-on qu'une seule assez faible, une espèce de ligament ou bride long et mince, qui paraît très-vasculaire et se rompt facilement. Cette adhérence était placée sur le côté droit du kyste. Elle est liée par mesure de précaution, et pour éviter un écoulement de sang qui peut-être n'aurait pas eu lieu, puis elle est coupée entre la ligature et le kyste. Le kyste paraissant extrait en totalité et ne plus adhérer dans la cavité abdominale que par son pédicule, des flanelles chaudes, imbibées d'eau de guimauve, mais dont on a pris le soin d'exprimer tout le liquide, sont placées autour du pédicule du kyste, et sur l'ouverture abdominale dont les bords sont toujours maintenus rapprochés par des aides, et en contact avec le pédicule, de manière à ne laisser pénétrer dans la cavité péritonéale ni air, ni liquide.

Toutes ces précautions étant prises, M. Boinet cherche à reconnaître la position du pédicule, sa forme, sa longueur, et s'il n'existe pas un autre kyste ovarique, si d'autres organes, les intestins, l'utérus ne peuvent pas être saisis par le clamp, qu'il place sur le pédicule après s'être bien assuré qu'il est parfaitement isolé. Le pédicule a une largeur de trois doigts au moins, il est d'une longueur modérée, et renferme de grosses artères qu'on sent battre sous les doigts. Le clamp dont se sert M. Boinet, ne ressemble en aucune façon au clamp des Anglais, c'est un instrument particulier, très-simple et très-commode, qu'il a fait construire par M. Charrière. Pour bien saisir le pédicule et rien que le pédicule avec le clamp, le kyste, soutenu au-dessus du ventre par des aides est soulevé et tiré doucement au dehors de l'abdomen, tandis qu'on déprime légèrement la paroi abdominale, au niveau de l'incision pour dégager le pédicule le plus possible, et appliquer le clamp plus sûrement. Celui-ci une fois appliqué et étant serré autant qu'il est possible, de nouvelles flanelles chaudes et humides sont placées au-dessous du clamp, afin d'empêcher et le refroidissement du péritoine, et la chute dans l'abdomen d'une certaine quantité de liquide qui reste dans le kyste, et toute la partie du kyste placée au-dessus du clamp est coupée avec des ciseaux à environ 2 centimètres de l'instrument. Pendant cette partie de l'opération, il s'écoule encore une certaine quantité du liquide ovarique qui n'était pas sorti par la canule du trocart et qui est reçu par les flanelles placées au-dessous du clamp, et tombe dans le lit, en coulant le long des parois abdominales, à droite et à gauche.

La présence du clamp étant une cause de gêne assez grande pour suturer la plaie et la réunir d'une manière exacte, d'un autre côté son séjour sur le ventre pendant plusieurs jours, une semaine et même plus quelquefois, étant un obstacle pour les pansements et un embarras pour les malades, M. Boinet avait résolu de ne s'en servir que pour maintenir le pédicule du kyste hors de l'abdomen et faire plus sûrement et plus facilement la ligature du pédicule. En effet, le pédicule étant fixé hors de l'abdomen, dans l'angle inférieur de la plaie, il passa dans le pédicule, à sa partie moyenne, au-dessous du clamp, deux fortes ligatures, en soie et lia fortement chacune des deux moitiés du pédicule, puis ensuite étrangla tout le pédicule avec une autre ligature placée immédiatement au-dessous des deux premières. Ces ligatures posées, on coupe au niveau du clamp tout ce qui reste du kyste et du pédicule, et on l'enlève pour procéder à la suture de la plaie, le pédicule étant maintenu dans l'angle inférieur de la plaie et entre ses lèvres par un aide qui tire doucement sur les ligatures réunies ensemble.

On procède ensuite à la réunion de la plaie par une suture entortillée, faite de la manière suivante : M. Boinet place trois fortes épingles à égale distance les unes des autres, en les faisant pénétrer à 1 centimètre environ des bords de la plaie, et en les faisant ressortir à la même distance du côté opposé, ayant bien soin de comprendre le péritoine dans cette suture et de le traverser à 1/4 de centimètre environ de son bord incisé. De plus, l'épingle inférieure passe à travers le pédi-

cule, qu'un aide maintenait au niveau de la plaie de telle sorte que le
pédicule s'est trouvé compris dans la suture et resté fixé dans la
partie inférieure de la plaie. Un fil très-fort a été ensuite passé autour
de chacune des épingles et a rapproché fortement les lèvres de la plaie,
dont chacun des angles a été réuni par un fil métallique qui ne comprenait dans son anse que les parties superficielles de la paroi abdominale. Une bandelette de diachylon est glissée sous les épingles, dont
les pointes ne sont pas coupées, dans la crainte qu'en les retirant, elles
n'irritent ou n'éraillent le péritoine; les fils des ligatures sont placés
dans une autre bandelette de diachylon, et toute la plaie est recouverte
d'une couche épaisse de collodion riciné. Un large cataplasme très-
chaud, arrosé de laudanum, est mis sur le ventre et recouvert lui-
même de flanelle chaude et humide, enveloppée d'un ample peignoir
en flanelle; la malade est ensuite reportée dans son lit préalablement
bassiné; les jambes sont enveloppées de flanelles bien chaudes, et des
vases de fer-blanc pleins d'eau chaude sont placés aux pieds et le long
des jambes de l'opérée. La chambre est maintenue à une température
de 22 à 25°. L'opération avait duré trois quarts d'heure environ, mais
au commencement, il y avait eu du temps perdu, à cause de la difficulté de l'anesthésie et des petits accidents de syncope et de vomissements qui sont survenus. L'anesthésie n'a pas été continuée toute la
durée de l'opération; la malade s'est réveillée au moment de l'extraction
du kyste, et a supporté la fin de l'opération avec beaucoup de courage.

Quelques cuillerées de vin de Xérès sont données à la malade, et dans
la journée elle prend plusieurs bouillons, pour boisson de l'eau sucrée
avec un peu de citron et d'eau de fleur d'oranger. Toutes les heures,
une pilule d'extrait thébaïque d'un centigramme.

Cathétérisme toutes les quatre heures; dans la soirée, il y a un peu
d'agacement nerveux, mais pas de douleur dans le ventre, pas de nausées, le pouls est large et ne dépasse pas 90 pulsations, la peau est
halitueuse; quelques heures de sommeil dans la nuit.

Mardi 16 septembre. — A cinq heures du matin, vomissements de
matière verdâtre (environ un plein crachoir d'hôpital), qui se répètent
à six heures du matin, mais survenus sans effort, sans malaise. La
figure est bonne, le ventre est souple, non douloureux, le pouls est
toujours large, à 90 pulsations, et rien dans l'état général n'indique le
moindre signe de péritonite. On continue l'extrait thébaïque à la dose
d'un centigrammes toutes les deux heures, des boissons glacées, quelques morceaux de glace de temps en temps, et deux bouillons dans la
journée. Cathétérisme toutes les quatre heures, cataplasmes sans laudanum sur le ventre, flanelles chaudes et humides, température de l'appartement toujours à 22°.

Mercredi 17. — La malade se plaint de la températnre trop élevée de la chambre, la peau est chaude, en moiteur; à son réveil elle éprouve un léger malaise, comme des envies de vomir ; elle n'accuse de douleur nulle part, le ventre est souple, déprimé, non douloureux à la pression, le pouls est large de 90 à 96 pulsations. Dans la journée elle ressent un sentiment de bien-être général. Deux potages, un bouillon, vin de Bordeaux sucré, environ 100 grammes toutes les trois heures, une pilule d'un centigramme d'extrait thébaïque, collodion, cataplasmes, flanelles chaudes et humides. Cathétérisme, température de la chambre de 20 à 22°.

Jeudi 18. — La nuit a été bonne, sommeil. Toujours un peu de malaise le matin au réveil, mais facies excellent, bonne humeur, gaieté, état général excellent, pouls large à 92. Point de douleur dans le ventre. L'épingle supérieure est retirée, après avoir pris le soin de nettoyer la pointe avec de l'éther, pour enlever le collodion — badigeonnage avec le collodion, cataplasmes, suppression des flanelles humides. Température de la chambre de 18 à 20 degrés ; la malade se plaint toujours d'avoir trop chaud. Cathétérismes toutes les 4 où 5 heures. Extrait thébaïque à la même dose toutes les trois heures. Deux potages, un œuf à la coque, vin de Bordeaux.

Au niveau de la suture, le ventre présente un infundibulum, surtout dans le point où est l'épingle qui traverse le pédicule.

Vendredi 19.—Même malaise que les jours précédents le matin au réveil. Apparition d'un peu de matière purulente dans la dépression de la plaie, qui s'enfonce de plus en plus. Le pouls est large, à 90 pulsations ; l'état général est toujours très-bon, le ventre non douloureux, mais un peu moins déprimé que la veille ; à la pression on reconnaît la présence d'une grande quantité de gaz, la malade éprouve quelques coliques légères, des borborygmes : elle n'a pas eu de garde-robe depuis l'opération, et n'a pas rendu de vents. La deuxième épingle, celle placée au milieu de la plaie, est retirée avec les mêmes précautions que la précédente. On cesse les pilules d'extrait thébaïque, et une pilule de sulfate de quinine est administrée le soir, pour prévenir le retour périodique du malaise qui revient chaque matin. Potages, bouillon, œuf à la coque, vin de Bordeaux, raisin. Pansement avec le collodion, cataplasmes, cathétérisme.

Samedi 20. — État général très-satisfaisant, apparition des règles que la malade avait eues le 6 septembre. Légères coliques, ventre un peu tendu, borborygmes, pouls à 90 degrés. La troisième épingle, celle qui traversait le pédicule, est retirée. Elle offre une courbure prononcée à sinus antérieur, due sans aucun doute à la rétraction du pédicule. La plaie est nettoyée avec de l'éther, toute la partie de la plaie placée au-dessus du pédicule est réunie ; et pour empêcher l'écartement des bords de cette plaie, une bandelette de diachylon, fixée avec du collodion, est placée en travers ; toute la plaie est ensuite recouverte de collodion, qui sert en même temps à fixer les fils des ligatures. Cataplasmes, cathétérisme toutes les 5 ou 6 heures. Café au lait le matin, potages, côtelette, bouillons, bordeaux le matin. 30 grammes de sulfate de soude, un lavement, point de résultat ; le soir, lavement d'eau tiède, effet nul. Température de la chambre de 18 à 20 degrés. La malade se plaint toujours de la chaleur.

Dimanche 21. — Pouls à 92, peau normale, fraîche ; café au lait, potages, côtelette, œuf à la coque, bouillon, bordeaux. Un lavement avec 30 grammes de miel de mercuriale, qui provoque quatre selles dans la soirée. Vers le soir, quelques phénomènes nerveux, la malade est triste, de mauvaise humeur, elle a des bâillements, des pandiculations, elle pleure sans motif. Les règles ont continué à marquer jusqu'à présent et disparaissent complétement dans la soirée. Ces accidents nerveux provenaient d'une petite contrariété. Quelques gouttes d'éther sur du sucre. La nuit est assez bonne, sommeil ; la malade urine sans être sondée.

Lundi 22. — La malade éprouve un bien-être sensible. Le ventre n'est plus tendu, il est souple, déprimé. Le pouls offre de 75 à 80 pulsations. Le pédicule paraît s'enfoncer de plus en plus, mais les bords de la plaie sont moins déprimés. Même pansement, même température. Potages, poulet, bordeaux, etc.

Mardi 23. — État général excellent, pouls de 70 à 75. Même régime que la veille. La plaie est pansée avec de l'onguent styrax. Cataplasmes. Une garde-robe naturelle.

Mercredi 24. — Même état qu'hier. Poisson, œufs, potages, vin de Bordeaux, eau de Seltz, même pansement. Deux garde-robes dans la journée.

Jeudi 25. — État général qui ne laisse rien à désirer ; toutes les fonctions s'accomplissent très-bien ; l'aspect de la plaie est très-satisfaisant, seulement les fils fixés à la paroi abdominale par le collodion, étant entraînés par le pédicule qui se rétracte de plus en plus, ont pénétré dans les bords de la plaie, à une profondeur de près d'un centimètre. Pour éviter à l'avenir ce petit inconvénient, leur extrémité libre n'est plus fixée à la paroi abdominale. Même régime, même pansement.

26, 27, 28 *septembre*. — Rien de nouveau. La malade va de mieux en mieux, a un appétit excellent, digère bien et dort de même ; la température de la chambre n'est plus qu'à 14 où 15 degrés la nuit. Dans la journée, au moment du soleil, on ouvre les fenêtres.

29 *septembre*. — M. Boinet retire trois fils, l'un qui liait une arté-
riole, et deux autres, qui avaient servi à lier le pédicule en deux parties. La ligature, qui lie le pédicule en masse, ne cède pas à une traction modérée ; la plaie se rétrécit de jour en jour.

1er *octobre*. — Apparition des règles, qui sont à leur époque ; elles
durent cinq jours et vont comme d'habitude ; deux des fils qui liaient le
pédicule sont retirés le 5 octobre, vingt jours après l'opération. La
malade va bien et se lève depuis deux jours quelques heures dans la
journée.

Depuis le 5 octobre jusqu'au 20, la malade n'a cessé de se lever tous
les jours, de se promener au jardin ; toutes les fonctions sont normales,
et jamais la santé n'a été meilleure. Le dernier fil du pédicule est
tombé seul le 17 octobre et a été retrouvé dans le pansement. La plaie
est presque complétement cicatrisée. Le ventre est souple, non douloureux à la pression, et tout indique une guérison radicale.

DESCRIPTION DE LA TUMEUR ENLEVÉE. — C'est une poche
uniloculaire, à parois d'une épaisseur de 1/2 à 1 centimètre, parsemées de plaques dures, offrant à l'incision unc
aspect fibreux lardacé. Sa surface externe est blanchâtre,
parfaitement lisse, ne présentant qu'une petite bride,
adhérente au péritoine, comme nous l'avons dit en décrivant l'opération. Il n'existe aucune trace des 5 ponctions
qui ont été faites, et ces ponctions n'ont amené aucune
adhérence entre le kyste et la paroi de l'abdomen. La surface interne est ridée, ressemblant assez à la muqueuse
de l'estomac ; on voit non loin du pédicule, à la base du
kyste, une masse molle, fongueuse, de la grosseur d'un
œuf d'oie. Examinée au miscroscope, on croit y constater
de nombreux éléments fibro-plastiques, des noyaux em-
bryo-plastiques, et une petite quantité d'épithélium cylin-
drique. Cette poche pèse 540 grammes ; elle contenait
7 litres 1/2 d'un liquide légèrement verdâtre, opaque,
non filant ; donnant un poids de 7 kilogrammes environ ;
le poids total de la poche et du liquide est d'environ 7 kilo-

grammes 1/2; les éléments fibro-plastiques, signalés dans ce kyste par le microscope, n'étaient que trop réels, et la malade a succombé à une affection cancéreuse généralisée 18 mois après l'ovariotomie.

La première remarque que nous suggère cette observation, c'est que les injections iodées, et les ponctions pratiquées antérieurement dans un kyste de l'ovaire, ne sont pas nuisibles au succès de l'ovariotomie, comme l'ont soutenu et le soutiennent encore quelques chirurgiens. Quant à nous, nous croyons au contraire que ces ponctions et ces injections peuvent être d'un grand secours à l'ovariotomie, et voici les raisons sur lesquelles nous nous appuyons pour soutenir notre manière de voir.

D'abord, nous disons que les injections iodées sont avantageuses avant l'opération, même dans les kystes multiloculaires, parce qu'elles favorisent le retrait des loges du kyste, l'épaississement de ses parois, et diminuent le kyste d'autant, ce qui n'est pas d'une petite importance pour son extirpation, au point de vue de l'ouverture plus ou moins grande qu'il faut faire au ventre. D'un autre côté, les parois des kystes, en revenant sur elles-mêmes, s'épaississent, offrent plus de résistance aux instruments au moment de l'extraction du kyste, et empêchent la chute de leur contenu dans le péritoine, ce qui a lieu trop souvent, lorsque les parois des kystes sont minces et par conséquent faciles à déchirer; rien qu'à ce point de vue, la ponction et les injections iodées nous paraissent d'une grande utilité.

Pour ce qui est du diagnostic, la ponction ne nous paraît pas moins utile, et tout chirurgien prudent devra pratiquer une ou plusieurs ponctions avant d'en venir à l'ovariotomie. Ces ponctions ont pour avantage, tout en vidant le kyste, d'éclairer le diagnostic et d'empêcher des méprises fatales, comme il nous est arrivé ainsi qu'à quelques autres chirurgiens, qui ont pris des tumeurs fibreuses pour un kyste de l'ovaire : la ponction peut faire reconnaître que la tumeur est de nature solide, et empêcher toute erreur.

Le kyste ponctionné et injecté, en revenant sur lui-même, est encore un moyen de diagnostic pour reconnaître si des adhérences existent ou n'existent pas. Ainsi chez notre malade, si nous avons pu dire avant l'opération qu'il n'y avait pas d'adhérence, c'est parce que le kyste ayant été vidé à plusieurs reprises, nous avons pu nous assurer, à chaque ponction, qu'il revenait complétement sur lui-même, qu'il se ramassait pour ainsi dire dans la fosse iliaque droite, et que lorsque nous cherchions à faire glisser les parois abdominales, à les entraîner du côté opposé au kyste, aucune traction n'était exercée sur le kyste, qui n'éprouvait pas le moindre déplacement ; il restait au même endroit, dans quelque sens qu'on fît glisser les parois de l'abdomen.

Ceux qui rejettent les ponctions avant l'ovariotomie, ont argué, bien à tort selon nous, que ces ponctions étaient une des causes des adhérences entre le kyste et le péritoine ; cette opinion, qui a été acceptée par tous les chirurgiens à peu près et qui est encore admise par un grand nombre, est une grosse erreur qu'il importe de détruire. Notre malade a été ponctionnée 5 fois du même côté et à peu près dans le même point, dans l'espace de 5 mois, et au moment de l'opération, nous n'avons pas trouvé la moindre trace d'adhérence dans les endroits où les ponctions avaient été faites, et il est impossible de reconnaître sur les parois du kyste les points où le trocart a pénétré.

Une des malades de M. Nélaton avait subi 13 ponctions, et il est dit dans l'observation que le kyste n'offrait aucune adhérence. Ces faits et d'autres que nous avions déjà observés et signalés prouvent donc d'une manière indubitable que les ponctions faites pour vider les kystes de l'ovaire, restent le plus souvent exemptes d'adhérences.

Chez notre malade, nous avons trouvé les parois de son kyste très-épaisses, et nous n'hésitons pas à penser que cette épaisseur est le résultat des ponctions et des injections iodées ; et voici pourquoi. Lors de notre première ponction, la fluctuation était tellement évidente et tellement sensible à la percussion, qu'on aurait pu croire à une ascite, si d'autres signes n'étaient venus établir le diagnostic. Aux ponctions suivantes, nous avons noté que la fluctuation devenait de moins en moins évidente, quoique le liquide restât toujours le même ; enfin, à la dernière ponction et surtout au moment de l'opération, les parois étaient devenues si épaisses, que la fluctuation devenait de moins en moins évidente, au point qu'on aurait pu croire à un liquide très-filant et très-épais, quoiqu'il fût devenu moins filant et moins épais qu'à la première ponction. A cause de toutes ces raisons, nous croyons utile de recourir aux ponctions et aux injections iodées avant de tenter l'ovariotomie.

Une autre remarque que nous suggère encore cette observation, c'est que les kystes simples, uniloculaires, constitués par une seule tumeur, remplie d'un liquide épais, filant, etc., qui résistent aux injections iodées, ce qui arrive dans la grande majorité des cas, doivent être soumis à l'ovariotomie, car il est probable que, dans ces cas comme dans celui que nous venons de relater, il doit exister, soit dans l'épaisseur des parois, soit à la base, des tumeurs plus ou moins grosses, des loges plus ou moins nombreuses, qui s'opposent à l'effet des injections iodées; comme il est rare qu'un kyste soit parfaitement uniloculaire, lorsqu'on voit qu'il résiste à des injections répétées, qu'il est certain que les malades s'affaiblissent et s'épuisent par la grande quantité de liquide qu'il fournit, on doit le traiter par l'ovariotomie, comme les kystes multiloculaires, dans la classe desquels il rentre.

Nous terminerons ces réflexions par quelques remarques sur plusieurs temps de notre opération et sur le clamp particulier dont nous avons fait usage pour nous mettre à l'abri du moindre épanchement, soit sanguin, soit autre, dans la cavité abdominale. Nous avons lié, ainsi que le recommande Spencer Wells, avant d'ouvrir le péritoine, toutes les artères de la paroi abdominale qui donnaient du sang, et à mesure que le kyste s'affaissait en se vidant, nous l'avons attiré avec des érignes, refoulé sur la canule, sur laquelle nous l'avons attaché avec une ligature. La tumeur étant extraite en totalité, nous avons étreint le pédicule qui était large, et renfermait des vaisseaux volumineux, dans un *clamp* que nous avons fait construire par M. Charrière; cet instrument que nous avons l'honneur de présenter à l'Académie, nous paraît beaucoup plus simple que les *clamps* anglais et plus facile à appliquer. Le *clamp*, une fois appliqué, des flanelles ont été placées au-dessous pour empêcher tout liquide de couler dans le péritoine et maintenir les intestins dans la cavité abdominale. Ces précautions prises, la tumeur a été coupée avec des ciseaux au-dessus du clamp. Jusqu'ici nos confrères ont laissé séjourner cet instrument au-devant de la plaie, attendant cinq ou six jours avant de l'enlever, c'est-à-dire le temps nécessaire pour que des adhérences soient établies. Cette manière de procéder nous paraît avoir les inconvénients suivants : d'abord la présence du *clamp* au-devant de la plaie qu'il déprime, si le pédicule est court et gros, empêche de pouvoir bien examiner la plaie, de la réunir convenablement, de bien placer les épingles et les fils pour la suture, de voir l'état de la plaie les jours suivants ; ensuite il expose les malades à une gêne très-grande ; enfin cet instrument peut se détacher avant que les adhérences soient établies et donner lieu à des accidents mortels, ainsi qu'il est arrivé à l'un de nos confrères, M. le docteur Demarquay. Le *clamp*, selon nous, ne doit donc servir qu'à étreindre momentanément le pédicule, à le maintenir au niveau de la plaie pendant le temps nécessaire à l'application des ligatures. Chez notre malade, le pédicule étant très-large et renfermant des vaisseaux volumineux, nous avons d'abord passé, au-dessous du clamp, deux fortes ligatures, dont chacune comprenait la moitié du pédicule ; puis, pour plus de sûreté, nous avons placé, au-dessous de ces ligatures partielles, une troisième ligature qui, embrassant tout le pédicule, nous mettait à l'abri d'une hémorrhagie, hémorrhagie qui, en effet, eut lieu chez notre malade, au moment où l'aiguille a traversé le pédicule dans sa partie moyenne.

Après l'application de ces ligatures, le clamp a été enlevé ; toutes les parties attachées au pédicule et placées au-dessus de l'instrument, avaient été excisées.

La plaie étant débarrassée complétement, le pédicule placé dans l'angle inférieur de la plaie, et maintenu dans ce point par une légère traction exercée sur toutes les ligatures, la plaie a été fermée à l'aide de fortes épingles à bec-de-lièvre, placées à égale distance les unes des autres, et traversant toute l'épaisseur des parois abdominales, y compris le péritoine. Une précaution qui nous paraît d'une grande importance, dans cette opération, a été prise : c'est en faisant la suture, de traverser le pédicule avec l'épingle placée à l'angle inférieur de la plaie, de manière à fixer le pédicule et à l'empêcher de rentrer dans le ventre, sa rétraction trop brusque pouvant amener des accidents.

Enfin cette observation serait une preuve que les grandes opérations, comme l'opération césarienne, qui ne peuvent réussir dans les hôpitaux de Paris, là où il y a encombrement et où les conditions hygiéniques ne sont pas complètes, réussissent très-bien, quand on a le soin de se mettre dans des conditions de salubrité convenable, comme nous avons cru convenable de le faire pour pratiquer cette ovariotomie.

OBSERVATION III.

TUMEUR FIBREUSE DE LA MATRICE, DE LA GROSSEUR D'UNE TÊTE D'ADULTE, PRISE POUR UN KYSTE DE L'OVAIRE. — OVARIOTOMIE ; ABLATION DE LA PARTIE SUS-VAGINALE DE LA MATRICE. — PÉRITONITE, MORT LE CINQUIÈME JOUR.

Une femme, venue à Paris pour se faire traiter d'un kyste de l'ovaire, me fut adressée par le docteur Gorneau ; âgée de 43 ans, elle a toujours joui d'une bonne santé ; mariée et sans enfants, ses règles ont toujours été régulières, si ce n'est depuis deux ans que son ventre a commencé à grossir, depuis elle a vu deux fois plus abondamment que d'habitude, et sous forme de pertes. D'une constitution assez bonne, nerveuse, elle a toujours pu vaquer à ses occupations qui l'appelaient dans les champs. Lorsque je l'examinai pour la première fois, le développement du ventre était régulier et offrait le volume d'une grossesse de sept à huit mois. La percussion donnait une matité égale dans tous les points où correspondait cette tumeur, qui était placée au milieu du ventre; pas plus à gauche qu'à droite, le ventre était en pointe; dans les flancs la sonorité était très-sensible, quelle que fût la position donnée à la malade ; en pressant alternativement le ventre à droite et à gauche et dans tous les sens, on sentait sous la main un déplacement, une dépression qui laissait croire qu'il existait un liquide épais, renfermé dans une poche à parois très-épaisses ; cependant la percussion, faite légèrement avec le bout du doigt, ne transmettait pas, à la main opposée appliquée sur le ventre, la sensation de la fluctuation. De plus, cette tumeur paraissait se déplacer, à la pression, d'un flanc à l'autre... Mon premier diagnostic fut que nous avions affaire à une tumeur fibreuse, et pour conclure ainsi, je m'appuyais moins sur les signes fournis par le palper et la percussion, que sur cette circonstance que, deux fois déjà depuis deux ans, cette femme avait eu des pertes assez considérables ; il n'existait aucun dérangement notable dans les fonctions de l'économie, si ce n'est que cette malade n'avait pas beaucoup d'appétit et éprouvait des douleurs dans la région lombaire. Mon avis fut qu'il fallait ne rien faire, attendre et soumettre la malade à un régime reconstituant. Cependant, je dois l'avouer, je n'étais pas très-satisfait de mon diagnostic, et je ne pouvais me défendre de l'idée de l'existence d'un kyste, il me semblait en palpant le ventre et en le pressant entre les deux mains, qu'il existait une fluctuation très-profonde. Je perdis de vue cette malade pendant près d'un mois; pendant ce temps, les règles avaient reparu d'une manière normale, et aucune perte n'avait eu lieu; dans l'espace d'un mois, le ventre s'était considérablement accru, et cette fois, en l'examinant avec soin, la fluctuation me parut tellement évidente, que je n'hésitai pas à diagnostiquer un kyste uniloculaire à parois très-épaisses, renfermant un liquide épais, comme gélatineux. Ce qui m'entraîna dans cette erreur, ce fut d'abord l'absence de pertes sanguines au moment des règles, le développement si rapide du ventre dans l'espace d'un mois, et cette sensation de fluctuation profonde, que donnait la palpation, et non la percussion, car je ne pus jamais, en donnant une *pichenette* sur le ventre, sentir la moindre fluctuation, les jambes n'étaient pas enflées, et la malade avait maigri ; le toucher vaginal n'apprit rien de particulier; le col était sain, mais effacé, et porté en haut et en arrière.

La forme arrondie et très-régulière de cette tumeur, sa mollesse dans tous les points où on l'examine, la marche de la dernière menstruation et toutes les autres circonstances que je viens de mentionner, me firent croire que je m'étais trompé la première fois et que j'avais pris un kyste de l'ovaire pour une tumeur fibreuse. L'ovariotomie fut décidée, et la malade transportée à l'établissement de Bellevue.

Assisté de MM. Follin, Verneuil, Danyau Thomas (de Tours), Firmin, etc., je fis l'opération le 15 novembre 1863. Je ferai remarquer que cette femme fut examinée de nouveau avant l'opération, et que personne, excepté M. le docteur Firmin, n'émit le moindre doute sur la nature de la maladie. — La malade ayant été chloroformée, une incision de $0^m,10$ à $0^m,12$, faite sur la ligne médiane, à $0^m,04$ au-dessus du pubis, jusque près de l'ombilic, mit à découvert une tumeur arrondie, régulière, qu'à son aspect blanc bleuâtre, je reconnus aussitôt pour une tumeur fibreuse. Plusieurs des assistants, palpant cette tumeur, restèrent convaincus qu'elle était fluctuante, tant l'élasticité dont elle était douée donnait à la main la sensation d'une fluctuation, et cette opinion leur paraissait tellement exacte, qu'ils ne l'abandonnèrent qu'après avoir ponctionné cette tumeur avec un gros trocart, en plusieurs endroits... mais il fallut bien se rendre à l'évidence; il existait quelques adhérences faibles avec les parties environnantes, et à sa base, elle faisait corps avec l'utérus. En présence de ce fait, et encouragés par le succès qu'avait obtenu M. Kœberlé en pareille circonstance, et plusieurs autres chirurgiens, il fut décidé que l'opération serait continuée et qu'on tenterait l'extirpation de cette tumeur fibreuse. En la soulevant et l'attirant au dehors de l'abdomen, on constata qu'elle était développée dans le fond et la paroi postérieure de la matrice; celle-ci était comme plaquée sur cette tumeur, ainsi que les ovaires, les trompes et les ligaments larges. Pour me mettre à l'abri de toute hémorrhagie, je commençai par placer de chaque côté sur les ligaments larges, les trompes et les ovaires, de fortes ligatures en fils de soie. Cela fait, je cherchai à séparer les ligaments de la matrice au-dessous de la ligature, et après avoir pris la précaution de placer une forte ligature au-dessous d'une longue aiguille courbe très-flexible, une espèce de fil de fer assez résistant qui traversait la matrice au-dessus du col, en allant du cul-de-sac utéro-vésical au cul-de-sac utéro-rectal, j'excisai la matrice dans sa partie sus-vaginale, avec les ovaires et les trompes; j'avais pensé un instant à fendre la paroi postérieure de l'utérus, espérant pouvoir énucléer pour ainsi dire cette tumeur fibreuse, mais elle était implantée d'une manière si intime dans le fond de l'utérus, qu'il me fut impossible de la séparer; mon but était, si j'avais pu arriver à cette énucléation, d'exciser les lambeaux amincis et trop étendus de la paroi postérieure de l'utérus, et de recoudre cette paroi et d'éviter de pénétrer dans l'intérieur de la matrice, et surtout de faire son ablation complète. C'est à peine s'il s'écoula du sang; la cavité abdominale fut promptement nettoyée. Bien certain qu'il n'existait aucun écoulement de sang, je réunis toutes mes ligatures pour les placer dans l'angle inférieur de la plaie, ainsi que le bout postérieur de l'aiguille courbe et flexible ou plutôt du gros fil de fer. J'avais traversé l'utérus à la réunion de son col avec son corps. Deux sutures furent faites pour fermer la cavité abdominale, l'une profonde avec des fils d'argent, et l'autre superficielle entortillée avec des épingles et un fil de soie. L'ouverture abdominale fut complétement fermée, ne donnant passage, à son angle inférieur, qu'aux fils des ligatures ; plusieurs couches de collodion riciné sont étalées sur le ventre et dans toute l'étendue de la suture. La malade bien nettoyée, bien enveloppée de flanelle, fut couchée dans un lit bien chaud, et entourée de bouteilles remplies d'eau chaude. Son état général était des plus satisfaisants.

L'opération avait été pratiquée à 9 heures du matin, et avait duré à peu près une heure. Le pouls après l'opération était à 85, et ne s'éleva pas dans la journée, ni dans la nuit ; la malade se trouvait bien, à cela près de quelques douleurs vagues qu'elle éprouvait dans le ventre, et à ma visite du soir, elle plaisantait sur la *large boutonnière* que je lui avais faite au ventre. Elle avait pris d'heure en heure une pilule de 1 centigramme d'extrait thébaïque, et pour tisane une infusion de tilleul et de feuilles d'oranger. On lui avait donné de temps en temps quelques cuillerées de vin et de bouillon froid.

Le lendemain à 9 heures du matin, le pouls n'a pas changé, la nuit a été calme, il y a eu quelques heures d'assoupissement ; le ventre n'est pas douloureux, il est plat, la malade n'accuse aucune douleur, elle se trouve très-bien, et paraît heureuse de la position ; elle a uriné seule pendant la nuit. On augmente la dose du bouillon et on donne une pilule seulement toutes les 3 heures ; des compresses de flanelle pliées en quatre, et imbibées d'une décoction chaude de fleurs de sureau et de pavot, sont mises sur le ventre, recouvertes d'un taffetas gommé, avec ordre de les renouveler toutes les 3 heures. On donnera dans la journée quelques cuillerées de bouillon vineux trois ou quatre fois ; la malade n'est pas altérée et boit peu.

Toute la journée est excellente de même que la seconde nuit, et le troisième jour, à ma visite, la malade est si bien, à mon grand étonnement, car je ne pouvais croire à un résultat heureux en cette circonstance, que je commence à espérer un succès qui malheureusement ne devait pas avoir lieu. La journée se passe bien, mais dans la nuit, elle n'a pas de sommeil, elle est plus altérée, le pouls devient plus fréquent, elle ressent une faiblesse, un accablement qu'elle ne sait à quoi attribuer, car elle affirme ne pas souffrir dans le ventre.

Le quatrième jour, à ma visite du matin, je trouve les traits fatigués, altérés, le pouls petit, fréquent, à 130 pulsations, les urines ont été rares. Le cathétérisme n'a été pratiqué que trois fois ; le ventre, sans être douloureux, commence à se ballonner, et tout indique un affaiblissement général et, à son début, une péritonite que rien ne peut conjurer,

pas même le collodion riciné, largement étendu et à plusieurs reprises
sur tout le ventre et les flancs. La malade succombe dans la soirée du cinquième jour de l'opération. L'autopsie n'a pas été faite, mais la tumeur
enlevée, examinée avec soin, est parfaitement ronde, de la grosseur d'une tête d'adulte, et pèse 4 kil. 250 grammes. Placée sur une
table, et palpée, pressée, déprimée dans tous les sens par tous les assistants, elle donne la sensation d'une fluctuation évidente, tant elle est
douée d'une élasticité particulière qui en impose à la main des observateurs, tout prévenus qu'ils sont qu'elle ne contient pas une goute de
liquide, ce qui a été mis hors de doute par plusieurs ponctions faites
avec un gros trocart. Cette tumeur est incisée dans toute son épaisseur
et séparée en plusieurs morceaux, et dans aucun point on ne constate
la moindre trace du liquide, et cependant, à la main, la fluctuation ne
paraissait pas douteuse; il n'y avait que la percussion exercée d'une
certaine façon, c'est-à-dire la percussion *par pichenettes*, qui pouvait
éclairer ce diagnostic et apprendre que cette tumeur n'était pas fluctuante.

On comprend que si une tumeur placée sur une table
débarrassée des parois abdominales qui la recouvrent, et
n'ayant plus cette mobilité qu'elle avait dans le ventre, a
pu en imposer à des mains habiles et exercées ; on comprend, dis-je, combien il devient difficile de reconnaître
sa véritable nature, lorsqu'elle est renfermée dans le
ventre, placée au milieu des intestins et exempte d'adhérence, si ce n'est dans le point où elle adhérait à la matrice. Je terminerai en faisant remarquer que la précaution, que nous avions prise, de lier les ligaments larges et
les trompes, avant de les séparer de l'utérus, pour lier la
tumeur à sa base et l'enlever ensuite, nous a mis à l'abri
de toute hémorrhagie; mais il nous semble qu'avant de
procéder à la ligature des artères ovariques, on pourrait
respecter les ovaires, les trompes et les ligaments larges,
en essayant de fendre superficiellement la paroi postérieure de l'utérus, dans le but d'enlever la tumeur
fibreuse si elle était interstitielle, ou même si elle péné-

trait dans l'intérieur de la cavité utérine. De cette façon, on n'enlèverait aucune partie de l'utérus, et on pourrait, avec des fils métalliques, rapprocher et recoudre l'utérus, comme dans l'opération césarienne, ou même laisser ce soin à la nature, si on avait pu enlever la tumeur, sans pénétrer dans l'intérieur de l'utérus ; si des lambeaux trop étendus de la cavité dans laquelle siégeait la tumeur existaient, on pourrait les exciser et réunir ensuite ; dans le cas d'un peu d'écoulement de sang, on pourrait lier directement les vaisseaux ; mais si l'hémorrhagie devenait trop abondante, on aurait toujours la ressource de lier les ligaments larges et les trompes. Cette manière de faire permettrait de conserver les ovaires, s'ils étaient sains, et l'utérus lui-même ; car l'amputation de toute la partie sus-vaginale de l'utérus, ne laisse pas que d'être une opération des plus graves, en même temps qu'elle prive la femme d'organes si nécessaires à son existence.

OBSERVATION IV.

KYSTE MULTILOCULAIRE CANCÉREUX. — PLUSIEURS PONCTIONS, PLUSIEURS INJEC-
TIONS IODÉES. — OVARIOTOMIE. — MORT DE PÉRITONITE LE TROISIÈME JOUR DE
L'OPÉRATION.

Dans le courant de mars 1864, je fus mandé en province, par un confrère, pour aller opérer sa femme que j'avais vue à Paris, en consultation, avec MM. Michon et Danyau, et à laquelle j'avais pratiqué, à une distance assez rapprochée, deux ponctions et deux injections iodées. Cette dame, âgée de 49 ans, d'une bonne constitution, douée de beaucoup d'embonpoint, avait eu deux enfants ; ses règles avaient toujours été très-régulières... Elle ne peut préciser le début de sa maladie, mais lorsqu'elle vint à Paris, pour la première fois, le ventre avait pris un développement si considérable, que les fonctions digestives et respira-

toires en souffraient beaucoup, les membres inférieurs n'ont jamais été
infiltrés.—Malgré l'épaisseur considérable des parois abdominales, je
diagnostique un kyste multiloculaire de l'ovaire droit, offrant une poche
très-considérable qui paraît n'avoir aucune adhérence avec la paroi
abdominale. Une ponction donne issue à 25 litres, au moins, d'un liquide légèrement filant. Après la ponction, on constate, par son retrait
complet, que ce kyste n'adhère pas en avant aux parois abdominales,
mais on sent, profondément située dans le ventre, une masse arrondie,
non douloureuse à la pression, et de la grosseur d'une tête de fœtus à
terme; une injection iodée est faite, et 6 ou 7 jours après, madame F.
retourne dans la Nièvre, où elle habite ordinairement. Après cette opération, toutes les fonctions reprennent leur cours régulier, et la malade
jouit, pendant 7 ou 8 mois, d'une santé très-bonne... Au bout de ce
temps, son ventre ayant repris un volume considérable, elle revint à
Paris, pour y subir une nouvelle ponction et une nouvelle injection
iodée, qui, comme la première fois, ne produit qu'une amélioration
momentanée. Après cette seconde ponction, je constatai que la tumeur
abdominale, signalée après la première ponction, avait doublé de volume; quoique la quantité du liquide évacuée fût aussi considérable que
la première fois, la nature du liquide n'avait pas changé. L'accroissement de la tumeur ou des tumeurs qu'on sentait dans le ventre, après
la ponction, me firent déclarer que les injections iodées resteraient
sans résultat dans ce cas particulier, et qu'il faudrait, si on voulait tenter une cure radicale, pratiquer l'ovariotomie. On attendit, pour faire
cette opération, que la malade sollicitait ardemment, que le kyste fût
rempli de nouveau, et qu'il commençât à apporter de la gêne dans les
fonctions.

L'ovariotomie ayant été décidée, je me rendis auprès de la malade,
je procédai à l'opération, assisté de plusieurs confrères des environs.

La malade avait été purgée la veille. Après l'avoir soumise au chloroforme, le ventre, qui était très-volumineux, fut incisé sur la ligne
médiane, depuis l'ombilic jusqu'à 0^m,06 ou 0^m,07 au-dessus du pubis;
l'épaisseur de la paroi abdominale était considérable, environ 0^m,04 ou
0^m,05 de tissus adipeux avant d'arriver sur le péritoine. Celui-ci ayant été
ouvert dans toute l'étendue de l'incision, la tumeur vint prendre place
entre les lèvres de la plaie; elle était exempte d'adhérence; la ponction
fut faite, et donna issue à plus de 20 litres de liquide, il ne se fit aucun épanchement dans le péritoine, ni de liquide, ni de sang. Malgré
l'ouverture de 0^m,20 que j'avais faite au ventre, je ne pus extraire la
tumeur en la tirant avec les pinces et les érignes avec lesquelles je l'a-
vais saisie, quoiqu'elle ne fût adhérente en aucun point, si ce n'est par
son pédicule, qui était très-large et très-épais; mais elle était si volumi-

neuse et présentait des bosselures si nombreuses et si irrégulières, que
je fus obligé d'introduire la main gauche au-dessous d'elle, pour la pousser au dehors, en même temps que mes aides la tiraient avec les pinces;
enfin, après plusieurs tractions faites avec beaucoup de ménagement,
elle sortit complétement de la cavité abdominale et le pédicule ayant été
fortement serré dans le clamp, une double ligature est placée au-dessous
et la tumeur est excisée avec des ciseaux; il n'y eut aucun écoulement
de sang, et le péritoine n'ayant pas été sali, il fut inutile d'en faire la
toilette.

Je m'empressai de suturer le ventre, ce qui m'aurait assurément présenté de grandes difficultés pour la suture profonde, à cause de l'épaisseur extraordinaire du tissu adipeux de la paroi abdominale, si je n'a-
vais été muni de mes longues aiguilles à chas et en forme d'alènes,
qui, dans ce cas, me furent d'autant plus utiles, que je ne pus me servir des aiguilles tubulées, qui étaient trop faibles et pliaient lorsqu'il
fallait, après avoir traversé l'une des parois, leur faire traverser la paroi
opposée. D'ailleurs, dans tous les cas possibles, ces aiguilles à chas
sont plus faciles à manœuvrer que les autres, et une seule aiguille peut
servir pour tous les points de suture, si le fil d'argent dont elle est armée est assez long pour faire toutes les sutures.

Les sutures terminées, la malade fut essuyée et placée chaudement
dans un autre lit que celui qui avait servi à l'opération. L'opération
avait duré 1 heure 20 minutes, le pouls était à 80, et la malade se
trouvait assez bien, sans éprouver beaucoup de douleurs dans le ventre;
le reste de la journée se passe très-bien, sans réaction aucune, elle prend
du bouillon et des boissons avec plaisir, et une pilule d'extrait thébaïque
toutes les heures; la nuit se passe bien, et elle a eu quelques heures de
sommeil; le cathatérisme est pratiqué toutes les 4 heures.

Le lendemain, le pouls est à 90; le ventre n'est ni ballonné, ni douloureux, il est mou; on cesse les pilules d'opium et on continue le
bouillon et les mêmes boissons; la journée se passe très-bien, et tout
fait espérer un heureux résultat.

La nuit suivante est moins bonne, la malade est inquiète, agitée, la
fièvre augmente, quoique le ventre ne soit ni plus douloureux, ni plus
ballonné...; on revient aux préparations opiacées, on fait des fomentations sur le ventre; il y a quelques éructations, des envies de vomir...
Ce même état continue le jour suivant; le ventre, sans devenir très-
douloureux, se tend de plus en plus, se ballonne; le pouls devient petit,
le facies s'altère... enfin tous les symptômes de la péritonite sont
déclarés.

Dans la nuit, il y a des hoquets fréquents, plusieurs vomissements,
des étouffements, le ventre est très-distendu, l'agitation est continue,

le pouls très-misérable, et tout annonce une fin prochaine, que rien ne peut conjurer.

Dans l'espoir de diminuer la distension des intestins et la dyspnée éprouvée par la malade, je fais plusieurs ponctions avec un trocart explorateur, des gaz s'échappent en grande quantité, mais ne la soulagent que très-imparfaitement, car la tympanite continue et revient bientôt à son état primitif; plusieurs lavements sont administrés sans résultat, et, malgré tous les moyens mis en usage, la malade succombe dans la matinée du quatrième jour de son opération.

L'autopsie ne fut pas faite. La tumeur, enlevée et vidée du liquide qu'elle contenait, offrait un volume considérable; elle pesait plus de 7 kil., offrait une vaste poche, au fond de laquelle se trouvait plusieurs tumeurs de la grosseur du poing, et d'un œuf de poule, placées au milieu de beaucoup d'autres plus petites. Ces tumeurs renfermaient des liquides de couleur, de densité et de compositions différentes ; tous ces kystes, en nombre infini et d'inégal volume, étaient réunis les uns aux autres et ne formaient qu'une seule masse informe, paraissant comme surajoutés à la poche principale, avec laquelle ils ne communiquaient pas. Plusieurs de ces tumeurs avaient des parois très-dures, très-épaisses, indurées, comme lardacées, criant sous le scapel; en un mot, on y constatait tous les caractères du tissu squirrheux ; plusieurs offraient même un commencement de ramollissement ; la surface externe de ces kystes et surtout de la poche principale qui était sillonnée de grosses veines était unie et très-lisse ; elle ne présentait aucune trace d'adhérences, même dans les points où les ponctions avaient été pratiquées plusieurs mois auparavant.

OBSERVATION V.

KYSTE SÉREUX UNILOCULAIRE ; KYSTE PURULENT MULTILOCULAIRE, CINQ PONC-
TIONS ET CINQ INJECTIONS IODÉES. — OVARIOTOMIE INCOMPLÈTE. — GUÉ-
RISON.

Le 26 juillet 1864, j'ai opéré à Saint-Gratien une dame de 50 ans, atteinte de deux kystes de l'ovaire, l'un uniloculaire séreux, l'autre multiloculaire purulent. Cette dame d'une forte constitution, d'origine espagnole, n'a jamais été malade, elle a été mariée et n'a jamais eu d'enfants. Il y a sept ou huit ans qu'elle a éprouvé dans le côté gauche du ventre, des malaises, des douleurs, et ensuite une tumeur, dont la véritable nature a été méconnue et pour laquelle on lui a conseillé l'ex-pectation. Cette tumeur grossit peu à peu, et la malade ne s'adressa à moi qu'après avoir fait usage d'un grand nombre de remèdes, elle n'était plus réglée depuis deux ans, son ventre offrait le volume d'une grossesse à terme et était douloureux du côté gauche, où elle ressen-tait souvent des douleurs sourdes ; depuis le début de cette tumeur, elle a été atteinte deux fois de péritonite très-grave, qui ont mis ses jours en danger... depuis quelque temps elle maigrit, devient plus faible et éprouve de mauvaises digestions ; elle se tourmente beaucoup de sa position.

L'examen du ventre me fit reconnaître un kyste volumineux situé principalement du côté gauche du ventre ; la fluctuation annonçait un liquide dense, et les inflammations abdominales qu'elle avait éprouvées et les douleurs qu'elle ressentait dans le kyste, me firent craindre que le liquide du kyste ne fût coloré et filant. Ce qui existait en effet ; elle venait me trouver pour être traitée par les injections iodées ; dans l'espace de deux ans, je lui fis cinq ponctions et cinq injections iodées ; après chaque injection la santé s'améliorait et restait plusieurs mois dans de bonnes conditions ; mais le liquide, qui était puru-lent et filant dès la première ponction, le devint davantage et la santé de la malade s'affaiblissait de plus en plus ; plusieurs fois déjà, je lui avais proposé d'enlever sa tumeur, parce que, outre que le liquide était filant, on constatait après chaque ponction que le kyste ne se vidait pas complétement et qu'il restait, vers le côté droit, une tumeur peu tendue, très-fluctuante et renfermant un liquide séreux ; pendant longtemps, je crus à une ascite limitée au côté droit du ventre et arrêtée vers le côté gauche par les adhérences du kyste gauche, qui en effet après les ponctions ne revenait pas complétement sur lui-même ; le liquide renfermé dans le côté droit du ventre semblait se déplacer si facilement lorsqu'on faisait changer de position à la malade, que je ne pouvais supposer un autre kyste ; ce qui cependant était vrai. Voyant ses forces diminuer de jour en jour, sa maigreur augmenter, et la fièvre ne la quittant plus, elle se décida à l'opération, qui, je l'avoue, ne m'offrait pas toutes les chances de succès que j'aurais désirées ; toutes les inflammations péritonéales qu'elle avait éprouvées, les douleurs qu'elle ressentait dans l'intérieur de son kyste, la nature purulente du liquide évacué par les ponctions, me faisaient craindre des adhérences qui m'étaient encore indiquées par le défaut de retrait du kyste. Quoiqu'il en fût, je procédai à l'opération, en présence de plusieurs confrères qui voulurent bien m'assister et m'aider.

Après avoir chloroformé la malade, je fis une incision de 0^m,11 à 0^m,12 sur la ligne médiane entre le pubis et l'ombilic ; les tissus depuis la peau jusqu'au péritoine furent coupés couche par couche, et le péritoine fut ensuite incisé sur une sonde cannelée dans toute l'étendue de la plaie... Le ventre ouvert, deux kystes se présentent à l'ouverture, l'un plus gros, situé à gauche et l'autre moins volumineux transparent, placé à droite offrant une membrane très-mince et renfermant un liquide séreux, qui paraissait ne pas remplir d'une matière complète la poche qui le contenait ; cette poche d'ailleurs se déplaçait facilement et était douée d'une grande mobilité.

Le kyste du côté gauche, au contraire, était très-tendu, et les doigts introduits en partie entre lui et la paroi abdominale trouvèrent surtout en haut vers la rate des adhérences très-intimes, très-solides, que la pression des doigts, exercée assez fortement, ne peut parvenir à rompre ; toute la paroi abdominale, dans le flanc gauche, était intimement unie au kyste. En présence d'adhérences aussi solides, je crus devoir ne pas insister plus longtemps, et la pensée de laisser cette opération inachevée me vint aussitôt et fut acceptée par tous les assistants.

Mais en examinant le kyste droit, dont l'origine provenait de l'ovaire droit, je constatai qu'il était facile à extraire et qu'il était formé d'un tissu si mince et si transparent, qu'on voyait pour ainsi dire le liquide au travers, en le tirant au dehors de l'abdomen ; je le ponctionnai avec un trocart ordinaire et en retirai environ 4 litres de liquide très-séreux. Ce kyste vidé ressemblait à un long boyau à parois minces et transparentes ; faisant écarter les intestins, je glissai une ligature assez forte jusqu'à sa base, car je ne peux pas dire qu'il avait un véritable pédicule et je la serrai aussi fortement que possible ; puis avec des ciseaux courbes, j'excisai toute la partie du kyste placée au-dessus de la ligature. Je plaçai la ligature dans la partie inférieure de la plaie et procédai à la réunion de la plaie abdominale, abandonnant le kyste gauche, à cause des adhérences qui l'entouraient de tous les côtés; seulement le lendemain de l'ovariotomie, je le ponctionnai et l'injectai de teinture d'iode; j'en retirai 5 litres de pus.

La plaie avait été réunie comme d'habitude par deux sutures, l'une profonde avec les fils d'argent et l'autre superficielle entortillée ; il ne s'était fait aucun épanchement dans le péritoine, de telle sorte que je n'eus pas à éponger la cavité abdominale. Les suites de cette opération incomplète furent des plus simples, la réunion de la plaie se fit admirablement bien, la fièvre, qui minait la malade avant l'opération, cessa peu à peu, et la malade revint à une santé passable ; mais bientôt le kyste purulent se remplit de nouveau, la fièvre reparut et avec elle la faiblesse, l'amaigrissement, et la malade finit par succomber avec tous les symptômes de la fièvre hectique et d'une résorption putride, 3 mois après l'ovariotomie.

Bien des fois depuis, j'ai pensé à cette malade et à la marche de sa maladie; j'ai regretté de n'avoir pas procédé autrement; il me semble que si, dans ce cas, j'avais suivi le procédé de Houstoun et de plusieurs autres, c'est-à-dire si j'avais ouvert d'emblée le kyste purulent, j'aurais radicalement guéri ma malade, car elle était dans le principe d'une constitution robuste et avait une résistance vitale très-grande, jointe à une grande énergie... Les adhérences intimes qui unissaient le kyste à la paroi abdominale auraient empêché tout écoulement dans la cavité abdominale ; si d'ailleurs ces adhérences n'avaient pas existé dans toute l'étendue de l'incision du kyste, il eût été facile de réunir les bords de l'incision du kyste aux bords de la paroi abdominale et de prévenir, en agissant ainsi, tout épanchement dans le péritoine ; je n'hésiterais pas, en pareille circonstance, à suivre la conduite que je viens d'indiquer, d'autant mieux que les malheureuses qu'on abandonne dans ces cas, sont des femmes perdues, alors même que l'ouverture pratiquée à la paroi abdominale guérit complétement et sans accident aucun. Ce qu'il y a de remarquable dans cette observation, c'est que cette malade, dont la maladie exigeait une double ovariotomie, ait pu guérir rapidement, quoique l'ovariotomie n'ait été faite que d'un côté, et que le kyste de l'autre côté, beaucoup plus volumineux et purulent, et pour lequel la gastrotomie avait été tentée, soit resté et n'ait apporté aucun obstacle à la guérison de la plaie abdominale.

OBSERVATION VI.

KYSTE MULTILOCULAIRE GAUCHE ; PLUSIEURS PONCTIONS ET PLUSIEURS INJECTIONS IODÉES. — OVARIOTOMIE. — GUÉRISON RAPIDE.

Une jeune habitante du nouveau monde, envoyée en France pour y passer quelques années, a le malheur de devenir enceinte; elle prend si bien toutes ses précautions, qu'elle accouche et fait élever son enfant à l'insu de tout son entourage et des parents qu'elle a en France. Mais quelques mois après son accouchement, voyant son ventre se développer de nouveau, elle se crut enceinte une seconde fois, quoique ses règles suivissent leur cours ordinaire; un médecin qu'elle consulta, la délivra de ses inquiétudes en lui assurant qu'elle n'était pas grosse, mais qu'elle était atteinte d'une hydropisie enkystée des ovaires, maladie plus grave, mais moins honteuse qu'une grossesse, pour la position sociale où elle était. Cependant elle n'osait se confier à personne, dans la crainte qu'on ne reconnût qu'elle avait eu un enfant. S'étant adressée à un pharmacien, pour avoir des médicaments pour guérir l'hydropisie, elle apprit que la maladie dont elle était atteinte, pouvait se guérir promptement par des injections iodées; elle vint alors me trouver, et me raconta ses malheurs. Elle est âgée de 23 ans, d'une bonne constitution, forte, et a toujours eu une excellente santé; elle est pâle et inquiète de sa position, elle voudrait être guérie pour retourner dans son pays. Son ventre est volumineux et offre déjà le volume d'une grossesse à terme; à la percussion on reconnaît qu'il existe deux poches principales, d'égale grandeur à peu près, et renfermant un liquide séreux, ou moins dans l'une, peut-être un peu plus dense dans l'autre, ce qui était en effet. Dans l'espace de dix-huit mois, le kyste droit, celui qui contenait un liquide un peu plus épais, fut ponctionné six fois, et le kyste gauche fut ponctionné une seule fois, et tous les deux furent injectés de teinture d'iode à chaque ponction, qui fournissait 15 à 16 litres de liquide.

Le kyste gauche, ou plutôt la poche gauche fut guérie après la première injection iodée, le liquide n'y revint pas ; mais dans la poche droite, il reparaissait avec une grande rapidité, et tout m'indiquait la nature du liquide, la rapidité de son retour, la variété de kyste à laquelle j'avais affaire, et que les injections iodées resteraient impuissantes. La santé de la malade s'était bien améliorée pendant qu'elle avait subi ce traitement; elle était moins amaigrie et avait repris de la fraîcheur et de la force. Cette jeune fille, pleine d'énergie, désirait vivement être débarrassée d'une manière radicale de sa maladie, dont elle connaissait les suites fâcheuses. Elle désirait vivre pour son enfant, qu'elle ne voulait pas abandonner.

Les sept ponctions que j'avais faites, à des intervalles plus ou moins rapprochés, suivies d'injections iodées, m'avaient donné la certitude qu'il n'existait pas d'adhérences à la paroi antérieure de l'abdomen, puisque, après chaque ponction, ces kystes revenaient complétement sur eux-mêmes ; seulement, à leur base, on constatait l'existence d'une tumeur de la grosseur du poing.

La malade purgée l'avant-veille fut opérée le 14 juin 1865, à 10 heures du matin, après la chloroformisation ; une incision de $0^m,14$ fut faite entre le pubis et l'ombilic; quelques artérioles furent liées, et la plaie, arrivée jusqu'à l'aponévrose abdominale, ne donnant aucun écoulement de sang, j'introduis sous l'aponévrose une sonde cannelée, et la débridai dans toute l'étendue de l'incision, ainsi que le péritoine. Ce dernier temps de l'opération ne donna lieu à aucun écoulement de sang. La tumeur se présenta aussitôt entre les lèvres de la plaie, et fut saisie avec deux pinces à mors plats, et le trocart évacuateur, enfoncé dans la partie la plus saillante du kyste, donna issue à 12 litres de liquide. Le kyste fut tiré au dehors de l'abdomen avec les pinces placées avant la ponction, et la main, introduite alors dans le ventre, rencontra quelques adhérences épiploïques très-faibles, qui se rompirent facilement; seulement le reste du kyste offrit quelques difficultés pour sortir, à cause de plusieurs bosselures et de la brièveté du pédicule, qui était court et large. Pendant que des aides tiraient sur le kyste et le tenaient soulevé en dehors de la paroi abdominale, j'introduisis la main gauche, d'abord pour m'assurer quels étaient les obstacles à sa sortie plus complète, et pour reconnaître la forme et la longueur du pédicule; le kyste, tiré aussi fortement que possible, est complétement débarrassé de son contenu. Je le soulevai le plus qu'il me fut possible avec ma main gauche, cherchant à circonscrire le pédicule avec mes doigts, puis j'appliquai mon clamp, qui comprit une partie de la base du kyste. Toutes les parties placées au-dessus du clamp furent coupées avec des ciseaux et trois ligatures furent placées au-dessous du clamp ; une double d'abord, qui traversa le pédicule à sa partie moyenne ; et avant de serrer le pédicule avec ces deux ligatures, j'en appliquai une autre qui lia le pédicule en masse, et diminua de beaucoup sa largeur ; ensuite je serrai les deux autres ligatures dont chacune ne comprenait que la moitié du pédicule ; le clamp, serré autant que possible, fut laissé en place jusqu'à la fin du pansement, où une longue aiguille un peu courbe, passant d'une paroi abdominale à l'autre, traversa le pédicule et le maintint dans l'angle inférieur de la plaie. La partie excisée du pédicule qui avait été comprimée, mâchée par le clamp, fut légèrement touchée avec un peu de charpie imbibée de perchlorure de fer.

La toilette du péritoine avait été promptement faite; il s'était écoulé fort peu de liquide dans la cavité abdominale, grâce aux précautions qui avaient été prises. La plaie fut complétement réunie par deux sutures, l'une profonde avec des fils d'argent, en comprenant le péritoine, l'autre superficielle, à l'aide d'épingles et d'un fil de soie... L'opération avait duré à peine 50 minutes. La malade, essuyée, fut changée, couchée dans un autre lit bien chaudement, avait 80 pulsations à la minute, et ne dépassa pas 90 pulsations les jours suivants.

Des compresses de flanelle, imbibées d'eau chaude et tordues, furent mises sur le ventre et recouvertes d'un taffetas gommé. Il n'y eut ni envie de vomir, ni vomissement; quelques cuillerées de vin de Malaga furent données immédiatement après l'opération et dans la journée quelques cuillerées de bouillon coupé et une infusion de tilleul ; toutes les heures, une pilule d'extrait thébaïque d'un centigramme, pendant 12 ou 15 heures; le cathétérisme fut pratiqué toutes les 4 ou 5 heures, pendant 3 jours seulement ; dans la journée de son opération, elle eut quelques heures de sommeil et les douleurs ou coliques, qu'elle dit éprouver après l'opération, n'existaient plus à 5 heures du soir. En un mot, il ne se présenta aucun phénomène digne d'être noté. Les fils d'argent furent retirés; le 5ᵉ jour, les épingles, qui maintenaient la suture entortillée, furent enlevées successivement les 6ᵉ, 7ᵉ et 8ᵉ jours et remplacées par des bandelettes collées avec du collodion, et la longue aiguille qui traversait la paroi abdominale à sa partie inférieure et le pédicule ne fut enlevée que le 12ᵉ jour. Les ligatures restèrent en place jusqu'aux 19ᵉ, 21ᵉ et 22ᵉ jours; la plaie était cicatrisée depuis longtemps et la malade put se lever dès le 16ᵉ jour. Toutes les fonctions se faisaient bien, l'appétit était bon, régulier, et les règles apparurent 25 jours après l'opération, sans souffrance aucune. Trois mois après cette opération, cette malade quittait la France, pour retourner dans son pays ; elle avait repris de l'embonpoint et jouissait d'une excellente santé.

Les seules remarques que je ferai à l'occasion de cette observation sont les suivantes : elles me paraissent d'autant plus intéressantes, que l'occasion de faire l'autopsie d'un kyste de l'ovaire guéri par les injections iodées se présente rarement, et que, jusqu'à présent, je n'ai pas été à même d'en observer un seul cas. On se souvient qu'une des poches, celle du côté gauche, n'avait subi qu'une seule ponction et qu'une seule injection, et qu'au moment de l'ovariotomie, le kyste s'était complétement vidé par une seule ponction ; il était donc curieux de savoir si réellement le kyste avait été multiple à son début, et si deux poches d'égale grandeur, avaient existé, comme je l'avais supposé après ma première ponction. En effet, en disséquant la tumeur extirpée, qui avait environ le volume des deux poings, outre une quantité énorme de petits kystes qui existaient à la base de la tumeur, et dont la grosseur variait depuis celle d'un haricot, d'une cerise, jusqu'à celle d'un œuf de poule, je trouvai une poche flétrie, chagrinée, ratatinée, à parois épaisses, et contenant dans son intérieur quelques grumeaux secs, jaunâtres, comme du sang desséché, et collés sur les parois, desquelles on les détachait facilement. La grandeur de ce kyste était peu considérable et avait peine à contenir le bout du doigt indicateur, qui d'ailleurs ne pénétrait dans cette cavité kystique qu'en écartant les parois qui étaient en contact les unes avec les autres, mais non adhérentes ; c'était une cavité en marche de régression, et qui probablement, si elle avait été unique, aurait fini par disparaître. Ainsi, dans l'espace de 18 mois, une poche ou kyste qui avait contenu 15 litres de liquide était tellement revenue sur elle-même, qu'il était presque impossible de la retrouver et que sa capacité ne dépassait pas celle d'une noix. Je cherchai en vain les traces de la piqûre faite par le trocart. Le liquide contenu dans les autres petits kystes était de toute nature, épais, filant, albumineux, séreux dans quelques-uns, séro-purulents dans quelques autres; preuve bien certaine, que les injections iodées n'auraient jamais pu guérir radicalement ce kyste ovarien. L'observation suivante, que j'ai rangée au nombre des succès, parce que la malade n'est pas morte des suites de son opération, mais bien des imprudences qu'elle a commises, appartient à une dame qui, le huitième jour de l'opération, alors qu'elle allait très-bien, qu'elle remplissait régulièrement toutes ses fonctions, que la plaie abdominale était cicatrisée, que les fils et les épingles des sutures étaient enlevés, voulut se lever, s'habiller, mettre ses bas, malgré les conseils du médecin et des gardes placées auprès d'elle pour la soigner; il en résulta que la ligature du pédicule, qui n'était pas encore tombée, se détacha subitement dans un violent mouvement qu'elle fit, et il en advint une péritonite foudroyante qui l'emporta en 48 heures.

OBSERVATION VII.

KYSTE MULTILOCULAIRE GAUCHE, TRÈS-VOLUMINEUX, DU POIDS DE 37 LIVRES — DEUX PONCTIONS SUIVIES D'INJECTIONS IODÉES. — OVARIOTOMIE. — MORT LE 10ᵉ JOUR DE L'OPÉRATION, PAR SUITE DE PLUSIEURS IMPRUDENCES DE LA PART DE LA MALADE.

Une dame de Paris, âgée de 48 ans, veuve, n'ayant jamais eu d'enfants, d'une bonne constitution, mais maigre et très-nerveuse, d'un ca-

ractère excentrique, violent, emporté, une espèce de virago enfin, difficile à vivre et ayant pris la société en horreur, vint me trouver dans
le courant de juin 1865 pour un kyste de l'ovaire, dont le début, suivant son dire, remontait à 7 ou 8 ans, mais qui depuis quelques mois
augmentait rapidement et gênait toutes les fonctions. Elle n'était plus
réglée depuis plusieurs années. Après l'avoir examinée, je lui déclarai
que la nature du kyste dont elle était atteinte, exigeait une opération
radicale et qu'il fallait l'extirper, parce que les injections iodées ne
réussiraient pas dans ce cas particulier ; mais je vis bien vite que mon
opinion n'était pas celle de la malade; elle s'était procuré mon *Traité
d'iodothérapie*, et avait lu et médité tout le chapitre du Traitement des
kystes par les injections iodées, et voulait être traitée par cette méthode. J'eus beau lui dire qu'elle ne la guérirait pas et qu'elle lui procurerait tout au plus du soulagement, à cause de la multiplicité des
poches que renfermait son kyste, qui, il est vrai, offrait une poche plus
vaste que les autres : je ne pus la convaincre et elle me pria, puisque je
n'y voyais aucun danger, de commencer par une ponction et une injection, se réservant plus tard d'en venir à l'ovariotomie, si elle devenait
indispensable. Il fut convenu que j'irais l'opérer à Versailles, où elle
avait une maison de campagne, et où elle allait s'installer. Une première ponction, suivie d'une injection iodée, fut faite vers la fin de
juin 1865; elle donna issue à environ 6 ou 7 litres d'un liquide épais,
filant, couleur chocolat; après avoir lavé le kyste avec des injections d'eau
tiède, je l'injectai de 100 grammes d'un mélange de teinture d'iode
et d'eau, additionné d'iodure de potassium. Trois jours après, elle était
levée, et le quatrième elle vint me voir à Paris, heureuse du mieux
qu'elle éprouvait et contente de la décision qu'elle avait prise de faire
ponctionner son kyste, qui cependant était resté presque aussi volumineux qu'avant la ponction, et n'avait diminué que médiocrement. L'évacuation qu'il avait subie avait ammené du soulagement pour la respiration, les digestions, et surtout par les membres inférieurs, qui, infiltrés avant l'opération, avaient cessé de l'être. Comme elle respirait
mieux, que son appétit était devenu meilleur, qu'en somme elle éprouvait un bien-être qu'elle ne connaissait pas depuis longtemps, elle se
crut sauvée, et m'eût dit volontiers qu'elle savait mieux que moi ce
qui lui convenait, qu'elle avait étudié sa maladie dans mon livre et
qu'elle la connaissait sinon mieux, au moins aussi bien que moi. Je
donne tous ces détails pour montrer à quelle espèce de femme j'avais
affaire. Par humanité, je ne voulus pas lui enlever ses illusions ; elle
partit et pendant cinq ou six semaines je n'entendis plus parler d'elle.
Mais son ventre reprit bien vite son développement primitif, ses jambes
se gonflèrent, la respiration et les digestions devinrent plus difficiles,

son état général plus mauvais ; alors elle m'écrivit d'aller la voir à Versailles et d'apporter tout ce qu'il faudrait pour l'opérer par ponction et par injection iodée... Je fis encore de nouveaux efforts pour lui montrer l'inutilité de ce traitement, et je lui fis connaître que plus elle attendrait, moins les chances seraient bonnes pour enlever sa tumeur ; il fallut encore se soumettre à sa volonté, décidée d'ailleurs à se faire ovariotomiser si la ponction et l'injection iodée ne réussissaient pas cette fois. Je retirai moins de liquide que la première fois, 4 ou 5 litres seulement, d'une nouvelle poche que j'avais ponctionnée, espérant cette fois ouvrir la poche principale, parce que la fluctuation me paraissait siéger dans une assez large surface. Le liquide cette fois était filant, blanc, albumineux. Après avoir lavé le kyste, une injection iodée fut faite, c'était dans le courant du mois d'août... Elle n'éprouva de cette nouvelle opération qu'un faible soulagement, et tous les troubles fonctionnels allèrent en augmentant. Comme elle était d'une volonté ferme et décidée, elle voulut alors qu'on l'opérât le plus tôt possible... et prit toutes ses mesures pour cette opération, que je ne faisais plus assez vite à son gré, car tous les jours elle m'écrivait de venir l'opérer, qu'elle étouffait, qu'elle ne dormait plus et que je la laissais mourir. Comme le cas me paraissait grave, que le kyste était énorme, que je soupçonnais des adhérences, je lui demandai de faire une consultation avant l'opération, et M. Demarquay fut appelé. L'ovariotomie fut décidée et je la pratiquai dans la matinée du 6 septembre 1865, assisté de MM. Demarquay, Penard, Worms, Firmin, Blache fils, etc.

Au moment où nous arrivâmes chez elle, à Versailles, pour l'opérer, elle était levée, assise à son secrétaire et occupée à faire son testament. Elle nous pria d'attendre un instant, de tout préparer pour l'opération dans une pièce voisine, et lorsqu'elle eut fini, elle vint elle-même nous donner tout le linge nécessaire, car, je dois le dire, elle n'avait confiance qu'en elle, et se défiait de tout son entourage, qui se composait d'une dame de compagnie et de domestiques qu'elle avait formés à ses habitudes ; elle se place elle-même sur le lit où elle devait être opérée, et nous dit de commencer.

Comme cette dame était de petite taille et que le kyste était très-volumineux, son ventre offrit une saillie considérable, lorsqu'elle fut placée sur le lit où on devait l'opérer. Le ventre est déformé, plus porté à gauche qu'à droite, et dans toute son étendue on constate, à l'œil, des points plus ou moins saillants ; la matité existe dans toute la région antérieure et supérieure, et latéralement jusque dans les flancs ; dans plusieurs endroits mal circonscrits, on sent une fluctuation qui n'est pas très-nette, et qui indique que le liquide est épais ; la tumeur en masse est très-mobile et est entraînée par son poids, soit que la malade se couche à droite ou à gauche ; on connait à la percussion qu'il existe aussi une légère couche de liquide ascitique ; la paroi inférieure de l'abdomen et les membres inférieurs sont infiltrés.

Le moral est excellent, et la décision prise par la malade est le résultat d'une résolution ferme, sans exaltation nerveuse.

L'opération fut pratiquée à Versailles, dans une pièce très-vaste et dans des conditions hygiéniques excellentes. L'opération a été commencée à 10 heures du matin et a duré 1 heure 20 minutes.

Pour l'endormir, nous fimes usage d'abord d'éther, mais cet anesthétique ne produisit aucun effet, fatigua et impatienta beaucoup la malade, et au bout d'un quart d'heure, elle n'était pas endormie ; on envoya chercher du chloroforme qui réussit très-promptement.

Une incision s'étendant à 1 pouce environ au-dessus du pubis jusqu'à 2 pouces au-dessus de l'ombilic fut pratiquée sur la ligne médiane, et la paroi abdominale fut divisée jusqu'à l'aponévrose, qu'on incisa avec le péritoine, à l'aide d'une sonde cannelée, dans toute la longueur de la plaie ; quelques ligatures furent placées après l'incision. La main, introduite entre le kyste et les parois abdominales, sent des adhérences assez étendues, mais qui cèdent à la pression des doigts ; ces adhérences s'étendent jusqu'à la partie postérieure du kyste ; avant de le contourner et de chercher à déchirer ces adhérences qu'on n'aurait pas pu lier, si elles avaient donné du sang, et après avoir fait saillir le kyste entre les lèvres de la plaie, par une pression douce exercée par deux aides, je le ponctionne en plusieurs points avec le trocart à ovariotomie, et il s'écoule, par ces différentes ponctions, 12 à 15 litres de liquide de toute nature, épais et filant ; des tractions exercées sur le kyste, à l'aide de pinces implantées dans son épaisseur, ne peuvent parvenir à l'extraire de la cavité abdominale, à cause de son volume et des nombreuses bosselures qu'il présente et d'adhérences profondes qui le retiennent encore. Je prolonge par en haut l'incision de $0^m,04$ ou $0^m,05$, et je parviens à extraire la plus grande partie de la tumeur qui adhère à l'épiploon et aux intestins ; toutes ces adhérences sont détruites avec précaution, et l'on arrive à extraire complétement le kyste, qui n'adhère plus que par un pédicule large et court ; le kyste étant soutenu suspendu au-dessus de l'abdomen, je place mon clamp le plus près possible du kyste, qui est excisé, dès que le clamp est complétement serré ; à ce moment, je m'empresse de lier plusieurs petits vaisseaux déchirés par la destruction des adhérences, afin d'empêcher le moindre écoulement de sang dans le péritoine. Ce temps de l'opération est fait avec un soin tout particulier, à cause de l'importance très-grande qu'il y a à éviter le moindre amas de sang, le plus petit caillot dans la cavité péritonéale. Ceci fait, je cherche à isoler le pédicule et à bien m'assurer de sa position, et à examiner si l'ovaire du côté droit est sain; en raison de la largeur et de l'épaisseur très-grandes du pédicule, je traverse sa partie moyenne à l'aide d'une aiguille à ligature de Deschamps, armée d'une double ligature composée de plusieurs fils de soie réunis ensemble. Mon but était de lier séparément chaque moitié du pédicule, mais avant de serrer ces ligatures, j'en place une très-forte qui entoure tout le pédicule, afin de le rétrécir et de pouvoir le placer plus exactement dans l'angle inférieur de la plaie; cela fait, je serre fortement chaque moitié du pédicule, avec les ligatures que j'avais placées avec l'aiguille de Deschamps; j'examine de nouveau si le sang est complétement arrêté et si quelques caillots ne sont pas restés, soit dans la cavité du petit bassin, soit des replis de l'épiploon ou des intestins. Bien rassuré de ce côté, je procède à la réunion de la plaie, avec des fils d'argent, je fais une suture profonde, en comprenant les bords du péritoine, et en plaçant mes fils à $0^m,03$ ou $0^m,04$ les uns des autres, et je termine par une suture superficielle entortillée, plaçant les épingles entre les fils d'argent, à égale distance les unes des autres. Arrivé à la partie inférieure de la plaie, j'enlevai le clamp, pour pouvoir réunir plus complétement et plus facilement; et au lieu de mettre une dernière épingle, je me servis d'une longue et grosse tige de fer flexible, et courbée à son centre, que je fis pénétrer d'un bord de l'incision à l'autre, en ayant soin de traverser la peau, le péritoine, le pédicule, le péritoine et la peau, de telle manière, que cette aiguille retenait le pédicule dans l'angle inférieur de la plaie; je plaçai ensuite une sonde en gomme élastique, taillée en bec de flûte, au-devant du pédicule, introduite jusqu'au fond du petit bassin, afin de permettre au liquide ascitique infiltré dans les tissus de s'écouler au dehors, et je terminai la suture entortillée, en me servant de la tige de fer qui traversait le pédicule, comme d'une épingle ordinaire; une épaisse couche de collodion riciné fut étendue sur toute la plaie, et la malade, bien nettoyée, fut portée dans un lit bien chaud; le pouls était à 72 pulsations.

Quelques cuillerées de vin de Madère furent administrées; une pilule d'extrait thébaïque de 1 centigr. toutes les heures, et du tilleul à discrétion; la journée fut excellente, elle prit quelques cuillerées de bouillon de bœuf, et eut quelques heures de repos.

A ma visite du soir, je constatai qu'une assez grande quantité de liquide séreux s'était écoulée par l'angle inférieur de la plaie et la sonde débouchée en laissa s'écouler un demi-verre parfaitement séreux, et n'offrant aucune trace de sang. La malade fut sondée toutes les 4 ou 5 heures.

Le 7, l'opérée a passé une bonne nuit, le pouls est à 80; point de douleurs dans le ventre, point de sensibilité à la pression, point de ballonnement, il y a eu plusieurs heures de sommeil, elle a pris quelques cuillerées de bouillon. L'état général est aussi bon que possible. On lui donne pour boisson du sirop de cerises, coupé avec de l'eau de Seltz; cessation des pilules d'opium.

Le 8, rien de nouveau; la malade continue son bouillon, sa même boisson et prend un potage léger, avec un peu d'eau rougie; rien du côté du ventre, qui est souple et déprimé, non douloureux. Le suintement de sérosité qui se faisait par l'angle inférieur de la plaie et la sonde ayant cessé, celle-ci est retirée, et un plumasseau de charpie sèche est appliqué sur le tronçon du pédicule qui avait été légèrement touché avec du perchlorure de fer... On continue de sonder la malade toutes les 5 ou 6 heures.

Les jours suivants, le 9, 10, 11, la malade continue à bien aller, il n'est rien survenu de fâcheux; pas le moindre signe de péritonite, et tout fait espérer la guérison; elle prend deux petits potages par jour, du bouillon, de l'eau rougie, et continue la même boisson; les nuits sont bonnes avec du sommeil, et elle veut s'occuper de sa maison et donne des ordres à ses domestiques.

Le 12, avec le crochet dont on fait usage pour soulever les muscles dans l'opération du strabisme, je soulève légèrement les fils d'argent et les coupe, mais sans les enlever, afin de ne pas produire trop d'ébranlement; le lendemain 13, ils furent tous enlevés sans difficulté aucune et sans douleur pour la malade; l'état de la malade est des plus satisfants, les digestions sont toujours bonnes, depuis plusieurs jours elle rend des gaz en grande quantité, et un lavement qu'elle prend pour aider la garde-robe, dont elle éprouvait le besoin pour la première fois depuis l'opération (elle avait été purgée la veille). Cette garde-robe apporte un grand bien-être à la malade. Ce jour-là, j'enlève toutes les épingles de la suture superficielle, excepté trois, que je laissai à égale distance les unes des autres, par mesure de précaution. La cicatrice paraissait complète dans toute son étendue. J'applique de nouvelles couches de collodion sur le trajet de l'incision, et les piqûres des épingles enlevées.

La malade se sentait si bien, qu'elle parle de se lever le lendemain, et sur l'observation des religieuses qui la gardaient, que ce serait une grande imprudence, elle se met dans une grande colère, déclarant qu'elle est la maîtresse, se remue dans son lit, se livre à toute espèce de mouvements, et renvoie ses gardes, qui d'ailleurs lui déplaisaient par ce seul motif qu'elles étaient des religieuses. M. Blache, à son tour, lui fait observer qu'elle expose sa vie en agissant ainsi, et qu'elle n'est pas hors de danger; sa colère redouble, et elle veut renvoyer tout le monde, disant qu'elle est guérie et qu'elle n'a plus besoin de personne;

toutes ces imprudences n'amènent rien de fâcheux, et le lendemain à ma visite, averti par M. Blache et quelques amis qui restaient chez elle et qui osaient à peine entrer dans sa chambre, je lui fis à mon tour quelques remontrances, avec toutes les précautions possibles pour ne pas l'irriter davantage, car elle prétendait qu'on la soignait mal, qu'on ne lui donnait pas ce qu'elle demandait, et qu'on ne cessait de la tourmenter, en lui recommandant des précautions inutiles. Elle ne me reçut guère mieux que les autres. C'était le 14 au matin, elle avait passé une bonne nuit, pris déjà son potage d'habitude et elle allait parfaitement ; j'enlevai les 3 dernières épingles, moins la tige de fer qui traversait le pédicule, et appliquai une nouvelle couche de collodion..., lui recommandant de ne faire aucun mouvement et surtout de ne pas se lever, comme elle avait dit la veille qu'elle le ferait A peine étais-je parti, qu'elle jeta ses couvertures de côté, arracha les flanelles qu'elle avait sur le ventre, et se leva brusquement sur son séant, pour mettre ses bas, malmenant M. Blache qui lui signalait le danger auquel elle s'exposait et toutes les personnes qui étaient auprès d'elle ; elle n'en fit qu'à sa tête, et continua ses mouvements désordonnés jusqu'au moment où elle sentit tout à coup une douleur très-vive et très-aiguë dans le bas-ventre, que rien ne peut calmer ; peu à peu tout le ventre devint douloureux, sensible à la pression, la fièvre se déclara quelques heures après, et dans la soirée on constatait tous les signes d'une péritonite aiguë ; les fomentations sur le ventre, les lavements laudanisés, rien ne put l'enrayer, et des vomissements peu abondants, mais fréquents, survinrent pendant la nuit ; ni la glace, ni quelques cuillerées de thé léger, additionné de quelques gouttes de laudanum, ne purent les calmer.

Le lendemain matin, à ma visite, le pouls est très-petit, elle dit souffrir des douleurs horribles dans le ventre, qui est ballonné, sensible à la pression ; elle éprouve une grande soif, mais elle ne peut garder aucune boisson, la plaie ne s'est pas désunie, malgré le ballonnement du ventre, et en examinant les ligatures du pédicule, je trouve que celle qui liait tout le pédicule en masse, ne tient plus, et qu'elle cède à la plus légère traction. Le reste de la journée, les vomissements continuent, la figure et les mains refroidissent, l'affaiblissement augmente, et la malade succombe à 4 heures du soir, offrant tous les signes de la péritonite.

L'autopsie n'a pas été faite ; la tumeur enlevée, contenant et contenu, pesait 37 livres, elle a une forme irrégulière, les parois des différents kystes étaient épaissies, fibreuses. Il existait une grande poche, et une seconde moins considérable, dans lesquelles on retrouvait encore des traces de l'injection iodée ; d'autres kystes en nombre incalculable, depuis la grosseur d'un œuf d'autruche jusqu'à celle de grain de raisin, étaient agglomérés ensemble et formaient une masse considérable ; quelques-uns communiquaient entre eux ; tous étaient tapissés à leur surface interne d'une couche d'epithélium pavimenteux ; des vaisseaux considérables sillonnaient leurs parois et formaient des réseaux très-compliqués sur toute la surface de la tumeur; deux grosses artères existaient dans le pédicule ; différents liquides sont contenus dans tous ces kystes ; dans le grand kyste, c'est un liquide rougeâtre foncé; dans le kyste moyen, il est blanc, filant, albumineux, comme du blanc d'œuf ; ce liquide se rencontre dans presque tous les autres kystes, dans lesquels on voit des flocons de fibrine et des cristaux de cholestérine. On ne trouve pas les traces de la piqûre du trocart, ni aucune adhérence due aux ponctions; les adhérences filamenteuses ou lamellaires qui existaient entre le kyste, l'épiploon et les intestins, étaient peu vasculaires et peu solides; le pédicule du kyste était gros, étendu et formé par le ligament large.

CONCLUSION

Les documents que nous avons recueillis sur l'ovariotomie, l'étude consciencieuse que nous avons faite de ces documents, les statistiques que nous avons réunies et analysées avec soin dans ce volume, les opérations d'ovariotomie que nous avons pratiquées nous-même, tous ces faits, pensons-nous, sont plus que suffisants pour établir d'une manière indubitable que l'ovariotomie est une opération admissible au même titre que toutes les autres grandes opérations, et que les dangers qu'elle présente ne sont pas aussi fréquents qu'on l'avait supposé, et que ses résultats sont devenus bien meilleurs depuis que les bases du diagnostic sont mieux assurées, que les indications et les contre-indications sont mieux posées et que les procédés opératoires ont été perfectionnés.

BIBLIOGRAPHIE

HANDBUCH, *der Praktischen Arzneiwissenschaft*. Stendal, 1795, t. IV, p. 434.

BOIVIN, *Recherches sur une des causes les plus fréquentes et les moins connues de l'avortement.*

DENEUX, *Recherches sur la hernie de l'ovaire.*

HALLER, *Disputat. chirurg. select.*, t. III, p. 313.

PARCIVAL POTT, *OEuvres chirurgic.*, t. I, p. 492.

BALIN, *l'Art de guérir les hernies.* Paris, 1768.

DESAULT, *Traité des maladies chirurg.*, t. II, p. 325 ; 1779.

LALLEMENT, *Mémoires de la Société médicale d'émulation*, t. III.

LASSUS, *Pathologie chirurg.*, t. II, *Méd. opérat.*, t. I, p. 211. In *Bulletin de la Société de chirurgie*, année 1858, t. VIII et IX, p. 532 et 111.

MERAT, *Dict. des sciences méd.*, t. XXXIX, p. 35.

VERDIER, *Trait. pratiq. des hernies*, etc., p. 394.

CAMPER, *de Pelvi*, cap. VI, § 00, p. 17.

PORTAL, *Anatom. méd.*, t. V, p 556.

RUYSCH, *Observ. anat.-chirurg.*, cap. 00, p. 22.

STEIN, *Biblioth. germanique*, t. I, p. 127.

LAUVERJAT, *Nouvelle manière de pratiquer l'opération césarienne.* In *Mémoires de l'Académie roy. de chir.*, in-4°, t. II, p. 3.

BILLARD, *Traité des maladies des enfants nouveau-nés*, p. 474.

FRANKENAU, *Satiræ medicæ*, p. 41.

MARTIN SOLON, *Dictionnaire de méd. et de chirurg. prat.*, t. XII, p. 416.

MONTAULT, *Journal hebdomadaire*, 1834, t. I.

VELPEAU, *Dict. de méd.*, t. XXII, p. 571.

NÉGRIER, *Recherches anatom. et physiolog. sur les ovaires dans l'espèce humaine*, obs. XVII, p. 92.

CRUVEILHIER, *Anatomie pathologique*, 13e livrais.

TAYLOR, *North-American Med. and Surg. Journal*, 1826.

SEYMOUR, *Illustrations of some of the principal diaseases of the ovaria*

Mémoires de l'Académie des sciences, ann. 1700, obs. V

BOIVIN, t. II, p. 576.

ANDRAL, *Dict. de méd.* 1re édit., t. XVI, p 85.

MONTAULT, *Nouvelle bibliothèque médicale*, t. IV, 1827.

MORGAGNI, *Epistola XLVI*, n° 27.

BAUTZMANN, *Éphem. germ*, décemb. 11, an. IV, obs. XXXVIII.

T. BONNET, *Sepulchretum*, édit. 1679, lib. III, sect. XXXIII, § 8 ; 1330.

SIDREN, *Casus sphaceli ovarium*, dissert. Upsal, 1768.

PERIER, *Anatomie et physiologie de l'ovaire.* Thèse de concours, 1865

KIWISH, *Traité des maladies des ovaires*.

BLANCARD, *Prax. med.*, p. 175.

DE BLEGNY, *Journal de méd.*, t. XXI.

PLAGGE, *sur la Formation de l'œuf dans l'ovaire, avant sa fécondation*. *Journ. complém. du Dict. des scienc. méd.*, t. XV, p. 184 ; 1823.

GALIEN, *de Utero dissert*.

BOYER, *Traité des maladies chirurg.*, t. IX, p. 174.

RITOURET, *Arch. génér. de méd.*, t. I, p. 108 ; 1863.

BALLY, *Bulletin de la Société anatom. de Paris*, 1854.

PAGET, *Lectures on Surgical Pathology*, p. 416 ; 1863.

CRUVEILHIER, *Anatomie pathol. du corps humain*, liv. XXV, texte de la planche, I.

VELPEAU, *Dict. en 30 volumes*.

RICHARD, *Mémoires de la Société impériale de chirurgie*, t. III, p. 121.

BAUCHET, *Mémoires de l'Académie impériale de médecine*, t. XXIII, p. 59. In *Bulletin de la Société impériale de chirurgie*, t. X, p. 133.

RUICK, *Th. anat.*, t. II, p. 29.

LAUVERJAT, *Nouvelle méthode de pratiquer l'opération césarienne*, p. 14.

TYRON, *Trans. phil.*, nº 2, art. 14.

VANDERWICH, t. II, obs. XXXVII, p. 281.

BLUMENBACH, *Méd. bibl.*, § 1, p. 152.

Bulletin de la Société anatomique.

MECKEL, *Mémoires sur les poils et les dents qui se développent accidentellement dans le corps*. In *Jour. compl. du Dict. des sciences méd.*, t. IV, p. 122 et 217.

Bulletin de l'Académie de médecine, t. XXI et XXII.

BOINET, *Hydropisie de l'ovaire*. In *Gazette médicale de Paris*, année 1840, p. 347.

TAVIGNOT, *Mémoires sur l'hydropisie de l'ovaire*, in *l'Expérience* 1840, nº 160. p. 55.

LEE, *Med. Chirurg. Transact.*, vol. XL.

A. PARÉ, *Œuvres*, t. II, chap. XVIII, p. 750. In *Histoire mémorable de Jean de Wier*.

SMELLIE, *Observat. sur les accouchements*, t. II, p. 18. In *Observations du Dr Macauley*.

HOLTZ, *Recueil d'observations sur les cas de grossesses douteuses*. Strasbourg, 1829.

VILLEBRUN, *Thèse de* 1865, p. 46 (des Fausses grossesses).

GARNIER, *Union médicale*, p. 129, année 1867.

HAVIN, *Mémoires de l'Académie de chirurgie*.

Δειπνοσοφιστῶν lib. XII, ch. III, fol. 515.

ADOLPHE, *Diss. de Morb. freq. et grave*, § 53.

MARC, *Anat. ulmus*, apud *Zacchiam*.

STRABON, voy. *Diemerbrœck anat.* lib. I, cap. XXIV.

ARISTOTE, *Hist. nat.*, lib. VIII, cap. LI.

GALIEN, lib. *de Semine*, cap. XV.

BŒRHAAVE, *Prælect. acad. in prop. instit.*, t. V, pars II, § 669.

GRAAF, *de Mulierum organ. generat. fract. nov.*, cap. XIII.

PLATER, *Observ. libri tres.* Bâle, 1680, p. 248.

RIOLAN, *Opera omnia.* Paris, 1610. *Anatom.*, p. 142.

DIEMERBROECK, *Anatomia corporis humani.* Lyon, 1679, t. I, chap. XXIII.

POTT, *OEuvres chirurg.*, t. I, p. 492.

THÉODORE SCHORKOFF, *Dissert. medica de Hydrope ovarii.* Fév. 1685.

SCHLENKER, *de Singulari ovarii morbo.* Leyde, 1722, thèse 21.

WILLIUS, *Specim. medicum system. stupendum abdominis tumorem.* Bâle, 1731, p. 55, thèse 16.

PAYER ULRIC, *Acta Helvetica, phys., mathem., botan., medic.*, t. I, in Appendice. Thèse 52, p. 58. Bâle, 1751.

GIAVONI TARGIONI TOZETTI, *Prima raccolta di osservazioni mediche.* Florence, 1752, p. 78.

THEDEN, *Nova acta natur. curios.*, t. V, p. 289.

DE HAEN, *Ration. medend.* pars IV, cap. III, § 2.

VAN SWIETEN, *Comment. in H. Bœrhaave aphor.* Liége, 1770, t. IV, § 1225.

Histoire de la Société royale de médecine, 1782, t. V, p. 296.

HUNTER, *OEuvres complètes*, trad. Richelot. Paris, 1839, t. I, p. 635.

CHAMBON, *Maladies des femmes, maladies chroniques à la cessation des règles.* Paris, 1798. Chap. XXXIX, *de l'Extirpation des ovaires.*

ISCHIER, *Considérat. médico-chirurg. sur l'hydropisie enkystée des ovaires.* 1807. (Thèse de Montpellier.)

LIZARS, *Observ. on extract. of diseas. ovari*, 1825. *Bulletin de Ferussac*, t. IV, p. 144.

GROSS, *Vie des chirurgiens et des médecins éminents de l'Amérique.* p. 212.

Journal de médec. et de chirurg. pratiq. Paris, 1847.

Gazette hebdomadaire, p. 436. 1866.

North-Americ. Med. and Surg. Journal. Janvier 1826.

Journal du progrès, t. V, p. 273.

Edinburgh Med. and Surg. Journal. Octob. 1824; n° 81, 1825.

LEE (R.), *Med.-chir. Trans.*, t. XXXIV, p. 10.

HERRERA VEGAS, *Thèse de Paris*, 1864. *Étude sur les kystes de l'ovaire et sur l'ovariotomie.*

JOHN KLAY, *Appendice à la traduction de Kniwish.*

SPENCER WELLS, *sur l'Histoire et les progrès de l'ovariotomie dans la Grande-Bretagne.* Londres, 1862.

GUSTAVE SIMON, *die Extirpation der Milz am Menschen.* Gneissen, 1857.

L'Expérience, t. I, p. 625.

RUST's *Magazin für die gesammte Heilkunde*, t. XXV, t. II, t. 504.

VELPEAU, *Traité de médecine opératoire*, t. IV, p. 24.

A. CHEREAU, *Journal des connais. méd.-chir.* Juillet 1844.

BERNARD (CL.), *Archives générales de médecine.* 1856.

MAISONNEUVE, *Thèse de concours.* 1850.

CAZEAUX, *Thèse de concours.* 1844.

DÉSORMEAUX, *Thèse de concours.* 1853.

Boinet, *Iodothérapie*, 1re édit., 1855, 2e édit., 1865; *Gazette hebdomadaire*, 1860; octobre, 1862; *Mémoires sur l'ovariotomie*; *Mémoires de la Société de chirurgie*.

Worms (J.), *de l'Extirpation des kystes de l'ovaire*. *Gazette hebdomadaire*. 1860.

Ollier, *Gazette médicale de Lyon*. 1862

Pihan Dufeillay, *Archives générales de médecine*. 1862.

Gentilhomme, *Gazette médicale de Paris*. 1862.

Labalborie, *de l'Hydrovarie*. Paris, 1862.

Léon Lefort, *Gazette hebdomadaire*, 1862.

Courty, *Excursion chirurgicale en Angleterre*. Paris, 1865; *Traité des maladies de l'utérus*. 1867.

Gaillardot, *Thèse de Paris*. 1865.

Jefferson, *London and Medical Gazette*, 1844.

Churchill, *Dublin Journal of Medical Sciences*. 1844; *Diseases of women*. London, 1864.

Lee, T. S., *Essay on tumours of the uterus*, etc., 1847.

Robert Lee, *on Ovarian and Uterine Diseases*, 1846.

Spencer Wells. *Cases of ovariotomy*, *London and Dublin Quarterly Journal*, 1859; *Medical times*, 1861.

Simpson, *Ovariotomy, a justifiable operation*, in *Medical Times*, 1860.

Lyoyd Roberts, *Remarks on a successful case of ovariotomy*, in *Dublin Quarterly Journal*, 1861.

Clay (Ch.) (de Manchester), *London Medical Review*, 1861.

Phillips, *Medico-Chirurg. Transactions*, and *Medical Times*, 1858.

Tyler Smith, *Lancet*, 1860.

Tauner, *Lancet*, 1861.

Atlee, W., *American Journal of Medical Sciences*, 1858.

Lymann, *Philadelphia Examiner*, 1858.

Bryant, *Lancet*, 1849.

Bradfort, *Report of cases occurring in Kentucky* (broch.).

Rufr (Mc), *Report of cases occurring in the State of Maine* (broch.).

Hamilton (W.), *Ovariotomy in Ohio*, *North-Amer. Medic.-Chirurg. Review*, 1860.

Scanzoni (Simon-Gustave), *Beiträge*, etc. Würzburg, 1858.

Fock, *Monatsschrift für Geburtskunde*, etc. Berlin, 1858.

Scanzoni, Otto, V., Franques, *Beiträge*, etc. Würzburg, 1860.

Negroni, *Aperçu sur l'ovariotomie*. Thèse de Paris, 1866.

Kœberlé, *de l'Ovariotomie*. Paris, 1865.

Caternault, *Essai sur la gastrotomie, dans les cas de tumeurs fibreuses périutérines*. Thèse de Strasbourg, 1866.

Buys (Léopold), *Traitement des kystes de l'ovaire par aspiration continue; nouvel instrument*. Bruxelles, 1865.

Desgranges (de Lyon), *Opération d'ovariotomie suivie de guérison*. Paris, 1862.

Péan, *l'Ovariotomie peut-elle être faite à Paris, avec des chances favorables de succès?* Observations. Paris, 1864.

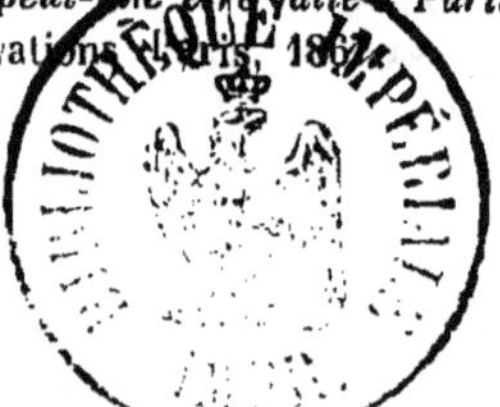

TABLE DES MATIÈRES

TRAVAUX DU MÊME AUTEUR

Iodothérapie, ou de l'emploi médico-chirurgical de l'iode et de ses composés, 1ʳᵉ édition (1855). 2ᵉ édition (1865), 1 vol. in-8, 1,100 pages. Ouvrage couronné par l'Académie des sciences et par l'Académie de médecine.

Mémoire sur les causes et le mécanisme de l'abaissement de la hanche dans la coxalgie et autres affections des membres inférieurs. (*Gazette médicale*, 1835, n° 32.)

Sur les inconvénients du cathétérisme simple et forcé de M. Mayor, dans le traitement des rétrécissements de l'urèthre et des fistules urinaires. (*Ibid.*, 1835, nᵒˢ 46 et 51.)

De la cure radicale des varices par la compresssion médiate des veines variqueuses au-dessus du lieu malade. (*Ibid.*, 1836, n° 6.)

Anévrysme du tronc brachio-céphalique ; ligature de l'artère axillaire d'après la méthode de Brasdor. Mort par suffocation un mois après l'opération. (*Bulletin de la Société anatomique*, années 1834, n° 6, et 1836, n° 8.)

Gangrène sénile ; expériences qui prouvent que la température du cadavre est moins élevée que celle d'un membre sphacélé. (*Gazette médicale*, 1836, n° 44.)

Du traitement de l'ectropion, suite de brûlure, par la blépharoplastie. (*Ibid.*, 1836, n° 48.)

Du diagnostic des tumeurs variqueuses de l'aine, avec la hernie crurale, précédé d'une observation. (*Ibid.*, 1836, n° 52.)

Du traitement du psoriasis (lèpre vulgaire, dartres squammeuses), par la pommade de proto-iodure de mercure. (*Bulletin général de thérapeutique*, t. XIII, année 1857.)

Des signes immédiats de la contusion du cerveau, suivis de quelques réflexions sur le traitement des plaies de tête. (*Archives générales de médecine*, t. XIV et XV, année 1837. — Prix Montyon.)

Des irrigations continues d'eau froide dans la métrorrhagie et autres lésions du col de la matrice. (*Gazette médicale*, 1838, n° 12.)

De l'Hôtel-Dieu de Paris; sa démolition pour cause d'insalubrité. (*Ibid.*, 1858, n° 54.)

Des constructions nouvelles de l'Hôtel-Dieu de Paris; nécessité de cliniques nombreuses et d'un hôpital pour les convalescents. (*Ibid.*, 1859, n° 42.)

Des constitutions érysipélateuses qui règnent souvent dans les salles de chirurgie de l'Hôtel-Dieu, ou de l'érysipèle d'hôpital sous le point de vue chirurgical. (*Journal des connaissances médico-chirurgicales*, 1859).

De la cure radicale des hernies. In-8, 1859.

De la difficulté du diagnostic des tumeurs qui se développent dans le bas-ventre, précédée d'une hydropisie probable de l'ovaire, terminée par la guérison. (*Gazette médicale*, 1840, n° 22.)

Observation d'un vaste abcès de la fosse iliaque interne, guérie rapidement par les injections iodées, suivie de réflexions sur l'avantage de ces injections. (*Ibid.*, 1840, n° 58.)

Mémoire et observations sur un nouveau procédé très-simple pour extraire certains corps aigus engagés dans le canal de l'urèthre. (*Ibid.*, 1841, p. 283, et *Jour. des conn. médico-chirurgicales*, 1847.)

Traité du strabisme et de sa cure radicale par la section musculaire, précédé de recherches anatomiques et physiologiques sur les muscles de l'œil. (*Journ. des conn. médico-chirurgicales*, années 1841 et 1842.)

De l'inamovibilité dans le traitement des affections chirurgicales. (In-8; chez Labé, libraire; 1844.)

Mémoire et observations sur les fistules laryngées externes, et sur leur cure radicale par les injections iodées. (*Gazette médicale*, 1846.)

Mémoire sur l'efficacité des injections iodées dans les abcès, les fistules, les kystes, etc., ou nouvelle méthode pour guérir promptement ces affections. (*Journ. des conn. médico-chirurgicales*, 1846.)

De la valeur des injections iodées dans la thérapeutique chirurgicale. (*Gazette médicale*, 1849. — Mention honorable de l'Institut.)

Du traitement des abcès par congestion, ou de ceux qui dépendent d'une carie, par les injections iodées. (*Mémoires de la Société de chirurgie*, t. II, fascicule 4, 1850. — Prix de l'Institut.)

Du traitement des anévrysmes par la galvano-puncture. (*Ibid.*, t. III, fascicule 1er, p. 73.)

Du traitement de l'ascite par les injections iodées. (*Gazette médicale de Paris*, 1851. — Prix de l'Institut.)

De la cure radicale des hydropisies de l'ovaire par les injections iodées. (Mémoire lu à l'Académie de médecine, 1852, etc., etc.) (Prix de l'Académie. — Prix Barbier.)

Du traitement des épanchements pleurétiques purulents par les injections iodées. (*Archives générales de médecine*, 1853.)

Du traitement des fistules à l'anus par les injections iodées. (*Gazette médicale*, 1854.)

Des applications locales de la teinture d'iode sur les ulcères, les plaies de mauvaise nature, virulentes, contagieuses, et comme moyen préservatif de l'infection putride et de l'infection purulente (*Gazette hebdomadaire*, 1855, etc., etc.)

Nouvel urétrhotome sur conducteur pour pratiquer l'uréthrotomie d'avant en arrière et sans dilatation préalable, dans le rétrécissement de l'urèthre. (*Gazette médicale*, 1858.)

Du traitement des kystes hydatiques du foie par les ponctions capillaires et les injections iodées. (*Revue de thérapeutique médico-chirurgicale*, 1858.)

De la curabilité du cancer. (*Gazette hebdomadaire*, 1858.)

Du diagnostic différentiel des tumeurs du ventre avec les kystes des ovaires. (*Gazette hebdomadaire*, 1860, etc., etc.)

De l'alimentation iodée, comme moyen préventif et curatif dans toutes les maladies où l'iode est employé à l'intérieur comme médicament. (*Gazette médicale de Paris*, 1860. — Lu à l'Académie de médecine.)

Sur les affections charbonneuses et la pustule maligne. Lu à la Société de chirurgie. (*Moniteur des sciences*, 1860.)

Du vin iodé naturel préparé par fermentation. (*Bulletin de thérapeutique*, 1861.)

Des désinfectants et de leur application en thérapeutique. Couronné par l'Académie de médecine. (*Gazette hebdomadaire*, 1862.)

De l'ovariotomie. (*Id.*, 1862.)

Des causes de l'insalubrité des hôpitaux de Paris et des moyens d'y remédier. (*Union médicale*, 1863), etc., etc.

Des badigeonnages médicamenteux. (*Gazette hebdomadaire*, 1867.)

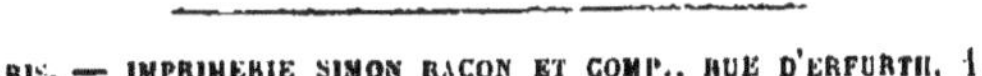

PARIS. — IMPRIMERIE SIMON RAÇON ET COMP., RUE D'ERFURTH, 1.